Paul-Bernhard Eipper

# Badanie powierzchni farb olejnych

Paul-Bernhard Eipper

# Badanie powierzchni farb olejnych

## za pomocą metody projekcji z paskiem 3D na zasadzie mikrolustrów

Wydawnictwo Bezkresy Wiedzy

**Imprint**
Any brand names and product names mentioned in this book are subject to trademark, brand or patent protection and are trademarks or registered trademarks of their respective holders. The use of brand names, product names, common names, trade names, product descriptions etc. even without a particular marking in this work is in no way to be construed to mean that such names may be regarded as unrestricted in respect of trademark and brand protection legislation and could thus be used by anyone.

Cover image: www.ingimage.com

Publisher:
Wydawnictwo Bezkresy Wiedzy
is a trademark of
International Book Market Service Ltd., member of OmniScriptum Publishing Group
17 Meldrum Street, Beau Bassin 71504, Mauritius

Printed at: see last page
**ISBN: 978-620-2-44679-2**

Zugl. / Approved by: Witten/Herdecke, Univ., Diss., 2009

Drogi czytelniku,

książka, którą posiadasz, została pierwotnie wydana pod tytułem "Ölfarben-Oberflächenuntersuchung mittels 3D-Streifenprojektion", ISBN 978-3-8381-1636-5.

Jego publikacja w języku polskim jest możliwa dzięki zastosowaniu najbardziej zaawansowanej sztucznej inteligencji dla języków.

Technologia ta, uhonorowana pierwszą w historii Honorową Nagrodą Sztucznej Inteligencji w Berlinie we wrześniu 2019 r., naśladuje sposób działania ludzkiego mózgu, dzięki czemu jest w stanie uchwycić i przetłumaczyć nawet najmniejsze niuanse w bezprecedensowy sposób.

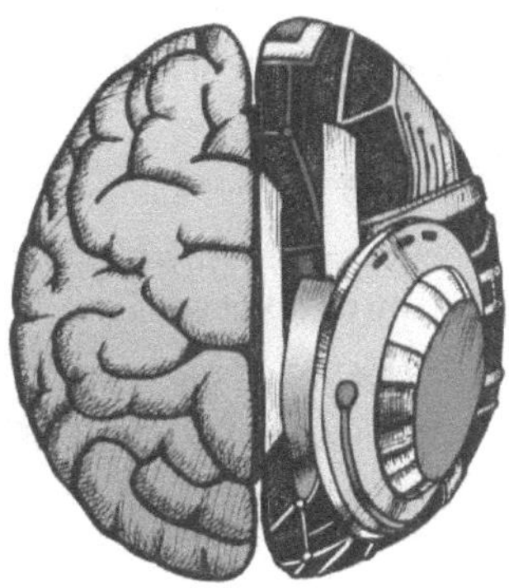

Mamy nadzieję, że znajdą Państwo wiele satysfakcji z tej książki i uprzejmie prosimy o uwzględnienie wszelkich rozbieżności językowych, które mogłyby wyniknąć z tego procesu.

Miłego czytania!

Wydawnictwo Bezkresy Wiedzy

## SPIS TREŚCI

**Podziękowania**

Obecna praca stała się możliwa w wypowiedzi i zakresie dzięki wsparciu wielu bezinteresownie działających ludzi. Chciałbym wyrazić moje szczere podziękowania, szczególnie moim opiekunom: Prof. Dr. G. Reiss (Prywatny Uniwersytet Witten-Herdecke, D-Witten); Prof. Dr. J. Welzel (Klinika, D-Augsburg); Dr. G. Frankowski (GFM, D-Berlin). Dalej, mogę ci podziękować: Prof. dr S. Maier (FH Erfurt, D-Erfurt); dr C.-D. Hager (SASOL, D-Marl); przewodniczący Rady Powierniczej H. Ammann (Antonie Deusser Stiftung, August Deusser Museum, CH-Zurzach); dr C. Müller-Straten, dr A. Müller-Straten (Museum Aktuell, D-Munich); pani A. A. Aufsess (D-Lübeck (D-Lübeck, D-Munich)); pani A. Aufsess (D-Lübeck, D-Marl); przewodnicząca Rady Powierniczej H. Ammann (Antonie Deusser Stiftung, August Deusser Museum, CH-Zurzach); pani A. A. Aufsess (D-Lübeck, D-Lübeck).H. Opielka, M. Scholze (Max Planck Institute for Metal Research, Stuttgart, Niemcy); A. Ziegler (Fraunhofer Institute, Stuttgart, Niemcy); Prof. Dr. H. Stegemann (Brunszwik, Niemcy); Dipl.-Ing.S. Zepke, Dipl.-Ing. T. Huth, Dipl.-Ing. D. Klötzer, Dr. S. Maier, Dipl.-Ing.Inż. K. Streibel (GFMesstechnik, D-Berlin); Mag. J. Eipper Kaiser (Universalmuseum Joanneum, A-Graz); Pani E. L. Eipper (Fundacja U. C. Eipper, D-Wutöschingen); Dipl.-Ing. W. Schott (D-Waldshut); Mag. J. Sędzia, HR. Dr. H. Paschinger, Dr. R. Linke (Federalny Urząd Zabytków, A-Vienna); Dr. C. Krieb (Assindia Quelle, D-Essen); Mag. Maurer, Pan M. Heinrici-Maurer (A-Graz); Pan D. Lehmann (D-Berlin); Pan Dr. Dipl.-Ing.Chem. E. Ringwald (D-Bonndorf); Mag. E. Stabentheiner (Uniwersytet w Grazu, Instytut Nauk Roślinnych, Wydział Fizjologii Roślin, A-Graz); Prof. Dr. H. Wolff (Klinika Dermatologii Szpitala Uniwersyteckiego w Lubece, D-Lubeka); Pan A. Kauderer (D-Weilheim/Teck); Pani Strittmatter (North German Centre for Materials Science of Cultural Heritage (ZMK), Hannover);; Pani Strittmatter (Północnoniemieckie Centrum Nauki o Materiałach Dziedzictwa Kulturowego (ZMK), Hannover); Pani Strittmatter (Północnoniemieckie Centrum Nauki o Materiałach Dziedzictwa Kulturowego); Pani Hanower).Chem. C. Bilke-Kruse (Krüss GmbH, Hamburg, Niemcy); dr R. C. Wolbers (Winterthur, USA); pan K.-H. Gerlach (Laboratory for Laser Technology, Münster University of Applied Sciences, D-Münster); Dr. M. Weuthen (Henkel, D-Düsseldorf); Prof. Dr. B. Fell (Institute for Technical Chemistry and Petrol Chemistry of the Rheinisch-Westfälische Technische Hochschule, D-Aachen); Pan H. Müller, Pan J. Huster, Pan O. Kirschnick, Dr. W. Müller (Dr. W. Müller (Henkel, D-Düsseldorf); Prof. Dr. B. Fell (Institute for Technical Chemistry and Petrol Chemistry of the Rheinisch-Westfälische Technische Hochschule, D-Aachen); Pan H. Huster, Pan J. Huster, Pan O. Kirschnick (Pan W. Müller) (Pan Huster, Pan W.), D-Erkrath); W. Hering, J. Henk van Beek, H. Kussmann, Dr. A. Kleine (Laboratorium Chemiczne Lukas Künstlerfarben- und Maltuchfabrik Dr. Franz Schoenfeld GmbH & Co, D-Düsseldorf); Dr. G. Kremer (Farbmühle, D-Aichstetten); Prof. C. Fotakis (Fundacja Badań i Technologii Hellas, GR-Heraklion); Prof. Dr. G. Lüttig (D-Celle); Pani Dipl. -Rest. C. Seuffert (Kolonia), pani Dipl.-Rest. D. Simmert (D-Riseby); Dr. B. Ormsby (Tate Gallery, GB-Londyn); Dr. F. Makes (Livrustkammaren, S-Stockholm); Dr. U. Becker, Pani M. Schmiedel (Universalmuseum Joanneum, Alte Galerie, A-Graz); Mag. cand. J. Hüttmann (A-

Vienna); Dr. B. Moser, Dr. H.-P. Bojar (Muzeum Uniwersalne Joanneum, Dział Mineralogiczny, A-Graz).

# 1. Uwagi wstępne

Czyszczenie powierzchni malarskich jest dziś rutynowym działaniem, które jest stale prowadzone ze względu na wystawy, ruch pożyczkowy itp. Obecna praktyka czyszczenia powierzchni farb olejnych niesie jednak ze sobą ryzyko, którego nie należy lekceważyć. Na całym świecie obrazy najwyższej jakości są codziennie czyszczone przy użyciu niewystarczająco zbadanych środków i nieodwracalnie uszkodzone podczas tego procesu. Restauratorzy zazwyczaj pracują w sposób czysto empiryczny przy użyciu tradycyjnych środków lub eksperymentują z nowoczesnymi produktami gotowymi, które nie są produkowane w tym celu i nie mogą spełnić wymogów delikatnego czyszczenia.

Nie należy zapominać, że restaurator powinien myśleć o długich okresach czasu. Im krótsza jest częstotliwość odnawiania obiektu, tym delikatniejsze i bardziej pasywne materiały i metody powinny być na powierzchni. Wyniki tej pracy powinny zapewnić łatwe do opanowania, jasne stwierdzenia dla każdego wykonawcy, które pokazują, że czyszczenie powierzchni musi być również przeprowadzane w sposób możliwie łagodny.
Co dziwne, do tej pory przeprowadzono bardzo niewiele badań dotyczących stosowanych środków powierzchniowo czynnych. Skutki działania zastosowanych substancji również nie zostały szczegółowo rozważone. W tym kontekście pilnie potrzebne były badania podstawowe obejmujące lub dostosowujące nowoczesne procedury badania, w tym przypadku dermatologiczne.

Nawet termin "czyszczenie" jest używany inaczej. Wcześniejsze źródła odnoszą się w szczególności do zmniejszania się żółknącego lakieru. Dziś odnosimy się tylko do spadku zabrudzenia powierzchni, tzn. usuwania kurzu i brudu z nielakierowanej i lakierowanej powierzchni farby olejnej bez zmniejszania lub nawet utraty powłoki lakierniczej [236].

Historia czyszczenia powierzchni obrazów olejnych potwierdziła dotychczas jedynie empiryczną procedurę wykonawców. Jednakże podejście naukowe miało miejsce bardzo rzadko i było utrudnione przez nacisk na nierefleksyjne nawyki. Literatura zazwyczaj odzwierciedla zalecenia. Sposób działania i stężenie proponowanych substancji są omawiane jedynie w rzadkich przypadkach [170].

## 1.1 Historyczny przegląd czyszczenia obrazów

Typowym punktem wyjścia do czyszczenia powierzchni obrazu jest brudna powierzchnia. W zależności od subiektywnych doznań estetycznych, czyszczenie odbywa się wcześniej czy później.

### Skład zabrudzeń powierzchniowych

Nie uważamy brudu za nieodłączny osad na powierzchni obiektu, który utrudnia czytelność obiektu, a nawet posiada właściwości niszczące dla obiektu. Istnieje wiele sposobów wiązania się brudu z powierzchnią obiektu, co zostało wyraźnie zilustrowane dla restauratorów [5, 29, 59, 229, 297, 301]. Przedstawiono również procedury testowe dotyczące stanu zabrudzenia oraz procedury usuwania zabrudzeń [1]. W celu zapewnienia kompletności, źródła te zostały pokrótce streszczone poniżej.

Pod wspólnym terminem "brud" spotykamy wiele substancji. Są to produkty cywilizacji, które powstają w wyniku procesów spalania i ścierania. Typowymi przedstawicielami są popiół, sadza, smoła, ścieranie opon, ścieranie gleby, tłuszcze, włókna, nikotyna, itp., jak również produkty o aktywności biologicznej, takie jak cząsteczki skóry, włosy, grzybnia, zarodniki, roztocza, pyłki, muchy i odchody ptaków, itp.

Brud można podzielić na brud kontaktowy i brud aerozolowy. Brud kontaktowy składa się z zabrudzeń pigmentowych (np. pyłów z pomieszczenia i ulicy), tłuszczów i olejów ze skóry. Brud w aerozolu składa się z pigmentu/smaru, pigmentu/wody, SiO2 i bentonitu[2] [280a, 280b]. Wolbers [300] określił C, Fe2O3, CaO, MgO i SiO2 w brudzie ulicznym różnych miast amerykańskich. Według niego 11,4-15,9% brudu rozpuszcza się w wodzie, a 4,9-12,8% w eterze. Wartość pH waha się od 6,7 do 7,3. Cząsteczki są kuliste lub łuskowate i różnią się wielkością od 10 µm do 0,5 µm, z czego jedna piąta jest mniejsza niż 1 µm. Należy się spodziewać 4 µg/m3 powietrza [21]. Podobną kompozycję brudu można założyć na powierzchniach farb olejnych, zwłaszcza na obrazach.

Brud osadza się na powierzchni przedmiotu na wiele sposobów. Zależy to nie tylko od stanu podłoża, ale również od środowiska (wilgotność, temperatura powietrza), -Właściwości cząsteczki (skład chemiczny, wielkość cząsteczki, rozkład, kształt i właściwości fizykochemiczne, takie jak ładunek, zwilżalność, elastyczność, plastyczność) oraz obiektu (skład chemiczny, przewodnictwo elektryczne i cieplne).

Dyfuzja mechanizmów transportowych (ruch Browna przez zderzenie z cząsteczkami gazu, który staje się skuteczny bezpośrednio na powierzchni), termoforeza (ruch cząstek z cieplejszego do chłodniejszego środowiska), ruch w polu elektrycznym (przyciąganie przeciwstawnych ładunków) oraz uderzenie przez bezwładność (cząstki w strumieniu powietrza zachowują swój kierunek z odpowiednią wielkością,

---

[1] Prof. Dipl.-Rest. H. Portsteffen, panie Dipl.-Rest. U. Winkelmann w szkole z internatem. Konferencja Stowarzyszenia niemieckich konserwatorów (VDR) "Czyszczenie powierzchni", Düsseldorf, 30.9.2003.

[2] Bentonity to skażone gliny, które powstają w wyniku wietrzenia tufów wulkanicznych (por. [218], 374f.).

nawet jeśli strumień powietrza jest odbijany, jednak cząstki przylegają do powierzchni tylko wtedy, gdy następuje utrata energii) mogą się wzajemnie uzupełniać w swoim oddziaływaniu na obiekt [5, 29].
Przyczepność brudu osiągana jest przez siły mechaniczne, siły kapilarne, siły dipolowe, wiązania wodorowe, siły van der Waalsa (siły dyspersji) oraz siły Coulomba [114]. Zadaniem konserwatora jest przezwyciężenie tych sił podczas czyszczenia przy użyciu odpowiednich środków i usunięcie ich możliwie jak najdelikatniej.
Przed czyszczeniem powierzchni należy przeprowadzić badanie zabrudzeń. Im dokładniej można określić rodzaj i stan zabrudzenia powierzchni, tym bardziej precyzyjnie można dostosować środki do czyszczenia.
Kolejny czynnik nie może zostać pominięty: Brud przyciąga więcej brudu, może zdeformować i zmiękczyć powierzchnię [198]. Wiąże on wilgoć i może służyć jako pożywka dla mikroorganizmów [195, 207], które rozkładają substancję przedmiotu. Brud może mieć również wpływ chemiczny na powierzchnię, ponieważ jest żrący i wytwarza produkty reakcji. Gdy tylko zabrudzenie ma destrukcyjne właściwości dla obiektu lub utrudnia odczytanie obiektu, należy je jak najszybciej usunąć.

### Literatura historyczna na ten temat

Od kiedy istnieją dzieła sztuki, ludzie zajęci są ich ochroną. Jednak pisma starożytne (Vitruvius, 25-23 p.n.e., [276]), średniowieczne (Theophilus Presbyter, XII wiek, [201]), Heraclius (XIII wiek, [111]), rękopis strasburski (ok. 1400, [258]), a także wczesnowoczesne pisma współczesne (Cennino Cennini, XIV wiek, [148]) są traktowane. Są to przykłady: Giorgio Vasari, 1550 i 1568, [17, 274]), raczej produkcja dzieł sztuki i nie udzielają porad dotyczących pielęgnacji, czyszczenia czy nawet renowacji. W XVIII wieku to się zmienia i z wyjątkami (Diderot & d'Alembert, 1751-80, [45]) istnieją dziś dość surowe zalecenia dotyczące postępowania z dziełami sztuki (Cröker, 1719, [38], Watin, 1717, [283], Malerhandbuch vom Berge Athos, 1840, [160]). Literatura zawsze odzwierciedla czysto empiryczne podejście użytkowników, a czasami kolejne pokolenia również kopiują niezweryfikowane z poprzedników, co potwierdza również Dreyer [54].
Do XVIII i XIX wieku wymieniano mniej suche i bardziej wilgotne środki czyszczące z następującymi płynami: proszek szklany [7], mocz [7, 54, 233], żrądzik[3] potasowy

---

[3] Kali causticum = hydricum potasowe = potaż żrący = hydrat tlenku potasu = wodorotlenek potasu (KOH). Żrący potaż jest mocną podstawą. Wodny roztwór wodorotlenku potasu nazywany jest żrącym roztworem potasu. Wodorotlenek potasu jest białą, silnie higroskopijną substancją, która jest sprzedawana głównie jako herbatniki lub pałeczki, rzadziej jako proszek (Kali causticum siccum). Suchy, biały, kruchy, bardzo korozyjny, wilgotny powietrzem kawałki lub pałeczki, które wykazują strukturę krystaliczną na powierzchni pęknięcia, są bezwonne, mają ostry, alkaliczny smak i są bardzo łatwo rozpuszczalne w wodzie i alkoholu. W wodzie rozpuszcza się pod silnym rozgrzaniem i tworzy wodorotlenek potasu, w stanie stałym tworzy mono-, di- i tetrahydraty. Reaguje z dwutlenkiem węgla zawartym w powietrzu, tworząc węglan potasu. W przeszłości wodorotlenek potasu produkowany był w procesie tzw. "kaustyzacji" węglanu potasu (węglan potasu w roztworze miesza się z mlekiem wapiennym w celu związania kwasu węglowego z wapnem). Powstały w ten sposób roztwór żrącego potażu jest oddzielany od węglanu wapnia i odparowywany ciągłym mieszaniem.) Obecnie

[105], klej do gorącej kości [292], potaż [38, 54, 105, 160], olej siarkowy[4] [283], mydło[5] [283, 292], skórka boczku [233], olej zeszklony[6] [12, 105]. Lucanus poleca - jeszcze mniej - wodę rzeczną i gąbkę do czyszczenia obrazów olejnych [154, 292]. Od końca XIX do połowy XX wieku ilość zalecanych leków eksplodowała. Woda amoniakalna[7] [34, 54, 224 cytowana po 91, 165], jabłka [292], żrący potaż [7, 54], soda kaustyczna [7],[8] olej drzewny [7, 54], piwo [7], kamień pumeksowy [195], boraks[9] [34 cytowana po 165], napoje spirytusowe lub Duch wina [7, 54, 105], chleb i zakwas [7, 91], popiół z buka, dębu, perły i wiązów [34, 292 cytowane po 165],

---

wodorotlenek potasu otrzymuje się głównie w wyniku elektrolizy chlorku potasu w wodzie i późniejszego odparowania roztworu. Wodorotlenek potasu jest stosowany w produkcji detergentów do produkcji mydeł miękkich (mydła miękkie) i zmiękczających wodę fosforanów potasu do detergentów płynnych. W przemyśle spożywczym jest stosowany jako regulator kwasowości. Jest on dopuszczony w UE jako dodatek do żywności. Jest on również wykorzystywany do produkcji związków potasu, szkła, barwników, baterii oraz jako środek osuszający i pochłaniacz $CO_2$. http://de.wikipedia.org/wiki/%C3%84tzkali, 11.11.2007; ([54], 299); (por. [218], 2131).

[4] Olej siarkowy = Oleum Vitrioli = dymiący kwas siarkowy (patrz [218], 4953).

[5] Mydło = Mydło weneckie = Mydło w Marsylii = Mydło hiszpańskie = Mydło oliwkowe. Przygotowuje się ją od czasów starożytnych w Europie Południowej z typowych odmian oliwy z oliwek, ale przetwarzane są również duże ilości oliwy sezamowej. Uznano je za łagodne mydło do tkanin wysokogatunkowych (por. [218], 4097f.).

[6] Vitriol to przestarzała nazwa siarczanów zawierających wodę krystaliczną (sole siarki) metali dwuwartościowych w chemii. Np. siarczan cynku ($ZnSO4$ - 7 $H2O$, biały witriol, mineralny goslaryt); siarczan żelaza ($FeSO4$ - 7 $H2O$, zielony witriol, mineralny melanteryt); siarczan miedzi ($CuSO4$ - 5 $H2O$, niebieski witriol, mineralny chalkanit). Mieszanina miedzianego witriolu i żelaza vitriol jest również znana jako orzeł vitriol. Z tego właśnie wywodzi się nazwa kwasu siarkowego, który wcześniej produkowany był ze szklarni żelaza. Witraże występują jako produkty utleniania w osadach siarczkowych rud metali nieżelaznych. Uzyskuje się je poprzez zbieranie wody odciekowej zawierającej szkliwo oraz ługowanie zwietrzałej, utlenionej rudy metali nieżelaznych. Szkło żelaza otrzymuje się również z resztkowego roztworu otrzymanego w procesie cementowania z metalicznym żelazem po oddzieleniu miedzi od wód zawierających siarczan miedzi. Witriole były wykorzystywane do różnych celów: Żelazo vitriol w barwieniu tkanin, do produkcji różnych barwników; miedź vitriol do dezynfekcji, do impregnacji drewna, do konserwacji skór zwierzęcych, do trawienia nasion zbóż, do zwalczania chorób roślin, do zwalczania chwastów, do produkcji farb mineralnych i barwników organicznych; witriol cynk w druku bawełnianym (por. [218], 4953).

[7] Woda amonowa = okowita amoniakalna = wodorotlenek amoniaku.

[8] Oliwa z oliwek = oliwa z oliwek. Jak wszystkie oleje roślinne, składa się z kwasów tłuszczowych związanych z gliceryną. Oliwa z oliwek zawiera średnio 66% kwasu oleinowego, 12% kwasu linolowego, 9% kwasu palmitynowego, 5% kwasu eikozoikowego i 5% kwasu palmitolowego. Oliwa z oliwek może zawierać do 1,5% acyklicznego trójterpenowego skwalenu węglowodorowego (por. [218], 3110f.); http://de.wikipedia.org/wiki/Oliven%C3%B6l#Zusammensetzung, 6.10.2007.

[9] Borax = Tinkal = boran sodu = dziesięciowodny tetraboran sodu jest raczej rzadkim minerałem boranowym z klasy mineralnej boranów grupowych. Krystalizuje się w układzie monoklinicznym kryształów o wzorze chemicznym $Na2[B4O5(OH)_4]$ - 8 $H2O$ lub $Na2B4O7$ - 10 $H2O$ i zazwyczaj rozwija krótkie, pryzmatyczne lub tabelaryczne kryształy, ale także ziemskie, ziarniste lub masywne agregaty o przeważnie białym lub szarym kolorze. Boraks występuje w przyrodzie w postaci krystalicznej lub masywnej, podobnej do anhydrytu lub gipsu jako parownika. Jest to ważny surowiec do produkcji kwasu borowego i nadboranów. Borax jest również stosowany w mydłach, zmiękczaczach wody i jako nadboran w detergentach. Jest również stosowany jako przeciwutleniacz w spawalnictwie ogniowym i lutowaniu metali szlachetnych, w przemyśle chemicznym i spożywczym. Boraks jest stosowany w gospodarstwach domowych jako środek dezynfekujący, czyszczący i wybielający oraz jako środek owadobójczy (por. [218], 476f.).

masło[10] [292], wapno chlorowane[11] [54], para [292], kalkomania[12] [50], żółtko jaj [292], ocet [54, 292], żółć [292], sól Glaubera [7], olej kajaput[13][7], woda wapienna [54, 292], woda wapienna [54, 292], sól Glaubera [7], olej kajaputowy [7], woda wapienna [54, 292]. Woda ziemniaczana [54, 292], woda porów [54], olej lawendowy [7], olej lniany [7], olej laurowy [54], pasta mączna [292], mleko [54], olej makowy [292], serwatka [54], opodeldok[14] [7], spirytus rozmarynowy [7], olej rozmarynowy [7], burak [292], amoniak[15] [54, 105], kwas azotowy lub Woda separacyjna[16] [105, 292],

---

[10] Również w połączeniu z oliwą z oliwek.

[11] Wapno chlorowane = Podchloryn wapnia jest solą wapniową kwasu podchlorowego o wzorze chemicznym $Ca(OCl)_2$. Wapno chlorowane otrzymuje się poprzez działanie chloru gazowego na wapno gaszone (wodorotlenek wapnia) w niskich temperaturach. Jeśli jest produkowany technicznie, zazwyczaj produkowana jest mieszanina chlorkowo-hypochlorynowej soli o formule CaCl(OCl) z nazwą wapno chlorowane lub wapno wybielające. Ze względu na proces produkcyjny nadal zawiera wodorotlenek wapnia. Po raz pierwszy został wykonany w 1798 roku przez Charlesa Tennanta. Wapno chlorowane jest białym proszkiem, który pachnie chlorem i nie jest bardzo rozpuszczalny w wodzie. Wapno chloru rozwija się wraz z kwasami, nawet kwasem węglowym powietrza, chlorem. Limonka chlorowana została po raz pierwszy z powodzeniem użyta jako środek dezynfekujący przez I. Semmelweisa. Jednak wapno chlorowane nie tylko atakuje bakterie i wirusy, ale także skórę. Dlatego tolerancja nie jest zbyt dobra, a gotowość do regularnego stosowania jest niska. Jest on również wykorzystywany do odkażania różnych środków bojowych (sarin, gaz musztardowy) oraz jako środek glonobójczy. W technologii wapno chlorowane jest wykorzystywane jako środek wybielający do produkcji masy celulozowej, papieru i tekstyliów, ale ze względów ochrony środowiska jest zastępowane innymi procesami wybielania bez użycia chloru. Podchloryn wapnia jest również wykorzystywany w produkcji chloroformu, szelaku oraz w produkcji kobaltu do oddzielania innych metali. http://de.wikipedia.org/wiki/Calciumhypochlorit, 11.11.2007; ([54], 303).

[12] Uwodorniony naftalen.

[13] Olejek kajepút (olejek z kajaputa, olejek z Wittnebensches), olejek eteryczny otrzymywany z liści, gałązek i gałęzi Melaleuca leucadendron i Melaleuca minor (rośliny mirtu) w drodze destylacji z wodą. Jest to cienka ciecz, jasnozielona, zapachy wnikające w kamforę i smakuje jak kardamon i różowa marynata, chłodzenie. Waga szczególna 0,91-0,94. Reaguje neutralnie, łatwo rozpuszcza się w wodzie i alkoholu. Gotuje się w temperaturze 310-316 stopni. Sprzedawany olej jest często zafałszowany (również w kolorze zielonym z miedzią) i musi być rektyfikowany do użytku wewnętrznego. Stosowany był przeciwko skurczom żołądka, kolki, astmie, paraliżowi gardła i pęcherza moczowego, bólom zębów, problemom z uszami, a także do wydalania ćmy i ogólnie jako środek ochronny przed szkodnikami owadów (por. [218], 2115).

[14] Opodeldok (po grecku: opos, sok roślinny) to mieszanka mydła, kamfory, rozmarynu i olejku tymiankowego, nazwana przez lekarza Theophrastusa Paracelsusa. Stosowana była m.in. jako środek przeciw reumatyzmowi i podagrze. Jednym z wariantów Opodeldoka jest rozwiązanie tych elementów w duchu. Opodeldok jest opisany pod nazwą Linimentum saponato-camphoratum w Farmakopei niemieckiej nr 6 z 1926 r. (1951 r.). Poza wątpliwą skutecznością charakteryzuje się on również przenikliwym zapachem (por. [218], 3121).

[15] Wodorotlenek amonu = okowita amoniakalna = woda amoniakalna. W języku laboratoryjnym np. 25 % amoniak nazywany jest podstawowym fizycznym roztworem amoniaku (NH3) w wodzie (H2O), z którym zachodzi częściowa protoliza od wody do amoniaku, dlatego jest on podstawowy (por. [218], 170, 164ff.).

[16] Woda separacyjna = kwas azotowy = azotan wodoru. Jest to najbardziej stabilny kwas tlenowy w azocie. Nazwa pochodzi od saletry, z której można ją uzyskać poprzez dodanie silniejszego kwasu (kwas solny, kwas siarkowy). Kwas azotowy jest w dużej mierze dysocjowany w roztworze wodnym. Jako silny kwas nieorganiczny należy do kwasów mineralnych. Ich sole i estry nazywane są azotanami. Sole są również oznaczone trywialną nazwą "-salpeter", np.: saltpetre Chile, (potash) saltpetre, saltpetre amonowe, saltpetre wapienne, barytes saltpetre, saltpetre ścienne itp. ([218], 4018).

sól [292], kwas solny [292], piasek [292], szczaw [292],[17] eter siarkowy [7], mydło [34 cytowane. po 165, 54], likier mydlany [7], [18]okowita z mydła [7], smalt[19] [54], soda [34, 292 cytowane po 165], skrobia [7], terpentyna [7], nadtlenek wodoru [54], kwas winowy [7], esencja cytrynowa i sok [7], olej cytrynowy [7], cebula [54, 105]. Jednak brak roślin zawierających saponinę, takich jak ziele gipsowe, kasztanowiec, pierwiosnek, mydło i korzeń mydła w badanych źródłach jest zaskakujący.

Pod koniec i w połowie XX wieku nastąpiła znacząca zmiana w czyszczeniu powierzchni. Bezkrytyczna "cudowna wiara" w produkowane przez przemysł detergenty do prania i zmywania naczyń, która rozpoczęła się najpóźniej po II wojnie światowej, nie zatrzymała się na pracownikach naukowych uniwersytetów [18, 141, 142, 179, 288]. Zgodnie z wielowiekowymi nawykami, pozytywne efekty oczyszczania były powodem, dla którego nie kwestionowano składu środków skutecznych na pierwszy rzut oka [196]. Poglądy te, które były reprezentowane w wykładach i publikacjach w tamtym czasie, są powodem praktykowanych do dziś procedur, które są niczym innym niż zrozumiałe dzisiaj, ale które są nadal szeroko rozpowszechnione i są jeszcze bardziej rozpowszechnione [179].

**Aktualna literatura na ten temat**

Bardzo nieliczna literatura fachowa może być uznana za technicznie "aktualną" i dlatego może służyć mniej do dyskursu naukowego.
"Rei in der Tube" jest prawdopodobnie najpopularniejszym pośrednim środkiem czyszczącym stosowanym do czyszczenia powierzchni obrazów. K. Wehlte, ówczesnego kierownika klasy techniki malarskiej w Akademie der Bildenden Künste w Stuttgarcie. W swojej szeroko rozpowszechnionej książce "Materials and Techniques of Painting" [288] poleca pastę do prania "Rei" i detergent do mycia naczyń "Pril",[20]które porównuje z "tłuszczowym alkoholem sulfonianowym". Zwraca

---

[17] Eter siarkowy = Naphta = Naphta = Eter etylowy = Tlenek etylowy = Nafta siarkowa.
[18] Duch mydła jest mydłem rozpuszczonym w duchu. Okowita z mydła może być produkowana na różne sposoby: 500 g białego mydła twarogowego lub mydła z oliwy z oliwek z Marsylii są drobno oskrobywane i powoli topione w roztworze 125 g potażu, 1800 g okowity 88-90 % w ciepłej kąpieli wodnej (zob. [7], 49). Według innej receptury: mydło potasowe : etanol, 1:1 (por. [2318], 4099).
[19] Smalte = stłuczone szkło. Barwiony na niebiesko, służy również jako pigment w malarstwie ([54], 296).
[20] "Pril": (Producent: Henkel, D-Düsseldorf). Składniki: 15-30% anionowe środki powierzchniowo czynne (alkilopoliglikozydy, np. Plantareen 600 CS UP), <5% amfoteryczne środki powierzchniowo czynne, <5% niejonowe środki powierzchniowo czynne, alkohol, substancje zapachowe. Według producenta, "Pril" jest dziś neutralny pod względem pH i wolny od konserwantów.
Głównym składnikiem detergentu do mycia naczyń "Pril" jest dziś stosunkowo dobrze znany poliglikozyd alkilowy (znany również jako poliglikozyd alkilowy), który wcześniej nosił nazwę Plantareen 600 CS UP, a obecnie nazywa się Glucopon 600 CS UP HH. Jest to wodna dyspersja alkilopoliglikozydów (1-7 glikozydów na bazie rodzimego alkoholu tłuszczowego C12-C14, substancja czynna 50-53%). Podczas produkcji (do 1995 r. tylko w USA) alkohol tłuszczowy z kokosa lub ziaren palmowych oraz skrobia z kukurydzy są polimeryzowane, pozostawiając wolne, nasycone resztki alkoholu tłuszczowego w ilości maksymalnie 1% o właściwościach rozpuszczających. Glukopon jest dyspergowalny w wodzie i ma wartość pH 11,5-12,5 ze względu na trwałość, która jest najlepiej obniżona kwasem cytrynowym (również kwasem octowym i mrówkowym). Glucopon jest całkowicie

uwagę [cytat]: "Można pewnie stosować znacznie wyższe stężenie niż jest to przewidziane w instrukcji obsługi opakowań. Te same środki istnieją pod różnymi nazwami." Wehlte nie uznał, że udział anionowych i niejonowych środków powierzchniowo czynnych w tych produktach nie przekraczał wówczas 35 %. Pozostałe 65% reprezentowało wtedy (i częściowo do dziś [są one nazywane łącznie "substancjami pomocniczymi" na opakowaniu]) oprócz substancji wodnych niebezpiecznych dla powierzchni farb olejnych, takich jak fosforany, rozjaśniacze optyczne, środki wybielające, budownicze, sole neutralne, inhibitory szarości i korozji, stabilizatory, wypełniacze, mikrobiocydy, substancje hydrotropikalne (sole), barwniki, aktywatory, oleje perfumeryjne i rzadziej także enzymy. Doerner, Wehltes Lehrer, już kilkadziesiąt lat wcześniej ostrzegał przed takimi środkami [49, por. 48, 51, 52].
W wielu sprawozdaniach dotyczących odbudowy, ten wyżej wymieniony i często utrzymywany środek jest nadal nazywany "czyszczeniem przy użyciu sulfonianów alkoholu tłuszczowego" w sposób eufoniczny i eufoniczny. Nazwa tej pasty myjącej, która nie nadaje się do tego celu i która z czasem staje się brązowa i zawiera niebezpieczne składniki, nie jest celowo wymieniana.
Przykładem innego płynu do mycia naczyń, który nadal jest używany w procesie renowacji, jest "Pril". Detergenty takie jak "Pril" zazwyczaj składają się z alkilobenzenosulfonianu i/lub wtórnego alkanowosulfonianu w połączeniu z alkilowymi siarczanami eteru i niejonowymi środkami powierzchniowo czynnymi. Alkiloamidy kwasów tłuszczowych, które działają również jako stabilizatory piany, są stosowane jako składniki uzupełniające. Sulfonian toluenu i mocznik są stosowane w celu poprawy rozpuszczalności. Jako środek konserwujący stosowany jest etanol [110], który rozpuszcza lakiery i spoiwa farb olejnych.
Zalecenie dotyczące wody amoniakalnej (por. krytyczna dyskusja w [262]) i mydła z węglanem amonu można znaleźć w 1955 r., w tym samym czasie co zalecenie dla "Rei", w uczniu Wehltesa [18][21]. Bardzo trudno jest wyeliminować ten błąd, który nadal jest powszechny, zwłaszcza w świetle nowej literatury, w której w 1998 roku wspomina się o detergencie do czyszczenia powierzchni obrazów "Rei" [179][22].
Pod koniec lat 70. do lat 90. pojawił się pomysł pracy tylko z izolowanymi, czystymi surowcami piorącymi lub środkami siatki fotograficznej [20, 57, 58 cytowanymi po 70], których przydatność nie została zweryfikowana. Materiały te są nadal używane (jak wymieniono poniżej), chociaż rzadko są one wyraźnie wymienione w dokumentacji i publikacjach.

**ślina**

Do dziś ludzka ślina również się potwierdza. Jest on przygotowywany w licznych małych gruczołach w ścianach jamy ustnej i języka, ale przede wszystkim w trzech dużych, sparotidalnych, żuchwowych i hipogonzjalnych gruczołach ślinianowych, w

---

biodegradowalny. Bezdodatnikowy Glucopon (temperatura zapłonu >100°C) jest czystą, płynną substancją o temperaturze od 35°C, co najmniej jednoroczną, przyjazną dla skóry i nadającą się do czyszczenia powierzchni malarskich. Powiadomienie od dr M. Weuthen (Henkel, D-Düsseldorf).

[21] (Cytat z [18]): "Współczynnik rozdzielczości jest odnotowany na pakietach, ale można go zachować nieco mocniej dla celów restauracyjnych. Brachert był uczniem Wehltesa.

[22] Według producenta, "Rei" nadaje się do spoconej odzieży i brudnej bielizny. Ze względu na sam składnik bogatych perfum, "Rei" nie powinno się stosować do dzieł sztuki ([70], 53).

zawsze zróżnicowanym składzie [148][23]. Wartość pH śliny waha się od 6,8 do 7,4. Ślina zawiera dużą liczbę składników, których równowaga czyni ją ważnym środkiem czyszczącym powierzchnię dla restauratorów [192]. Ślina składa się z:
Woda (99,5%), czynniki kompleksujące: chlorek sodu (9 g/l), cytrynian diamonu (0,1 g/l), fosforan sodu (0,02 g/l), węglan sodu (0,02 g/l), wodorowęglan sodu; sole: fosforany, fluorki, tiocyjanian potasu (rodanian); kwasy: kwas moczowy (0,03 g/l), kwas mlekowy, aminokwasy; cukier: glukoza (0,3 g/l); białka: Albumina (3 g/l), glikoproteiny śliny, np. śluzyna (3 g/l, działa jako środek zwilżający), ślinianka, laktoferyna; pierwiastki śladowe: K+, Ca2+, Mg2+, Cu2+, Co2+, SO42-, SCN-; enzymy: amylaza, dekarboksylaza, lipaza, lizozym, poliaza, proteaza, peroksydaza ślinianková, mieloperoksydaza; bufory: Diwęglan, jony amonu, aminy, białka bogate w histydynę[24], mocznik; czynniki immunogiczne i nieimmunologiczne; zagęszczacze, witaminy rozpuszczalne w wodzie, pozostałości żywności [11, 25, 40, 149, 198, 218, 299, 303].
Dobry efekt oczyszczania śliny wynika najprawdopodobniej z połączenia oczyszczania wodnego i enzymatycznego (hydrolaza-α-amylaza i lipaza) [96, 206, 221]. Sukces oczyszczania śliny wynika również z faktu, że ślina jest początkowo jeszcze ciepła na i tak już ściernego wacika. Zawarta w ślinie enzymatyczna peroksydaza śliny hamuje produkcję kwasu bakteryjnego poprzez działanie antybakteryjne. Ślina ma jednak bardzo niespecyficzne działanie i znacznie poszerza craquelés [70]. Ślina może rozpuszczać kolory tempery, w szczególności matowe powierzchnie cynobru i azurytów oraz złote liście. Po zastosowaniu śliny muchy są przyciągane, co prowadzi do ponownego skażenia. Zapewnia to również lepsze warunki do rozmnażania mikroorganizmów [179]. Grzyby i bakterie mogą być również stosowane na powierzchnię [200]. Według Phenix i Burnstock [198], ślina uwalnia składniki polarne z lakierów i spoiw. Po zastosowaniu śliny powierzchnia jest znacznie bardziej wrażliwa na rozpuszczalniki niż wcześniej. Warstwy barwne związane ze skrobią są osłabiane przez ptyalinę, która degraduje skrobię przez dekstrynę do cukru słodowego. Ponieważ oczyszczanie śliny zależy od wacików, powierzchnia farby olejnej jest porysowana (por. rys. 4) w sensie zwiększenia powierzchni, co z kolei sprzyja degradacji powierzchni i szybszemu zanieczyszczeniu[25].

**Sztuczna ślina**

Aby tego uniknąć, nieco niehigieniczna ślina [175, 192, 259, 312] jest[26] dziś często odrzucana przez jeszcze bardziej nieodpowiednią, ale nieco bardziej naukowo

[23] Czas dnia, wiek, płeć, poziom hormonów, stężenie danej substancji w osoczu krwi oraz indywidualny rytm przepływu wpływają na skład śliny.
[24] Immunoglobuliny typu IgA i IgM, które zbierają bakterie i mikroorganizmy oraz komórki fagocytarne, które uwalniają substancje przeciwbakteryjne (inhibitory) takie jak lizozym, laktoferyna, peroksydaza śliny i mieloperoksydaza.
[25] Lista obrazów malowanych śliną jest bardzo długa. W 2004 roku obraz Picassa o wymiarach 243,9 x 233,7 cm "Demoiselles d'Avignon" w Museum of Modern Art w Nowym Jorku został oczyszczony w szczególnie czasochłonny sposób. Zwięzłe wyjaśnienie metody było, jak to często bywa, "wypróbowaną i przetestowaną metodą".
[26] "Ankieta na temat czyszczenia powierzchni śliną" autorstwa pani Dipl.-Rest. S. Paul, FH Köln, 2001.

aromatyzowaną lub pozbawioną smaku sztuczną ślinę [139]. Nawet w nowszej literaturze istnieją wytyczne dotyczące tworzenia tych samych siebie [200]. Jednakże takie preparaty zanieczyszczają powierzchnię dużą ilością niepożądanych i niepotrzebnych substancji, takich jak sole higroskopijne. Na przykład chlorek sodu generuje wilgotność względną 76% w swoim środowisku w temperaturze 20°C [59, 65].

**Woda**

Woda wysokobiegunowa zawsze była używana do czyszczenia powierzchni, z dodatkami lub bez dodatków, czasem zimna, czasem letnia lub gorąca [177, 277]. W ostatnich czasach woda zdemineralizowana jest najpowszechniej stosowaną formą wody [112]. Ze względu na brak jonów, ten środek powierzchniowo czynny ma jeszcze bardziej szkodliwy wpływ na powierzchnie niż niektóre silnie skuteczne środki powierzchniowo czynne, ponieważ odbiera on brakujące jony z brudu i powierzchni zupełnie niesprecyzowane. Efekty żrące i erozyjne oraz inne możliwe upośledzenia, które mogą być spowodowane przez wodę demineralizowaną na powierzchniach farb olejnych, takie jak rozpuszczanie niektórych pigmentów, takich jak tlenek cynku, zostały już kilkakrotnie wymienione w literaturze fachowej [26, 65, 76, 108, 165, 263]. Stosowanie wody prowadzi do powstawania mikropęknięć spowodowanych skurczem i pęcznieniem warstwy farby. Ponadto woda może powodować mikroskopijne niszczenie spoiwa [165], wypłukiwanie powierzchni i erozję, co pokazują zdjęcia SEM [108, 198] i pomiary projekcji paska 3D. Frakcje polarne kwasów tłuszczowych i żywicznych również mogą zostać rozpuszczone [209, 299]. Efekt ten zależy od wartości pH i gwałtownie wzrasta wraz z wartością pH 8. W tych obszarach warstwy oleju, wosku lub żywicy są zmydlane [306][27]. W zakresie pH poniżej 5 pH, białka i węglowodany mogą być hydrolizowane. Woda nie działa czyszcząco na tłuszcze i oleje. Często jednak wystarczający sukces czyszczenia wodą wynika również z działania sił mechanicznych działających na usuwanie zanieczyszczeń, np. za pomocą wacików, które mogą również powodować punktowe przenikanie wilgoci przez mikrostrukturę [239] i zarysowywanie powierzchni farb (por. rys. 4). Istnieje niebezpieczeństwo szybkiego przenikania wilgoci przez pęknięcia warstwy malarskiej w kierunku użytkownika. W przypadku obrazów na płótnie może to spowodować silne pęcznienie podkładu i kurczenie się nośnika, co może prowadzić do powstania warstwy malarskiej, która może powodować niepokój i podnoszenie warstwy malarskiej.

Gotowe produkty zawierające Copaiba, które zostały założone przez Maxa von Pettenkofera w 1872 r., posiadają właściwość zmiękczających warstw farby olejnej i

---

45 z 58 restauratorów stosuje ślinę, kolejne 5 sztucznej śliny, pozostali restauratorzy stosują enzymatyczny środek czyszczący N (Kremer Pigmente), wodę demineralizowaną z dodatkiem amoniaku i Marlipal®1618/25.

[27] Nawet w formie zemulgowanej świeży olej lniany trudno jest zmyć w sposób wymierny. Linoksyna (suszony olej lniany) jest natomiast zmydlana (rozdzielana) do 25-30% nawet w lekko zasadowym środowisku (pH 8-9,6).

raz wprowadzone, nie są już odwracalne. Są one nadal w użyciu [91], chociaż od 100 lat są przed nimi pilnie ostrzegane [19, 49, 234, 235].

Mieszaniny rozpuszczalników i środków powierzchniowo czynnych pojawiają się w literaturze specjalistycznej w latach 1985-1990 [251][28]. Później Wolbers [300, 301, 303] stosuje dwa różne rozpuszczalniki z emulgatorem [94, 95] odpowiednio roztwory i pasty wody, rozpuszczalników i środków powierzchniowo czynnych [104, 284, 300, 301, 303], w których środek powierzchniowo czynny przejmuje zadanie rozpuszczania między dwoma fazami, ale mniej do czyszczenia powierzchni niż do usuwania lakieru.

Również w amerykańskiej literaturze technicznej znajdują się wskazówki dotyczące wykorzystania produktów gotowych[29] [189] przemysłu detergentów[30] [284, 285, 286] dla obiektów sztuki od dziesięcioleci.

W krajach31 niemieckojęzycznych, pomimo wcześniejszych ostrzeżeń, w 1998 r. nadal pojawiają się zalecenia dotyczące takich nieodpowiednich środków ze strony kadry dydaktycznej uczelni technicznej w zakresie szkolenia konserwatorów [179]. W aktualnej literaturze specjalistycznej Stowarzyszenie niemieckich konserwatorów zabytków (VDR), wszystkich ludzi, opublikowało w 2005 r. w "Beiträge zur Erhaltung von Kunst- und Kulturgut" (Wkład w ochronę sztuki i dóbr kultury) wkład własnego redaktora stowarzyszenia prof. Rok później VDR powtarza to zalecenie ponownie [265]. Dwanaście lat wcześniej istniało uzasadnione ostrzeżenie przed takimi "cudownymi lekami" [59], ale nie jest zrozumiałe, że takie substancje są nazywane bezrefleksyjnie.

Oprócz usuwania mokrych zabrudzeń powierzchniowych, suche pozostają obok mokrych i są często wymieniane w przygotowaniu do czyszczenia na mokro, np: Chleb [91], "wishab" lub "akapad" gąbka i "wallmaster" [69], gumka[32] [16, 101].

**główny wniosek**

W naturze restauratora jest to, że nie tylko pracuje według przepisu, ale także stara się rozwiązywać różne problemy twórczo i empirycznie. Takie podejście prowadzi do

---

[28] Na przykład cykloheksan i freon 113 ([1], 134). Silnie skuteczne mieszaniny alkoholu etylowego, wody i fototrawiarki "Agepon" ([20], 93). Zaskakujące jest dziś pozornie bardzo poszukujące podejście, które odzwierciedla niepewność tamtych czasów.

[29] W Ameryce, użycie Orvus Liquid jest udokumentowane. Płyn ten zawiera duże ilości SDS.

[30] Pod nazwiskiem Orvus WA.

[31] "WOFAKUTAN" (Producent: Kesla Pharma Wolfen GmbH, D-Greppin). Składniki: Laurylosiarczan sodu (SDS), siarczan sodu, kwas cytrynowy, olej rycynowy i substancje zapachowe. Efekt tanich, wysoce odtłuszczających środków powierzchniowo czynnych ma być zredukowany poprzez dodanie oleju.

[32] Plastikowa gumka" badana w Anglii to człowiek z miasta Mars Plastic Eraser. Te "plastikowe gumki" składają się z PCW, kredy, która działa jak materiał ścierny oraz około 30 % wagowo ftalanu dwuoktylu (DOP), przy czym plastyfikator DOP pełni rolę kleju, środka zwilżającego i rozpuszczalnika. W szczególności nie należy stosować produktów wykonanych z polichlorku winylu, ponieważ nie obejdą się one bez plastyfikatorów ([69], 3898-3902).

ogromnej obfitości różnych, ale ostatecznie nieodpowiednich środków, ponieważ nierefleksyjnych (por. [130]). Jednakże zastosowanie oczywiście niewłaściwych środków opiera się również na literaturze technicznej wydającej zalecenia, które czasami nie są weryfikowane. Dlatego restauratorzy nie tylko używają zbyt silnych i niewłaściwych środków z powodu nieznajomości składu i charakteru zanieczyszczeń i powierzchni, ale także odwołują się do zaleceń, nie kwestionując ich samych.

## 1.1 Aktualnie używane materiały do czyszczenia obrazów.

Zasadniczo zaleca się czyszczenie powierzchni nawet przed usunięciem lakieru. Zadziwiające jest to, że działania te nie są ani oczywiste, ani realizowane nawet dzisiaj, i że nawet w literaturze specjalistycznej nie są one
8, 212, 213, 278], chociaż wiadomo, że zabrudzenie lakieru jest włączone do struktury po usunięciu lakieru. Poniższa aktualna lista jest wynikiem osobistych badań nad poufnymi nawykami w zakresie sprzątania w licznych warsztatach konserwatorskich w sektorze prywatnym i w niektórych ważnych muzeach. Nie rości sobie prawa do kompletności. Stosuje się je obok śliny i sztucznej śliny:

Mydła dla dzieci i szampony[33],
[34]mydła medyczne [264, 265],
Detergenty i pasty myjące[35] [18, 179, 261, 263, 284, 285, 288, 386],

---

[33] Są one często stosowane, ponieważ czasami mają właściwości "regresujące". Użytkownicy mogą skorzystać z pewnej staranności, ponieważ chcą ponownie oddać coś na powierzchnię, co zabierają z niej podczas usuwania zabrudzeń (stara koncepcja ożywa tutaj. Tak więc "karmienie" obrazów na przestrzeni wieków było środkiem, za pomocą którego chciano uniknąć np. formacji craquelé). Tutaj pomija się fakt, że substancje dodane do środków myjących skórę, takie jak kwasy tłuszczowe, alkohole tłuszczowe, lanolina, lecytyna, oleje roślinne, częściowe glicerydy i inne substancje tłuszczopodobne mogą zmiękczyć i brązowe powierzchnie farb olejnych ([218], 2350, 4495-4499), ponieważ nie są zmyte następnego dnia, jak to zwykle ma miejsce w pielęgnacji ciała.

[34] "Sebamed" (Herst.: Sebamat Chemie, D-Boppard). Inhaltsstoffe: Woda, Laureth Sulfosuccionate sodu, Betaine Cocoamidopropyl, PEG-7 Cocoate glicerylowy, PEG -55 Oleinian glikolu propylenowego, hydrolizowane białko zwierzęce, sorbinian potasu, kokamid potasu, MEA kokoamid, PEA kokoamid, mleczan sodu, Cocoamido Propyl Betaine, Glycol Distearat, Ethylinoleate, Tocopherol, Lactic Acid, Niacin, Pyridoxine Hydrochloride, Glycine, Asparatic Acid, Alanina, Lysine, Leicine, Biotine, Methyldibromoglutaronitrile, Phenoxyethanol, Perfume.
"Eubos" (Produkcja: Dr. Holbein & Co. Nachf., D-Meckenheim). Składniki (odmiana niebieska, płynna): siarczan eteru alkilowego, sulfosucyniany, alkiloamidobetyna, stearynian glicerylu, pochodne białek, pochodna triglicerydów, etoksylan alkoholu tłuszczowego, alantoina, witamina E octan, chlorek sodu, chlorek benzalkonium, woda, barwniki. "Eubos" nie jest już rekomendowany przez Federalny Urząd Zabytków w Wiedniu od 2007 r., po interwencji autora.

[35] Orvus WA" (Procter & Gamble, Cincinnati, Ohio, USA) jest opisywany przez autora jako sulfonian kwasu tłuszczowego (cytowany po [284], 834, 840), ale w rzeczywistości jest to SDS (cytowany po [263], 49).
"Rei" (Producent: Procter & Gamble GmbH, D-Schwalbach/Taunus) (patrz FN 22).
"Burti" (Manufact.: Burnus, D-Darmstadt). Składniki: anionowe i niejonowe środki powierzchniowo czynne, substancje chroniące skórę, aktywne składniki grzybobójcze i bakteriobójcze, substancje zapachowe i pomocnicze.
Saptil: (Producent: Henkel, D-Düsseldorf). Składniki: anionowe i niejonowe środki powierzchniowo czynne, substancje zapachowe i pomocnicze.

[36]Składniki detergentów [133, 178, 193 cytowane po 237],
[37]Siatki fotograficzne [20, 58],
Detergent[38] [288],
Mydło miękkie[39] [209],
[40]Mydło twarogowe [91]

---

Jednakże pasty myjące lub detergenty pośrednie są przeznaczone do podróżowania.
36 "Laventin W" (Producent: BASF AG, D-Ludwigshafen), wcześniej "Nekanil W". Składniki: eter poliglikolowy alkanoli lub pochodnych etoksylowanych kwasów tłuszczowych, etoksylowane alkilofenole, pochodne glikolu polietylenowego, niejonowe, dla płynów do płukania kwasów, pH: 7, temperatura zapłonu > 100°C. "Laventin W" to bursztynowy, lepki roztwór, który nie wysycha i bardzo silnie brązowieje. Nie jest również stabilny długoterminowo (po ośmiu latach przechowywania chronionego przed światłem, silne osady i galaretowate grudki tworzą się w roztworze pachnącym olejem lnianym).
"Hostapon T" (Herst.: Hoechst AG, D-Frankfurt/Main). Składniki: sól sodowa metyltaurku, na bazie mieszanych roślinnych kwasów tłuszczowych, niejonowa, pH: 7, higroskopijna.
"Invadin 4492 (NF)" (Producent: Ciba-Geigy, D-Frankfurt/Main). Składniki: niejonowe i anionowe, zmodyfikowane etoksylaty alkoholi tłuszczowych, pH: 5,5-7, temperatura zapłonu > 100°C, nie wysycha.
"Invadin LUN" (Produkcja: Ciba-Geigy, D-Frankfurt/Main) Składniki: synergetyczna kombinacja sulfonianów alkilowych i pochodnych eteru poliglikolowego, anionowa, pH: 6-7, temperatura zapłonu > 100°C, nie wysycha.
"Lensodel HB 7" (Producent: Deutsche Shell Chemie GmbH, D-Eschborn/Taunus). Składniki: roztwór pierwotnego siarczanu alkoholu (sól Na) o długości łańcucha w zakresie C9-C13, anionowy, pH: 6,5-8,5, nie wysycha.
"Tinovetin JUN" (Producent: Ciba-Geigy, D-Frankfurt/Main). Preparat na bazie alkoholi OXO, pH: 6-7, temperatura zapłonu > 100°C, nie wysycha. Tinowetyna jest często używana przez restauratorów tekstyliów do prania tekstyliów historycznych [193].
37 "Agepon" (Producent: Agfa-Gevaert, D-Leverkusen); "Ilfotol" (Producent: Ilford Foto, D-Dreieich); "Mirasol Antistatic" (Producent: Tetenal, D-Norderstedt); "Triton X-100" (Producent: Rohm & Haas, Filadelfia, USA).
38 "Pril" (Producent: Henkel KGaA, Düsseldorf, Niemcy) (patrz FN 23).
W Ameryce, użycie Orvus Liquid jest udokumentowane. Płyn ten zawiera duże ilości SDS ([189]).
39 Miękkie, płynne, miękkie mydła, oparte na oleju kokosowym i oleju palmowym, to sole potasowe (oleinian potasu, C18H33KO2). Chociaż miękkie mydło nie wysycha, jest używane do czyszczenia powierzchni w 1% roztworach. Już w 1924 r. wydano ostrzeżenia przed używaniem mydła ([177], 51). W 1987 roku obraz Vincenta van Gogha (nr 3861, Cornfield with Cypresses) w National Gallery w Londynie został oczyszczony miękkim mydłem.
40 Prawdziwe mydła twarogowe produkowane są z oliwy z oliwek i roztworu wodorotlenku sodu (NaOH) lub oliwy z oliwek i węglanu sodu (Na2CO3, soda). Olej bawełniany jest również wykorzystywany jako alternatywa dla oliwy z oliwek do produkcji szczególnie tłustego mydła marsylskiego. Czyste mydła twarogowe nie powinny być stosowane ze względu na ich wysoką wartość pH (anionowe środki powierzchniowo czynne, silnie alkaliczne). Jeżeli jednak są one stosowane, to tylko do usuwania kwaśnych zabrudzeń powierzchniowych przy użyciu wody zdemineralizowanej, ponieważ łatwo rozpuszczalne mydła sodowe są przekształcane z wodą wapienną w słabo rozpuszczalne mydła wapienne i tworzą oszczędnie do nierozpuszczalnych soli z jonami ziemi alkalicznej (np. Ca, Mg). Silne kwasy uwalniają z mydła nierozpuszczalne w wodzie kwasy karboksylowe. Podobnie jak mydła medyczne i neutralne, mydła zawierają zazwyczaj substancje zapachowe, stabilizatory, konserwanty itp., które pozostają w mikrostrukturze jako pozostałości po czyszczeniu i mogą mieć efekt katalityczny lub zmiękczający. Sonett", "Sunlicht" (produkcja: Lever-Sunlicht GmbH, D-Hamburg); pH 8,5-9 (O.5 g do 50 ml H2O). ([59], 24).

i tym bardziej. Jak już wyjaśniono [59, 65, 70], środki te są całkowicie nieprzydatne do tych celów, ponieważ składają się z [41] dużej liczby składników, które są niebezpieczne dla obiektu, higroskopijne i niestabilne w perspektywie długoterminowej.
Jeżeli w rzadkich przypadkach przeprowadza się dziś testy czyszczenia powierzchni, to bardzo zaskakujące jest to, że w naszych czasach eksperymenty przeprowadza się z substancjami, które już dawno okazały się nieodpowiednie przy dużych nakładach. Badania literackie mogły powstrzymać tę stratę czasu i zasobów [115].

Cieszące się wolberyjskie innowacje w przyjmowaniu lakierów [299, 300, 301, 303] skłoniły restauratorów do dostosowania poszczególnych składników jego receptur do czyszczenia powierzchni farb olejnych. Wchodzi:

**kwas dezoksycholowy**
[42]Pierwotnie przeznaczony do usuwania starszych, bardziej polarnych materiałów, jest również używany do usuwania zabrudzeń powierzchniowych. Kwas deoksycholowy ([3 alfa, 12 alfa-dihydroksy-5ß-kwas cholanowy], C24H40O4) występuje w żółci ssaków, emulguje tłuszcze obojętne i tworzy rozpuszczalne w wodzie kwasy choliczne z lipidami. Posiada właściwości kompleksotwórcze [107] i tworzy bezbarwne, niehigroskopijne kryształy w postaci nierozpuszczonej [218, 302]. Kwas deoksyczolowy jest stosowany jako bakteryjny dodatek odżywczy w badaniach nad Salmonellą, jest umiarkowanie toksyczny, rakotwórczy w doświadczeniach, ciężki w wodzie, umiarkowanie rozpuszczalny w alkoholu. Jego sól to deoksycholan sodu (C24H39NaO4) [218]. Wartość pH reguluje się za pomocą kwasu solnego lub octowego [299]. Koller wskazuje pozostałości i rozpuszczanie barwników [136]. Po spaleniu i białym [26] kwas odoksycholowy silnie atakuje kolory. Zwrócono również uwagę, że kwas odoksycholowy nie atakuje powłok mastyksu na powierzchnie farb olejnych, ale atakuje farbę olejną leżącą u ich podstaw.
Warto wspomnieć o właściwościach kwasu deoksycholowego, z kwasami tłuszczowymi takimi jak kwas palmitynowy i stearynowy lub kwas oleinowy, aby dobrze krystalizujące, rozpuszczalne w wodzie związki dodane w stosunku molowym 8:1, które są znane jako kwasy choliczne i występują również w żółci. Kwas deoksycholowy może również tworzyć takie addukty (związki inkluzyjne) z estrami, alkoholami i fenolami. Sól sodowa kwasu deoksycholowego jest również wykorzystywana jako solubilizator lipidów [11]. Dlatego należy unikać dodawania kwasu deoksycholowego i trytona X-100 przez Wolberów [26, 59, 65]. Kwas deoksycholowy nie powinien być stosowany po prostu ze względu na jego trudną rozpuszczalność w wodzie, co wymaga użycia alkoholu [59].

---

[41] Składniki takie jak oleje perfumeryjne, barwniki, środki wybielające, środki grzybobójcze, rozpuszczalniki i plastyfikatory, niektóre emulgatory itp. mogą działać zmiękczająco na mikrostrukturę, tzn. nie wysychają, lecz działają jak rozpuszczalniki. Mogą brązowieć i działać jako katalizatory procesów degradacji ([59, 65, 70]).
[42] Np. do folii żywicznych, z dodatkami trietanoloaminy, Triton X-100, HPMC, wody zdemineralizowanej ([30], 146).

**Di-, Triammonium Cytrynian triaminy**
Oprócz stosowania środków zwilżających do czyszczenia powierzchni, w literaturze opisano 2,5-10% roztworów cytrynianu di- i tri-amonu [30, 91, 92]. Te anionowe alkaliczne czynniki kompleksujące mają zdolność wiązania poliwalentnych jonów metali w polarnych rozpuszczalnikach i tym samym przekształcania ich w sole łatwiej rozpuszczalne, o wartościach pH 6 i 7, same rozkładają parafinę i osiągają dobre wyniki nawet w trudnych przypadkach. Tutaj cytrynian tri-amonowy wydaje się mieć lepsze działanie niż cytrynian di-amonowy. Jednak cytryniany amonowe zmydlane oleje i reagują z sykatywami[43]. Mogą również rozpuszczać pigmenty (np. żelazo, miedź i mangan), a nawet atakować pigmenty tak stabilne jak ołowiana biel. Nie wolno ich łączyć z materiałami podstawowymi (tzn. należy wcześniej określić wartość pH zanieczyszczeń). Należy zwrócić uwagę na ich wysokie stężenie stosowania i higroskopijność. Sprzątanie, które obciąża obiekt, jest niezbędne. Najnowsze wyniki badań dowodzą wysokiego ryzyka dla obiektu wynikającego z zastosowania cytrynianów amonu [157]. Istnieje pilne ostrzeżenie przed stosowaniem cytrynianów amonu na nielakierowanych farbach olejnych i popękanych warstwach lakieru.[44]Ustalono, że lakiery mogą brązowieć pod wpływem cytrynianów amonu, dlatego cytrynian di- i tri-amonowy powinien być stosowany do czyszczenia powierzchni farb olejnych, nawet jeśli nie są one stosowane jako izolowane składniki detergentów.
Ponieważ w międzyczasie rozwinęła się świadomość krytyczna, substancje te są postrzegane krytycznie i odrzucane przez większość po przeprowadzeniu szczegółowych badań [25, 27, 28, 59, 65, 84, 101, 136, 157], ale nie umniejsza to ich powszechnego stosowania.
Z pewnością za kilka lat młodsze pokolenie restauratorów będzie wyglądało na tak samo zaskoczonych tymi środkami, jak dziś przyglądamy się zaleceniom z dawnych czasów, które propagowały stosowanie popiołu, proszku szklanego, moczu, amoniaku itp.

W 1993 r. po raz pierwszy odniesiono się do łagodnego niejonowego środka powierzchniowo czynnego Marlipal®1618/25 [59]. Po dalszych odniesieniach w literaturze technicznej [62, 63, 64, 65, 69, 70, 71, 225] ten środek powierzchniowo czynny ugruntował swoją pozycję w kolejnych latach. W literaturze międzynarodowej pozostaje ona do dziś niekwestionowana.

## 1.2 Obecnie stosowane techniki

### Techniki historyczne
Historyczne techniki czyszczenia obrazów różnią się znacznie mniej od siebie niż wielość użytych środków.

---
[43] Wiadomość od pana R. C. Wolbersa, doktorat.
[44] Prof. Dr. U. Weser w szkole z internatem. Konferencja VDR, Düsseldorf, 3.10.2003.

Po zamiataniu pędzelkami, szczotkami lub miotłami obrazy można wytrzeć do sucha chlebem. Jest to nadal stosunkowo nieszkodliwa technika. W przypadku stosowania materiałów ściernych, takich jak proszek pumeksowy, piasek, proszek szklany itp. Do czyszczenia na mokro użyto skóry nasączonej wyżej wymienionymi płynami, szmat, borsuka, szczotek do włosów kuna i kuna, szczotek, szczotek, szczotek i gąbek. Zastosowanie pędzli i gąbek spowodowało większe uszkodzenia, ponieważ nasączyły one całą strukturę obrazu i mogły spowodować kurczenie się tkaniny, powodując odpryskiwanie warstwy farby.
Substancje lepkie (ciepły klej kostny, pasta, ciasto chlebowe itp.) nakładano pędzelkami i szpatułkami, a następnie ponownie zdrapywano lub zmywać gąbką. W celu wyschnięcia obrazy były wystawione na bezpośrednie działanie promieni słonecznych [7, 105, 290, 292].

**Współczesne techniki**

Techniki stosowania nadal nie różnią się znacząco od technik historycznych. Po bezkontaktowym, suchym, wstępnym oczyszczeniu przodu i pleców lekkim sprężonym powietrzem lub zamiataniu włosów wiewiórki lub szczotek włosowatych przy jednoczesnym odsysaniu kurzu, gąbki lateksowe "wishab" lub "akapad" ustabilizowały się zamiast chleba [67, 68, 290]. W kolejnych czyszczeniu na mokro, waciki, piłki bawełniane, gąbki mikroporowate i kompresy [68, 73, 74, 75, 120, 239] są zazwyczaj dodawane do skóry, szmat, szczotek i gąbek.

## 1.3 Kontrola oczyszczonych powierzchni lakieru olejnego

Patrząc na historyczne procedury czyszczenia powierzchni z dzisiejszego punktu widzenia, w ciągu ostatnich stuleci było to dość archaiczne, podobnie jak w medycynie, jeśli chodzi o kwestie renowacji. Zastosowane techniki i materiały historyczne nie zostały naukowo zweryfikowane. Czysto empirycznie ustalono, jakie "korzyści", a co nie. Ilość usuniętego koloru była oznaką tego, co jest mocne, a co zbyt mocne.

### 1.3.1 Początek badań powierzchniowych

Jeszcze przed opanowaniem praw optycznych, obserwacje naukowe i przetwarzanie powierzchni opierało się na badaniach systemów optycznych, zwłaszcza tam, gdzie obserwacje dozwolone dla ludzkiego oka nie były wystarczające.

**soczewki konwergentne**

Od czasów starożytnych, soczewki kolekcjonerskie powszechnie znane jako soczewki ogniskowe są prostymi lupami lub lupami o małej ogniskowej do powiększania małych obiektów. Opierają się one na powiększeniu obrazu optycznego poprzez załamanie światła przez soczewkę optyczną. Dzięki tym wypukłym szklanym korpusom po obu stronach, które w większości były chwytane i wyposażone w uchwyt, można uzyskać maksymalnie 10-krotne powiększenia. Takie soczewki kolekcjonerskie były prekursorami pierwszych mikroskopów. Lupy oraz mikroskopy są przesuwane w górę i w dół pomiędzy obiektem a okiem obserwatora bez kontaktu, aż do uzyskania ostrego obrazu w oku [93].

**mikroskopy**

Proste powiększenie szkła powiększającego zostało następnie znacznie ulepszone od końca XVI wieku za pomocą prostego mikroskopu monokularnego. Drugi system soczewek (okular) powiększa ponownie obraz pośredni uzyskany przez pierwszy system soczewek (obiektyw). Metalowa rurka zwana rurką zawiera okular zwrócony w stronę oka i soczewkę obiektywu zwróconą w pewnej odległości od obiektu. Obiektyw wytwarza rzeczywisty obraz pośredni obserwowanego obiektu, który może być oglądany przez okular, ponownie powiększony. Z biegiem czasu mikroskopy stają się coraz bardziej skomplikowane i złożone, a nawet do 1000x powiększeń. Wysokie powiększenia powodują jednak utratę jakości obrazu. Dodatkowo, im większe powiększenie, tym krótsza ogniskowa. Ten bezdotykowy, ale wciąż zbyt mały dystans roboczy przy dużych powiększeniach utrudnia pracę z takimi mikroskopami i pod nimi. Ponadto oczy obserwatora na mikroskopach monokularnych szybko się męczą. Dziś historycy sztuki i restauratorzy generalnie korzystają z mikroskopów stereoskopowych zaadaptowanych z medycyny.

**Mikroskop świetlny stereoskopowy**

Dzisiaj, badanie mikroskopowe jest jednym z najważniejszych warunków wstępnych dla badania powierzchni, a także dla kontroli powierzchni podczas obróbki. Urządzenia wykorzystywane do tego celu to bezdotykowe ręczne mikroskopy chirurgiczne z zakresu mikrochirurgii.

Funkcjonalność :

Rozróżnia się dwa typy mikroskopów stereofonicznych. Stereomikroskop Greenough[45] składa się z dwóch oddzielnych mikroskopów, które pozwalają widzowi widzieć powierzchnie bardziej wyraziście i z pewną głębią ostrości. Oba mikroskopy są nachylone względem siebie pod kątem 14°, dzięki czemu płaszczyzny pośrednie obrazu są również nachylone, co oznacza, że tylko środkowy pasek w polu widzenia jest naprawdę optymalnie ostry. Pryzmaty, które są prawdziwe dla obrazu, zapewniają, że obraz jest prawdziwy dla strony. Powiększenia uzyskuje się poprzez zmianę soczewek i okularów. Słabe soczewki są bardzo krótkie i gwarantują dużą odległość roboczą. Mocniejsze soczewki są znacznie dłuższe, ale w dolnej części są tak smukłe, że nie przeszkadzają obiektom.

Mikroskopy stereomikroskopowe ze wspólnym głównym celem oferują tę zaletę, że oba pośrednie płaszczyzny obrazu nie są nachylone względem siebie i oba są równie ostre. Jednak większe obiektywy główne używane w tym typie są trudne do skorygowania i często dają mniej dobrych obrazów niż stereomikroskop Greenough, ponieważ promienie światła przechodzą ukośnie przez wspólny obiektyw główny.

[45] Starszym modelem jest mikroskop Greenough, który po raz pierwszy został wyprodukowany przez Carla Zeissa w Jenie w 1892 r. według sugestii amerykańskiego entomologa Horatio S. Greenough.

Chociaż główną soczewkę niektórych urządzeń można przesuwać w taki sposób, że tylko jedna ścieżka świetlna przechodzi przez środek soczewki i tym samym jest skuteczna, obraz powierzchni traci w rezultacie swoją plastyczność. Powiększenie uzyskuje się poprzez zmianę okularów, regulację systemu soczewek pomiędzy obiektywem a okularem lub w sposób ciągły za pomocą systemu zoom. W większości przypadków odległość robocza do obiektywu pozostaje taka sama [93].
Statywy ścienne, sufitowe lub podłogowe oferują dużą swobodę poruszania się i mobilności podczas egzaminów. Różne złącza obrotowe umożliwiają regulację określonej odległości roboczej. Elastyczne światłowody zasilają pole badawcze niezbędnym światłem. Mikroskop stereofoniczny daje użytkownikowi względną kontrolę nad jego pracą. Ze względu na małe maksymalne powiększenie i podatność na drgania ma jednak dość wąskie granice [161].
Nowoczesne i bardziej przyjazne dla obiektów systemy oświetleniowe, takie jak oprawy z włókna szklanego (światło zimne), zastąpiły lampy żarowe i oprawy pierścieniowe. Jednakże, w zależności od ustawienia, oglądanie powierzchni przypomina niektórym użytkownikom pastwiskowe ujęcia świetlne, które mogą przedstawiać imponujące szczegóły i ujęcia przeglądowe, ale nie przedstawiają obiektywnych obrazów.
Podczas badania oczyszczonych i nieoczyszczonych próbek w celu zapewnienia skuteczności zabiegu, mikroskop stereofoniczny pracujący tylko przy małych powiększeniach nie jest wystarczający. Wyniki badań są wysoce subiektywne i uzależnione od bogatego doświadczenia badacza.
Obiektywna kwantyfikowalność zmian, ponieważ mogą one wynikać z obróbki powierzchni, nie jest podawana przez ten układ optyczny. Uszkodzenia można określić ilościowo tylko za pomocą profilometrii laserowej[46].
Dopiero wraz z adaptacją stereomikroskopów z dziedziny medycyny i skaningowej mikroskopii elektronowej powierzchnie te stały się interesującymi obiektami badań dla restauratorów. Instrumenty te wzbudziły jednak większe zainteresowanie badaniami nad nowymi podejściami niż dokumentacją poprzednich błędów. Nie było jednak możliwe ilościowe określenie szkód przy użyciu tych metod. Niemniej jednak, Phenix & Burnstock rozpoczęły nowy etap w 1990 r. [198] i zostały następnie potwierdzone w dalszych dochodzeniach [60, 62, 65, 70, 136]. Bezpośrednie i porównawcze badanie jednej i tej samej powierzchni próbki przed i po poddaniu działaniu wybranych środków czyszczących było możliwe jedynie poprzez adaptację projekcji paska 3D i zostało zaprezentowane po raz pierwszy w 2003 r[47].

## 1.4 Cel pracy

Celem niniejszej pracy jest adaptacja metody projekcji paskowej 3D na zasadzie mikrolustra, systemu do pomiarów optycznych na najwyższym poziomie technicznym od dziedziny mikroelektroniki i dermatologii, do dziedziny konserwacji i renowacji, po zarysie wcześniejszych możliwości czyszczenia powierzchni farb olejnych i badań

---

[46] Autor na konferencji "Badania nieniszczące", Erfurt, 29.11.2002.
[47] Autor w szkole z internatem. Konferencja "Czyszczenie powierzchni" VDR, Düsseldorf, 3.10.2003.

powierzchni. Celem jest uzyskanie aktualnych, aktualnych wyników badań powierzchni kolorowych przed, w trakcie i po zabiegu.
Celem pracy jest również przedstawienie aktualnego postępu badań powierzchni w celu przedstawienia procedury przeglądu czasowo-kosztowo-ekonomicznego procesów pracy, metod i materiałów.
Kwestią naukową tej pracy jest zatem przede wszystkim to, w jakim stopniu dermatologicznie pomyślnie zastosowany pomiar 3D w metodzie projekcji paskowej na zasadzie mikrolustrza może również badać zmiany na powierzchniach malarskich spowodowane czyszczeniem. Dzisiejsze możliwości techniczne pomiarów 3D metodą projekcji pasków opartą na mikrolusterkach pozwalają na zbadanie substancji krytycznych - analogicznie do substancji myjących skórę - w porównaniu z odpowiednimi substancjami powierzchniowo czynnymi, a tym samym na wykluczenie substancji szkodliwych stosowanych do czyszczenia powierzchni, omówionych w aktualnej literaturze technicznej. Jest to warunek konieczny do określenia rzeczywiście delikatnych środków powierzchniowo czynnych.
W tym celu poddano obróbce próbki historycznych, autentycznie starzonych farb olejnych o dużej zawartości wosku pszczelego, a także pigmentu i oleju lnianego oraz współczesne farby olejne z zawartością wosku pszczelego, jak również współczesne farby olejno-żywiczne.
Badania przeprowadzono, jak pokazano poniżej, poprzez porównanie ze skaningowym mikroskopem elektronowym, niskociśnieniowym skaningowym mikroskopem elektronowym, laserową profilometrią oraz za pomocą pomiarów 3D metodą projekcji paska.

# 2. Materiały i metody

Ponieważ z istniejących obrazów nie można było uzyskać wystarczającej ilości materiału historycznego, oprócz materiału historycznego (2.1) zbadano również materiał współczesny od tych samych producentów farb (2.2). W ten sposób można pokazać podobieństwa, a to badanie może być również wykorzystane w przypadku nowoczesnych dzieł sztuki.

## 2.1 Próbki historycznych farb olejnych w naturalnym wieku, nieprzetworzonych i poddanych obróbce

Udowodniono już, że autentycznie starzony materiał próbny reaguje inaczej na materiał sztucznie starzony [78]. Dlatego jako próbki służyły cząsteczki stosunkowo gładkiej, matowej, lekkiej, białej, nielakierowanej farby olejnej, która ma silną porcję wosku pszczelego obok pigmentu i oleju lnianego. Próbki pobrano z górnej krawędzi pokrywy obrazu Inv. No. DBZ 44/WVD 337: "Pauker", z lat 1918-1919, olej na płótnie, 215 x 164 cm, autorstwa Augusta Deussera (1870-1942), w Muzeum Augusta Deussera, Bad Zurzach, Szwajcaria.

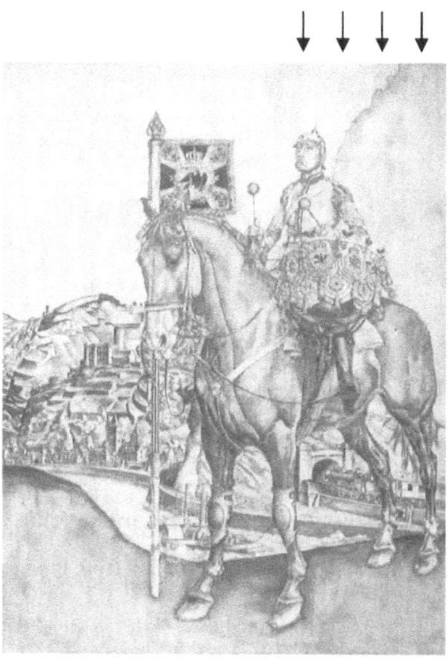

Rys. 1: August Deusser (1870-1942): "Pauker", 1918-1919, olej na płótnie, 215 x 164 cm, Inv. nr DBZ 44/WVD 337, August Deusser Museum, Bad Zurzach, Szwajcaria. Oznakowanie: punkty poboru próbek warstwy malarskiej (zdjęcie: Muzeum Augusta Deussera, Bad Zurzach).

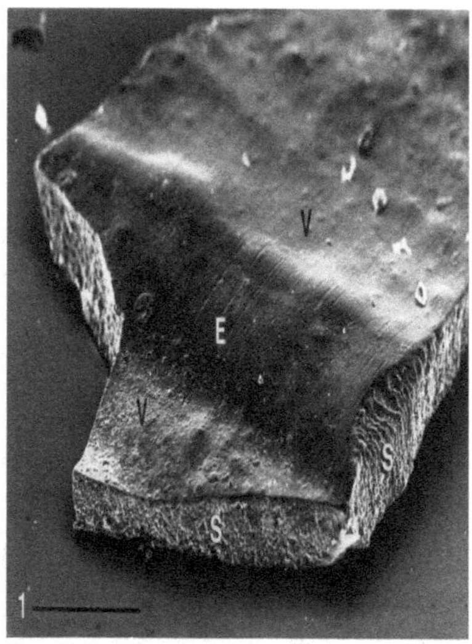


Rys. 2: Próbka warstwy malarskiej (przegląd) z obrazu "Pauker". Makrostruktura powierzchni spowodowana techniką malarską (pociągnięcie pędzlem) z elewacjami (E) i depresjami (V). Krawędź tnąca (S). Bar = 250 µm (SDS z czyszczeniem końcowym) [bez 70].

Kolory Schoenfelda Lucasa były używane przez Vincenta van Gogha (1853-1890) i wielu malarzy z Düsseldorfu[48], szczególnie tych z "Düsseldorfer Malkastens", których bezpośrednio wspierał założyciel firmy, dr Franz Schoenfeld. Kolory te wykorzystał również ekspresjonista reński August Deusser (1870-1942) [53, 61], który zorientował swoją ekspresję i materiał malarski na Vincenta van Gogha i był profesorem Akademii w Düsseldorfie, co zostało potwierdzone również analizami chemicznymi [70]. Technikę malarską Deussera i jego farby olejne Lukasa z Schoenfeldu, które już dziś można określić jako historyczne, można uznać za wzorcowe.

### 2.1.1 **Zastosowane materiały**

Po sklasyfikowaniu substancji wymienionych w rozdziale "1.2 Aktualnie stosowane materiały" jako nie nadające się do czyszczenia powierzchni [59, 65, 70], do dalszych badań wykorzystano bardziej delikatne materiały w porównaniu z agresywnym środkiem powierzchniowo czynnym (SDS). Opisane powyżej powierzchnie farb olejnych pobrano próbki z następujących materiałów:

Pranie na sucho:
gąbka lateksowa "wishab" (również "akapad")

Czyszczenie na mokro:
Woda zdemineralizowana
ślina
metyloceluloza
karboksymetyloceluloza
Marlipal®1618/25 proszek w wodzie zdemineralizowanej
Marlipal®1618/25 proszek w wodzie zdemineralizowanej z metylocelulozą
siarczan dodecylu sodu (SDS) w wodzie zdemineralizowanej
siarczan dodecylu sodu (SDS) w wodzie zdemineralizowanej z metylocelulozą

Roztwory eteru celulozowego zastosowano w partii 2% przy pH 7.
Roztwory surfaktantów zastosowano w stężeniu roztworu 0,2% przy pH 7.
Połączone pasty powierzchniowo czynne z eteru celulozowego otrzymano w partii 2% lub 0,2% z mieszadłem magnetycznym o pH 7.

Z wyjątkiem próbki śliny użyto mikroporowatej gąbki PVAc ("Blitzfix"), ponieważ poprzednie badania wykazały [60, 62], że waciki mogą porysować powierzchnię.

[48] Przykłady dla profesorów Akademii Düsseldorfskiej, którzy użyli kolorów Lukasa, są następujące: O. Achenbach, A. Achenbach, P. Janssen, E. v. Gebhardt i A. Deusser.

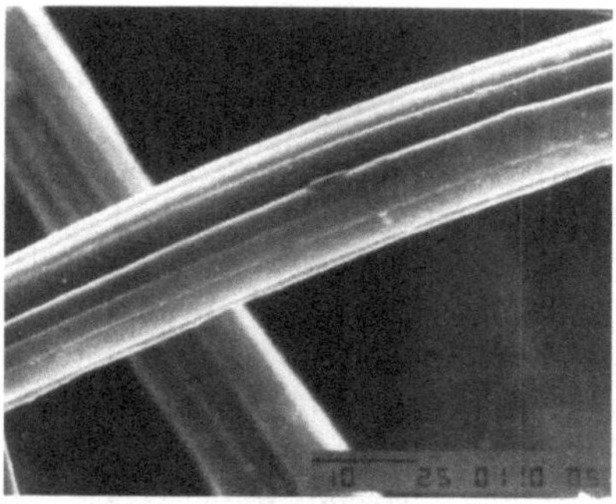

Rys. 3: Włókna wełny bawełnianej. Bar = 10 µm (zdjęcie REM: MPI, Stuttgart) (z "Faseratlas", Lehmann, 1997, 10).

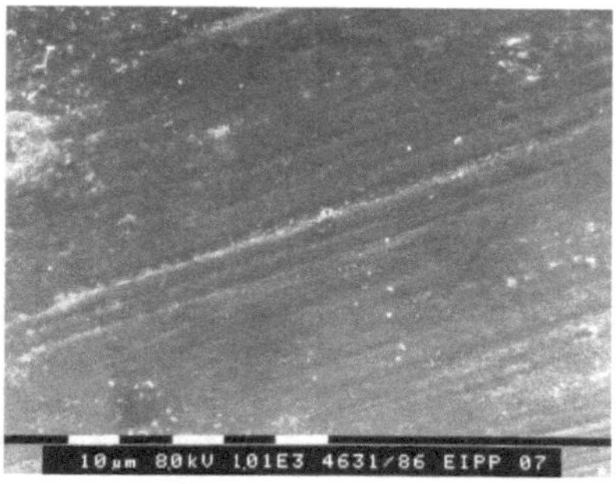


Rys. 4: Powierzchnia farby olejnej porysowana włóknami bawełny. Bar = 10 µm [bez 70].

Szczegóły dotyczące użytych materiałów:

**"wishab" gąbka lub "akapad" (suchy)**
Przed opracowaniem gąbki "wishab" przez wieki używano białego lub mieszanego chleba [14, 134[49], 177, 186] do czyszczenia powierzchni. Jednak to mocno obciążyło obiekty, wprowadzając ich składniki do powierzchni, które pozostają jako pozostałości w strukturze leczonego obiektu, gdzie służą jako podłoże lęgowe dla mikroorganizmów, a także przyciągają muchy, które z kolei zanieczyszczają powierzchnię. Chleb może również niszczyć powierzchnie poprzez twarde skorupy. Chleb [59, 68] od 1970 r. coraz częściej zastępowany jest gąbką "wishab" (od 2003 r. zwaną "akapad") akachemie[50] [290].
Do malowania powierzchni używa się głównie miękkiego typu gąbki. Według producenta należy dokonać rozróżnienia między artykułami do konserwacji i artykułami gospodarstwa domowego[51]. W przypadku mętnych warstw malarskich, zastosowanie nawet miękkich "akapadów" jest bardzo problematyczne, ponieważ krawędzie brył mogą się oderwać z powodu wywieranego nacisku, dlatego należy zrezygnować z czyszczenia gąbkami lateksowymi.
"Akapad" składa się z faktis [52] [53] , lateksu syntetycznego, związanego oleju mineralnego oraz chemicznie związanego środka wulkanizującego i żelującego.

[49] W nowym wydaniu z 1962 r. wymieniono środki czyszczące do powierzchni malowanych farbą olejną, ale nie są one wyraźnie wymienione dla powierzchni malowanych olejem ([135], 326 f.).
[50] Do 1998 r.: akachemie Albert Kauderer GmbH, D-Weilheim/Teck. W 1998 r. akachemie połączyła się z Deutsche Oelfabrik (DOG), D-Hamburg. Dystrybucja gąbek: Kremer Pigments, D-Aichstetten; Deffner & Johann, D-Röthlein; Gerstendörfer OHG, D-Gustenfelden.
[51] Przykładem artykułów gospodarstwa domowego jest "gąbka do czyszczenia tapet K2R". Komunikacja od pana A. Kauderera, akachemie, D-Weilheim/Teck.
[52] To znaczy gatunek Linoxyn. Factis, znany również jako guma olejowa, to utwardzony, granulowany przedłużacz gumowy produkowany z olejów roślinnych (np. olej kukurydziany, olej rzepakowy), który otrzymuje się przez siarkowanie w wysokiej temperaturze jako żółtawo-gąbczasto-elastyczna masa (gąbka "wishab" jest żółta). Jeśli siarkowanie chloru jest stosowane na zimno, produkt będzie jasnobrązowy do ciemnobrązowego. Faktis służy również jako dodatek do związków gumowych, czyniąc je elastycznymi. Dziś duża część factis jest zastępowana przez oleje utlenione; w produkcie akachemie wykorzystuje się tylko factis z olejów utlenionych. Dostawcą surowca jest niemiecka

Podczas produkcji gąbek "wishab" surowiec Faktis jest najpierw polimeryzowany, następnie wulkanizowany, fizycznie spieniony, a następnie wysuszony. Ponieważ proces polimeryzacji twarzy nie jest jednorodny, możliwe jest, że w produkcie mogą występować niepolimeryzowane twarze[54]. Gąbka" jest dostępna w trzech stopniach twardości (miękka, twarda i bardzo twarda) oraz w postaci proszku (miękka i biała). Neutralny pod względem pH "akapad" składa się z dwóch warstw: miękkiej, twardej lub bardzo twardożółtej strony roboczej oraz twardoniebieskiej strony wykonanej z poliuretanu (PU), która służy jako uchwyt i w żadnym wypadku nie powinna dotykać powierzchni. "akapad" jest stale modyfikowany w swoim składzie i dostosowywany do nowych odkryć. Funkcja "akapadu" polega na tym, że wiąże on część zabrudzeń powierzchniowych z powierzchnią roboczą, które kruszą się, gdy powierzchnia, na którą został nałożony, zostaje zetrzeć. Według analiz, gąbka akapad nie zawiera żadnych szkodliwych pozostałości[55].

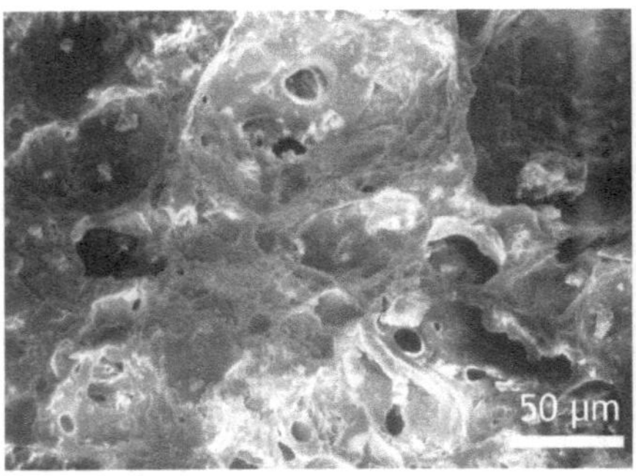


Rys. 5: Gąbka "wishab". Kryształy są osadzone w miękkiej powierzchni. Bar = 50 µm (zdjęcie REM: Bundesdenkmalamt Vienna, laboratorium, 2006).

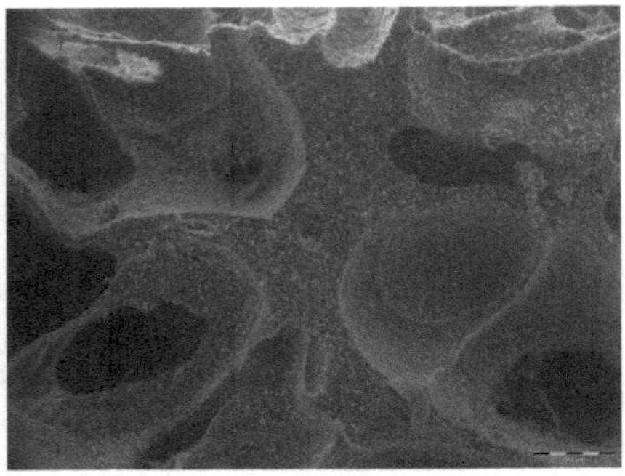

Rys. 6: Gąbka "wallmaster". Kryształy są osadzone w miękkiej powierzchni. Bar = 200 µm (obraz EREM: Uniwersytet w Grazu, Instytut Nauk o Roślinach, Fizjologia Roślin, Graz, 2006).

## Gąbki mikroporowate

Jak już od wielu lat wyjaśniono, waciki stosowane do czyszczenia powierzchni na mokro mogą pozostawić trwałe uszkodzenia powierzchni farb [60, 63, 65, 73]. Wykorzystanie mikroporowatych gąbek wykonanych z alkoholu poliwinylowego stało się znane w wielu restauratorach w ciągu ostatnich piętnastu lat. Blitzfix", "Wondersponge", "Adsorbe-Bloc", "Wonderspons", "Saugwunder", "spongeking", "superclean"), jak również dane dealera, które nie są identyczne z danymi producentów. Poszczególne partie o różnych porowatościach są często

fabryka ropy naftowej (DOG) w Hamburgu. Powiadomienie od pana A. Kauderera, D-Weilheim/Teck.

[53] Materiałem wyjściowym jest butadien styrenowy, który jest produkowany przez SASOL (wcześniej Hüls, potem CONDEA), D-Marl, w różnych stopniach twardości. Zastosowanie lateksu syntetycznego wynika z faktu, że naturalny lateks, w zależności od lokalizacji i klimatu, ma zbyt nierównomierny skład. Powiadomienie od pana A. Kauderera, D-Weilheim/Teck.

[54] Informacje o produkcie akachemie, D-Hamburg.

[55] Analiza laboratorium mikroanalitycznego Jägers, D-Bornheim, 1996 (cytat po: [132], 125f.). Holenderski Instytut Dziedzictwa Kulturowego (ICN), NL-Amsterdam (cytowany po: [22], 13-19; [68], 3899).

produkowane w Chinach. Twarde, drobno porowate gąbki są bardziej odpowiednie do gładkich powierzchni, podczas gdy miękkie, mniej drobno porowate gąbki są bardziej odpowiednie do malowania w formie pasty. Wiele z tych gąbek zawiera wodę wzbogaconą środkami powierzchniowo czynnymi i mikrobiocydami, szczególnie po to, aby gąbki były miękkie i wolne od pleśni. Takie gąbki są również dystrybuowane poprzez supermarkety, salony samochodowe, stacje benzynowe, a obecnie również poprzez dostawy dla restauratorów[56]. W zasadzie takie gąbki należy kilkakrotnie wypłukać w ciepłej wodzie demineralizowanej, aż woda przestanie być mętna. Po wyschnięciu można je pociąć na dowolny kształt [120].

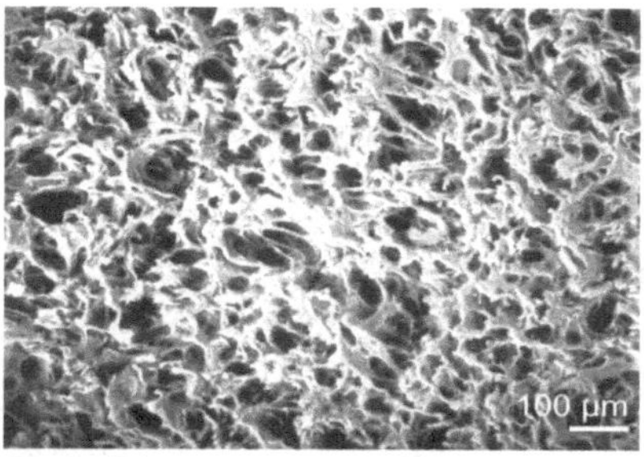


Rys. 7: Struktura powierzchni "Blitzfix" jest miękka. Bar = 100 µm (zdjęcie REM: Bundesdenkmalamt Vienna, laboratorium, 2006) [na 73].

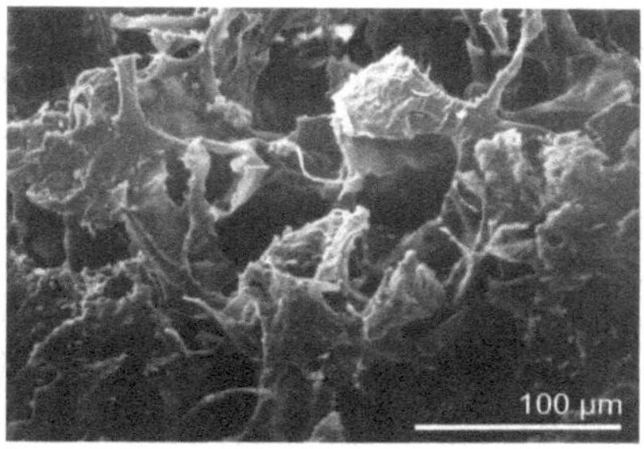


Rys. 8: Powierzchnia "Blitzfix". Wyższe powiększenie wyraźnie pokazuje, że z tej powierzchni nie może wydzielać się efekt ścierny. Bar = 100 µm (zdjęcie REM: Bundesdenkmalamt Vienna, laboratorium, 2006) [na 73].

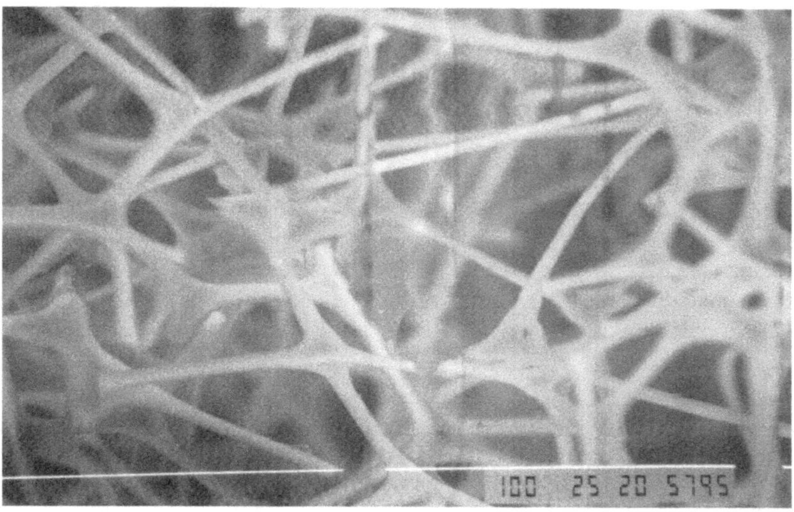


[56] Dystrybucja: Deffner & Johann, D-Röthlein; M+A, D-Marl.

Rys. 9: Dla porównania: "Meister Właściwa gąbka czyszcząca" o ostrych krawędziach, które świadczą o jej działaniu ściernym. Bar = 100 µm (zdjęcie REM: Bundesdenkmalamt Vienna, laboratorium, 2006) [na 73].

## Woda

Woda ma strukturę polarną, ma wysokie napięcie powierzchniowe, rozpuszcza sole i substancje polarne, niejonowe i jest bardzo często stosowana z powodu tego doskonałego efektu rozpuszczania [177, 302]. Woda rozpuszcza lub pęcznieje kleje zwierzęce, kazeinę, białko, dekstryny, gumy roślinne, skrobię, niektóre barwniki i celulozy. Jest to idealne medium do rozpuszczania środków powierzchniowo czynnych.

Ponieważ waciki mogą powodować selektywną penetrację wilgoci przez mikrostrukturę [239] i porysować powierzchnię farb, wodę należy stosować tylko w gąbkach mikroporowatych lub zagęszczonych w pastach. Metoda ta zapewnia, że tylko powierzchnia jest obrabiana.

Często wystarczający sukces czyszczenia wodą wynika również z działania sił mechanicznych działających na usuwanie zanieczyszczeń.

Nieodpowiednia woda z kranu lub woda powierzchniowa może prowadzić do zanieczyszczenia powierzchni niepożądanymi solami higroskopijnymi oraz do zabrudzenia (por. Rys. 113) [269].

W przypadku zanieczyszczenia powierzchni o niskich wartościach pH, wiele różnych rodzajów dostępnej wody umożliwia neutralizację zanieczyszczeń już w trakcie procesu czyszczenia, w zależności od wartości pH występującego zanieczyszczenia powierzchniowego. Można stosować wodę stołową zawierającą węglany (wodę stojącą), która jest również bogata w jony wapnia i magnezu[57], lub wodę kwaśną. Głębokie wody zawierające zbyt dużo węglanu tworzą plamy na powierzchni (por. Rys. 113). Jeśli "idealna woda", butelkowana w butelkach, nie jest dostępna, a woda z kranu dostępna na miejscu nie zawiera jonów żelaza, miedzi lub manganu, w wielu przypadkach ma sens używanie wody z kranu lub odkamienionej wody z kranu. Do podstawowych różnic różnych wód[58]:

### głębokie wody

Głębokie wody definiuje się ogólnie jako bardzo stare wody, które miały wystarczająco dużo czasu na wchłonięcie minerałów z otaczającej je skały. W zależności od temperatury i ciśnienia panującego na danej głębokości, chodzi o określoną ilość. To nasycona woda. Jeśli ilość rozpuszczonych anionów i kationów jest taka sama, woda jest również obojętna (wartość pH 7). Jeśli taka głęboka woda jest teraz doprowadzona na powierzchnię ziemi, temperatura i ciśnienie, między innymi, zmieniają się.

---

[57] Do usuwania lekko kwaśnych zanieczyszczeń nadaje się wodorowęglan zawierający wodę źródlaną o stężeniu powyżej 3000 mg/l HCO3-. Źródła o najwyższej zawartości HCO3 są: Vulkania medicinal spring (3754 mg/l HCO3-), Nürburg spring (3388 mg/l HCO3-), Dauner (3061 mg/l HCO3-), Sinzinger medicinal spring (3002 mg/l HCO3-), Adelheid spring (3001 mg/l HCO3-), Assindia (3000 mg/l HCO3-), Vichy Celstins (3000 mg/l HCO3-) (Nürtinger Heilquelle i Bad Mergentheimer Albertquelle mają zbyt wysoką zawartość siarki) [13].

[58] Powiadomienie od dr C. Krieba (Assindia Quelle, D-Essen).

Rozpuszczone gazy mogą "odparować", minerały mogą się wytrącać. Wynikiem tego jest zmiana wartości pH. Dodatek kwasu węglowego robi resztę, jednak zmiana ta odbywa się w środowisku kwaśnym. Jednakże te transakcje rozliczeniowe wymagają czasu. Im szybciej woda głęboka jest wypełniana, tym mniej czasu pozostaje na te procesy równoważenia.
Działanie czyszczące takiej wody opiera się na gromadzeniu cząstek na cząsteczkach wody (kurz i brud) oraz wymianie minerałów.

**wody źródlane**

Wody źródlane są wodami powierzchniowymi naturalnego obiegu wody z odparowania (następuje również demineralizacja przez destylację) i kondensacja (deszcz, rosa). Nigdy nie dano im możliwości wchłonięcia wystarczającej ilości minerałów. Wody źródlane są zatem zwykle klasyfikowane jako wody zdemineralizowane i dlatego zachowują się jak wody zdemineralizowane.

**Wody zdemineralizowane**

Ze względu na ich szkodliwe skutki, wody te nie powinny być zasadniczo wykorzystywane. Jednak, ponieważ są one szeroko stosowane, są tu krótko opisane dla lepszego zrozumienia ich sposobu działania.
Woda zdemineralizowana ma działanie, którego nie da się wytłumaczyć wartością pH. Wody te, idealnie wolne od minerałów, są wysoce nienasycone. W przypadku stosowania takiej nienasyconej wody "próbuje" z dużą siłą wchłaniać (wyzwalać) minerały z otoczenia. To właśnie sprawia, że woda zdemineralizowana jest tak agresywna. Jeśli teraz rozważymy wody z punktu widzenia oczyszczania, wody zdemineralizowane pobierają wszystkie minerały ze środowiska (powierzchni), bez względu na "zanieczyszczenie" czy "użytkowanie". Nie "czyszczą", ale "demineralizują" swoje otoczenie. W ten sposób z powierzchni usuwane są substancje niespecyficzne. Woda zdemineralizowana nie zachowuje się więc nawet kwasowo i raz zasadowo, ale zawsze agresywnie "umniejsza".
Preferowane jest zatem wykorzystanie w pierwszej kolejności wybranych i odpowiednich wód głębokich do danego celu, w drugiej kolejności odpowiednich wód kranowych, a w trzeciej dopuszczalnej wody źródlanej.

**Wody namagnesowane**

Jak wykazano ostatnio,[59]wydajność czyszczenia odpowiedniej przefiltrowanej wody może zostać znacznie zwiększona, jeśli najpierw zostanie ona przepuszczona przez magnes pierścieniowy i namagnesowana, a następnie obracana. Lepsze wyniki czyszczenia można wytłumaczyć faktem, że cząsteczki wody mają tendencję do tworzenia klastrów[60]. Jeśli zostaną one złamane, "powierzchnia" wody wzrasta, tzn. wiele małych cząsteczek wody może usunąć więcej zanieczyszczeń niż większe skupiska. Podgrzewając wodę, wielkość klastrów ponownie się zmniejsza. Jednak te

---

[59] Różne wystąpienia konferencyjne na temat "Woda" na 20. konferencji Austriackiego Stowarzyszenia Odbudowy (ÖRV) 10.-11.11.2006, Wiedeń [74].

[60] Terminy przewodnictwo jonowe i właściwości nieukierunkowanego pola magnetycznego są mieszane w pojęciu klaster.

praktyczne ustalenia nie zostały jeszcze naukowo potwierdzone przez pomiary powierzchni niepoddanych obróbce i obróbce, jak to miało już miejsce w przypadku powierzchni pokrytych farbą olejną, na przykład [70].
Hydrofobiczny efekt cząsteczki wody (ostatecznie efekt magnetyczny, ponieważ cząsteczka wody działa jak dipol) jest bardziej powszechny wśród restauratorów papieru niż obrazów. Woda ma zdolność do tworzenia warstwy monomolekularnej, powłoki hydratu [298]. Jeśli wyobrazić sobie, że spolimeryzowana powierzchnia makromolekularnej warstwy malarskiej ma być liniowa w osiowaniu magnetycznym, sensowne jest również liniowe wyrównanie wody przez namagnesowanie. Jeżeli do płynu czyszczącego dodaje się metylocelulozę i/lub niejonowy środek powierzchniowo czynny, magnetyczna orientacja płynu czyszczącego jest dodatnio wzmocniona. Jeśli substancja czyszcząca jest teraz nakładana na zabrudzoną powierzchnię farby, liniowe ułożenie magnetyczne substancji czyszczącej odpowiada ułożeniu podłoża. Oznacza to, że niepolarne i niskocząsteczkowe zabrudzenia na powierzchni można jeszcze łatwiej usunąć, ponieważ siła wiązania przyczepności zanieczyszczeń jest mniejsza niż siła wiązania osiowania magnetycznego[61].
Obecnie gromadzone doświadczenia z wodą namagnesowaną reprezentują przede wszystkim doświadczenia empiryczne. Istnieją jednak wyraźne tendencje, że dodatkowe namagnesowanie wody może zmniejszyć ilość substancji czyszczących. W oparciu o te pozytywne doświadczenia praktyczne z nimi, zostały one uwzględnione w niniejszym opracowaniu.

**eter celulozowy**

Od ponad czterech dekad, etery celulozowe są wypróbowywane i testowane przede wszystkim w renowacji papieru i są tam cenione za ich wysoką odporność na przebarwienia podczas starzenia się. Szczególnie metyloceluloza i karboksymetyloceluloza, które mają niską masę cząsteczkową, charakteryzują się wysoką trwałością i odwracalnością. Etery celulozowe otrzymywane są z pulpy drzewnej lub nadproży (odpady bawełniane) w procesach czyszczenia (np. odtłuszczanie bawełny). Poprzez częściowe lub całkowite zastąpienie atomów wodoru grup hydroksylowych celulozy (tj. zastąpienie ich innymi grupami, takimi jak grupy alkilowe lub arylowe), grupa hydroksylowa jest przekształcana w grupę eteryczną. W zależności od rodzaju i liczby tych grup eterycznych, etery celulozowe są rozpuszczalne lub pęcznieją w wodzie i/lub rozpuszczalnikach organicznych. Stopień eteryfikacji lub substytucji (DS) wskazuje, ile grup OH korpusu bazy celulozowej jest eteryfikowanych. Średni stopień polimeryzacji (DP) wskazuje, ile zasad celulozy zawiera makrocząsteczka [155, 279].
Etery celulozowe mają działanie powierzchniowo - relaksujące i najprawdopodobniej również kompleksowe z substancjami organicznymi w wodzie, dlatego są często stosowane w farmacji w celu zwiększenia rozpuszczalności leków nierozpuszczalnych w wodzie oraz w przemyśle detergentów do dyspersji. Tanie produkty gotowe ("pasty") są bardzo często uzupełniane dodatkami (np. środki przeciwzbrylające i żywice syntetyczne), dlatego nie powinny być nigdy stosowane.

---

[61] Ogłoszenie dr Dipl.-Chem. E. Ringwald, D-Bonndorf.

Jeśli stosowane są pasty eteru celulozowego, sensowne jest stosowanie ich w różnych konsystencjach do filtrowania papieru w celu zbadania ich tendencji do wykrwawiania się. Zazwyczaj zabrudzenia powierzchni można usunąć w strefie neutralnej. Jeśli brud jest kwaśny (pH < 7), do zagęszczonej celulozy można dodać amoniak do wartości pH max. 8, aby zneutralizować brud. Jeśli natomiast zabrudzenia są alkaliczne (pH > 7), do zagęszczonej celulozy można dodać cytrynę, kwas octowy lub mrówkowy do wartości pH 5,5-6 w celu neutralizacji zabrudzeń. Paski wskaźnika pH (np. firmy Merck) są odpowiednie do sprawdzania wartości pH.

**Metyloceluloza (MC)**
Powszechna Na metyloceluloza jest celulozą eteryfikowaną przez chlorek metylu lub siarczan dimetylu w grupach OH. Celuloza jest otrzymywana z pulpy drzewnej lub nadkładów (odpady bawełniane) w procesie czyszczenia. W dalszym procesie konwersji stopień polimeryzacji rodzimej celulozy ulega zmniejszeniu. W wyniku działania ługów sodowych (NaOH) celuloza jest przekształcana w chemicznie aktywną celulozę alkaliczną. Dojrzewa przez pewien czas w określonej temperaturze i w której osiąga pewną lepkość. Następnie celuloza alkaliczna jest stopniowo przekształcana w tlenek etylenu. Powstała w ten sposób oksyetylowana alkalia celuloza jest ostatecznie przekształcana za pomocą chlorku metylu w oksyetylowaną metylocelulozę. Powstałe w ten sposób produkty uboczne - sól zwyczajna, metanol i eter dimetylowy - można wypłukać gorącą wodą, ponieważ metyloceluloza nie rozpuszcza się w nich. Wreszcie, metyloceluloza jest suszona i mielona. Stopień polimeryzacji tej Na-metylocelulozy, który określa właściwości mechaniczne utwardzonej folii, ale także lepkość roztworu, jest rzadko podawany przez producentów.
Rozpuszczalny w zimnej wodzie MC jest dostępny w kilku markach, z których część jest alkaliczna. MC jest stosowany głównie jako pasta tapetowa i rzadko jest stosowany do klejenia papieru [155]. Nawet mniej niż 1% roztworów MC ma wyraźne właściwości zwilżające, 3-16% roztwory mogą być stosowane do formułowania past, które są kompatybilne ze wszystkimi klejami rozpuszczalnymi w wodzie, dlatego są one często dodawane jako zagęszczacze. Roztwory MC nie podlegają wpływowi kwasów i zasad, są stabilne w zakresie pH 2 - pH 12, tylko dzięki działaniu silnych kwasów, silnych zasad i enzymów mogą być hydrolizowane. Nasycone roztwory soli wytrącają MC z roztworu [11, 52, 146, 164, 279]. Jeśli roztwór MC jest podgrzewany do temperatury powyżej 60°C, MC również ulegnie awarii, ale powróci do roztworu, gdy tylko roztwór zostanie schłodzony. MC jest fizjologicznie nieszkodliwy i działa bakteriostatycznie i grzybobójczo. W czyszczeniu powierzchni farb olejnych, MC jest stosowany do zmniejszenia napięcia powierzchniowego wody, jako środek do czyszczenia powierzchni oraz jako zagęszczacz (np. do produkcji past, ponieważ ma właściwości opóźniające)[62].

---

[62] Nawet w pastach MC i CMC środki powierzchniowo czynne zawsze docierają do powierzchni. Swoboda ruchu cząsteczek środka powierzchniowo czynnego w pastach jest tylko nieznacznie ograniczona. Efekt czyszczenia jest zwiększony poprzez lekkie przesuwanie pasty na obrabianej powierzchni. Komunikacja od dr C.-D. Hagera (SASOL, D-Marl).

Wiele detergentów zawiera MC, który ma charakter niejonowy, ponieważ lekko zagęszcza roztwór myjący i pozwala mu przenosić pewną ilość brudu. MC jest lepszy od CMC pod względem efektu czyszczenia powierzchni i często wystarczający pod względem wyników czyszczenia[63].

**Karboksymetyloceluloza (CMC)**

Podobnie jak MC, CMC jest również pochodną celulozy, która rozpuszcza się w zimnej, ciepłej i ciepłej wodzie. CMC ma złożony charakter, tzn. efekt zabrudzenia[64], nawet przy braku elektrolitów, dlatego CMC jest również często stosowany w detergentach. Ma również działanie przeciwpieniące i jest mniej grzybobójcze niż MC [114, 279]. W czyszczeniu powierzchni farb olejnych, MC stosowany jest do zmniejszenia napięcia powierzchniowego wody, jako środek do czyszczenia powierzchni oraz jako zagęszczacz (np. do produkcji past), przy czym należy zauważyć, że pasty przygotowane przy użyciu CMC są mniej lepkie niż pasty zagęszczone roztworami środka powierzchniowo czynnego MC. Należy zauważyć, że CMC może być również hydrolitycznie rozszczepiana przez działanie kwasów, zasad i enzymów, które mogą być dodawane do roztworu środka powierzchniowo czynnego.

CMC jest gorsza od MC w swoim działaniu czyszczącym. Powodem jest prawdopodobnie fakt, że anionowy charakter CMC powoduje, że CMC przylegają silniej do powierzchni niż inne etery celulozowe.

**Marlipal®1618/25 proszek**

Marlipal®1618/25 jest dobrze zbadanym niejonowym środkiem powierzchniowo czynnym [65, 70, 99]. Jego sposób działania można łatwo porównać, zwłaszcza w przeciwieństwie do anionowego środka powierzchniowo czynnego SDS, który jest szczegółowo opisany poniżej. Nie należy lekceważyć tego, by nie być niedocenianym w odbudowie.

Suma formuły Marlipala®1618/25:

$CH3(CH2)x\text{-}O\text{-}(CH2\text{-}CH2\text{-}O)25\ H$[65]

Według Hagera tylko proszek Marlipal®1618/25 z niejonowych środków powierzchniowo czynnych z gamy produktów SASOL[66] nadaje się do czyszczenia

---

63 Do czyszczenia powierzchni panoramy Murten zastosowano 1% roztwór MC. Miało tam miejsce czyszczenie wtórne wodą zdemineralizowaną ([230], 173).

64 Efekt zabrudzenia opiera się na koloidalnym charakterze CMC i jego ujemnie naładowanych grupach hydrofilowych. CMC tworzy film wokół brudu i przenosi hydrofilową grupę COO Na jako składnik hydrofilowy do fazy wodnej ([114], 122-141; [104], 25-28).

65 Komunikacja od dr C.-D. Hagera (SASOL, D-Marl).

66 Zakłady chemiczne SASOL (dawniej Hüls, następnie CONDEA) w D-Marl są najważniejszym producentem środków powierzchniowo czynnych w Niemczech.

powierzchni farb olejnych,[67] ponieważ ma to minimalny efekt odtłuszczający (np. tłuszczipoza).

**wytwarzanie**

Marlipal®1618/25 proszek, liniowy etoksylowany alkohol tłuszczowy, należy chemicznie do grupy niejonowych środków powierzchniowo czynnych i jest dostępny w handlu od ponad 20 lat. Do produkcji wymagany jest łój uzyskany z rodzimych surowców oraz tlenek etylenu dostępny z surowców petrochemicznych.

Naturalne surowce wykorzystywane do produkcji alkoholu łojowego - w przypadku Marlipala®1618/25 nie łoju zwierzęcego, ale oleju kokosowego i oleju z ziaren palmowych - to te same oleje i tłuszcze, które są również potrzebne do spożycia przez ludzi lub jako pasza dla zwierząt. Kwasy tłuszczowe otrzymane z tłuszczów są destylowane i chemicznie przetwarzane w temperaturze 200-250 °C przy użyciu wodoru pod wysokim ciśnieniem (200-300 barów) na liniowe alkohole tłuszczowe. Powstały w ten sposób liniowy alkohol tłuszczowy jest wolny od podwójnych wiązań, ma długość łańcucha C16-C18 i jest znany jako alkohol tłuszczowy łojowy, ponieważ odpowiadający mu prekursor, kwas łojowy, może być otrzymany z łoju zwierzęcego, jak również z oleju kokosowego i kwasów tłuszczowych z ziaren palmowych. Alkohol łojowy to woskowata biała masa, która zaczyna topić się dopiero w temperaturze około 50°C. Alkohol tłuszczowy o długości łańcucha C16-C18, który jest stosowany w Marlipal®1618/25, otrzymywany jest z kwasów tłuszczowych z orzecha kokosowego i ziaren palmowych i składa się z około 30% alkoholu tłuszczowego o długości łańcucha C16 i około 70% alkoholu tłuszczowego o długości łańcucha C18[68].

Tlenek etylenu (również tlenek etylenu) produkowany jest z surowców petrochemicznych, tj. ropy naftowej i gazu ziemnego. Obecnie gazowy etylen etylen (również eten) jest produkowany z ropy naftowej na dużą skalę w procesie krakingu termicznego. W wyniku utleniania etylenu tlenem w obecności katalizatorów srebra otrzymuje się chemicznie wysoko reaktywny tlenek etylenu. Jest to wysoce łatwopalny, bezbarwny gaz w temperaturze pokojowej.

Etoksylany alkoholu tłuszczowego, które chemicznie obejmują Marlipal®1618/25, są przygotowywane poprzez reakcję alkoholi tłuszczowych z tlenkiem etylenu w obecności katalizatorów alkalicznych. Niewielkie ilości wodorotlenku sodu lub potasu dodaje się do bezwodnego alkoholu tłuszczowego, a następnie przechowuje pod ciśnieniem 3-10 barów w temperaturze około 150°C tlenku etylenu. W tej silnie egzotermicznej reakcji, kilka cząsteczek tlenku etylenu łączy się z alkoholem tłuszczowym jeden po drugim (poliaddycja), w zależności od ilości dodanego tlenku etylenu. Proces ten, który może być przeprowadzony tylko przy zachowaniu szczególnych środków ostrożności, nazywa się etoksylowaniem. Powstałe w ten sposób produkty polimerowe znane są jako etery poliglikolowe. Osadzanie tlenku etylenu nie jest jednorodne, ale reprezentuje krzywą rozkładu gaussowskiego. Pozostałe nieprzereagowane ilości wolnego tlenku etylenu w produkcie końcowym,

---

[67] Komunikacja od dr C.-D. Hagera (SASOL, D-Marl)

[68] Komunikacja od dr C.-D. Hagera (SASOL, D-Marl).

które mogą pozostać podczas etoksylowania, są bardzo niskie i bezkrytyczne przy <1 ppm ze względu na specjalne procedury czyszczenia.
Wybór i charakter alkoholu tłuszczowego oraz ilość dodanego tlenku etylenu określają właściwości fizyczne otrzymanych etoksylatów alkoholu tłuszczowego, takie jak wygląd, konsystencja, rozpuszczalność, odtłuszczające działanie lub spienianie. Proces ten umożliwia produkcję dostosowanych technicznie niejonowych etoksylatów alkoholi tłuszczowych, które są zoptymalizowane pod kątem różnych wymagań i potrzeb użytkowników końcowych.

$CH3(CH2)x\text{-}OH$ + 25 [CH2-CH2]]] → $CH3(CH2)x\text{-}O\text{-}(CH2\text{-}CH2\text{-}O)25$ H[69]
/
0

alkohol tłuszczowy + tlenek etylenu → etoksylan alkoholu tłuszczowego

(FA) + (EO) → (FAEO)

W opisywanym procesie, który odbywa się pod wysokim ciśnieniem i wysoką temperaturą, wszystkie podwójne wiązania są łamane. Niedawno wyrażone założenie, że oksyetylenowany alkohol tłuszczowy Marlipal®[70]1618/25 nie może być chemicznie stabilny, można w tym miejscu zaprzeczyć. Marlipal®1618/25 to produkt w 100% liniowy, który charakteryzuje się wysoką czystością i stabilnością wiekową. Nadzwyczajna stabilność Marlipala®1618/25 dla środków powierzchniowo czynnych została również potwierdzona przez inne strony. Firma Krüss z Hamburga[71]zajmuje się rozwojem i produkcją przyrządów pomiarowych do badań powierzchniowych i międzyfazowych badań chemicznych. W firmowym laboratorium, "stare zapasy" środka powierzchniowo czynnego, które są zamknięte w szafach chemicznych od ponad 10 lat i dlatego nie są wystawione na działanie promieni słonecznych, są często wykorzystywane do badań. Marlipal osiągnął tam doskonałą stabilność, nawet w wodnych rozcieńczonych roztworach. Żaden inny środek powierzchniowo czynny (wszystkie na bazie polieteksylanów) nie wykazał tej doskonałej stabilności. Jakość Marlipala®1618/25 uznaje się za zdeterminowaną przez jego produkcję. Decydujący

---

69 Komunikacja od dr C.-D. Hagera (SASOL, D-Marl).
70 Być może w ogólnej krytyce polieteksylanów ([200], 168) dotyczącej niestabilności produktu, ponieważ wiązania podwójne mają być obecne, oksyetylan alkoholu Marlipal został pomylony z Marlophenem (innym produktem SASOL), który jest oksyetylanem alkilofenolu i zawiera co najmniej jedną aromatyczną strukturę pierścienia.
71 Krüss GmbH (kierownik ds. zastosowań), D-Hamburg. Laboratorium prowadzi tam wiele badań własnych firmy, ale również wykonuje pomiary jako usługę. Ogólnie rzecz biorąc, pomiary koncentrują się głównie na aspektach metodologicznych lub związanych z zastosowaniem. Obszary zastosowania to np. ocena zwilżania, przyczepności, odwadniania powierzchni stałych (we wszystkich formach geometrycznych, np. od powierzchni płaskich do tkanin, proszków do pojedynczych włókien), dyspergowalność proszków/pigmentów, stabilność emulsji, skuteczność środków powierzchniowo czynnych w procesach mycia i czyszczenia oraz optymalizacja produktów i procesów (np. podczas malowania lub klejenia). Sprawozdanie ze stosowania wraz z dochodzeniami w sprawie Marlipal®1618/25 (In: LabTops, marzec 2003 r.) Komunikat Dipl.-Chem. C. Bilke-Kruse (Krüss GmbH, D-Hamburg).

jest sposób koordynacji hydrofobowych i hydrofilowych części cząsteczki oraz sposób wytwarzania "czystego" środka powierzchniowo czynnego. W produkcji politereksylanów duże znaczenie ma produkcja zdefiniowanych długości łańcuchów w precyzyjnie dobranym stosunku w produkcie. Wszystkie produkty, w przypadku których nie jest to gwarantowane (wiele z nich posiada niezdefiniowaną mieszankę krótkołańcuchowych i długołańcuchowych grup tlenku etylenu w celu osiągnięcia pewnej "uniwersalności" w procesie prania) nie wykazują doskonałej stabilności, jaką posiada Marlipal®1618/25. Produkty powierzchniowo czynne produkowane przez firmę Hüls charakteryzowały się wówczas, podobnie jak obecnie, wyjątkową, bezkonkurencyjną jakością.

Proszek Marlipal®1618/25 produkowany jest od około 1980 roku. Dalsza produkcja jest gwarantowana przez wiele lat, ponieważ pojawienie się poliglikozydów alkilowych [72] [73] nie może zastąpić środków powierzchniowo czynnych z klasy etoksylowania alkoholu tłuszczowego.

**Cechy i korzyści**

Marlipal®1618/25 proszek jest łojowym alkoholem tłuszczowym o długości łańcucha C16-C18 z 25 EO/mol i wodnym charakterem. Jego masa molowa wynosi około 1350 g/mol. Jego gęstość objętościowa wynosi 500-600 g/l. Jego specyficzny punkt chmury osiąga 2% roztwór w temperaturze 75-80°C (punkt chmury służy jako charakterystyczne wykrywanie niejonowych środków powierzchniowo czynnych). Kiedy temperatura wzrasta, są one wytrącane z roztworu. Po schłodzeniu mętny, posegregowany system staje się ponownie jednorodny [218]. Roztwory w wodzie zdemineralizowanej (20 g/l przy 20°C) są lekko kwaśne do neutralnego (pH 5,5-7).

Dla Marlipala®1618/25 należy się spodziewać wartości HI około 1, tzn. jest on lekko higroskopijny. (Aby to sprawdzić, 1 cm3 Marlipal®1618/25 był przechowywany w 100% r.l. w jednym eksperymencie. Po 14 dniach granulat był tylko opuchnięty na powierzchni i trochę lepki).

Marlipal®1618/25 ma lepkość 85 mPas w temperaturze 50°C. Marlipal®1618/25 ma temperaturę krzepnięcia w 43°C, temperaturę zapłonu 264°C (wg DIN 51 376) i temperaturę zapłonu 390°C (wg DIN 51 794).

Zawartość glikolu polietylenowego w masie % Marlipala®1618/25 wynosi około 5, zawartość wody w masie % wynosi < 0,5.

Marlipal®1618/25 jest niezwykle stabilnym środkiem powierzchniowo czynnym. Sam granulat przechowywany jest w zamkniętych pojemnikach, ciemnych, suchych i chłodnych, o nieograniczonym okresie przydatności do spożycia[74].

---

[72] APG są czasami określane jako cukrowe środki powierzchniowo czynne. Należą do nich glikozydy alkilowe, estry cukrowe, estry sorbitanowe i polisorbaty. Najważniejszymi cukrowymi środkami powierzchniowo czynnymi są mono- i diestery cukrów, zwłaszcza sacharozy, z wyższymi kwasami tłuszczowymi, takimi jak kwas laurynowy, mirystyczny, palmitynowy, stearynowy, oleinowy lub łojowy, które mają wyraźne właściwości powierzchniowo czynne ([131], 2-3; [218], 226).

[73] Komunikat od dr C.-D. Hagera (SASOL, D-Marl) ([272]; [218], 117).

[74] Po latach silnej ekspozycji na promieniowanie UV, możliwe jest jasne brązowienie proszku organicznego, jak to ma miejsce w przypadku większości produktów organicznych. Komunikacja od dr C.-D. Hagera (SASOL, D-Marl). Według eksperymentów autora, próbki Marlipala®1618/25 nie zmieniły się w ciągu ponad piętnastu lat bezpośredniego naświetlania światłem słonecznym.

Ponieważ Marlipal®1618/25 jest niejonowym środkiem powierzchniowo czynnym, tzn. nie jest naładowany, nie przyciąga się na podłoże (w tym przypadku powierzchnię farby olejnej) [245]. W przypadku szczególnie tłustych powierzchni farb olejnych mogą nawet wystąpić problemy z zamoczeniem. Jeśli podczas czyszczenia pozostaną resztki, nie ma potrzeby obawiać się tworzenia się produktów degradacji kwasów. Wszelkie pozostałości środka powierzchniowo czynnego pozostają nieaktywne na powierzchni[75]. Marlipal®1618/25 nie jest w stanie wytworzyć pęknięć korozyjnych spowodowanych odłączeniem komponentów od podłoża. W obszarze zastosowania nie występuje rozkład termiczny. W normalnych warunkach przechowywania, Marlipal®1618/25 nie jest siedliskiem bakterii [76]. Jeśli Marlipal®1618/25 jest bakteryjnie zdegradowany, powstaje $CO2$ i woda[77].
Zgodnie z oczekiwaniami, roztwory niejonowego środka powierzchniowo czynnego Marlipal®1618/25 mają bardzo niską przewodność. Pomiar przewodności elektrycznej roztworu 0,4% dał wartość 9,8 µS-cm[78].

**CMC**

Nawet przy stężeniu roztworu 0,2%, przy pH7, proszek Marlipal®1618/25 osiąga krytyczne stężenie miceli (CMC). Stosowanie wyższych stężeń w celach renowacyjnych nie jest konieczne, zwłaszcza jeśli środek powierzchniowo czynny jest stosowany w połączeniu z metylocelulozą jako pasta. Jednak wzrost do 0,3% wydaje się uzasadniony i tolerowany dla silnie zabrudzonych powierzchni, aby mieć pewną rezerwę miceli w roztworze.

**Waga hydrofilowo-lipidofilowa (HLB)**

Proszek Marlipal®1618/25 ma wartość HLB 16,1.

**Zastosowanie ogólne**

Proszek Marlipal®1618/25 jest stosowany jako detergent w produkcji mniej wrażliwych wyrobów włókienniczych, takich jak bawełna lub len. Jest również stosowany jako dodatek do barwników rozpuszczalnych w zimnej wodzie w procesie barwienia tkanin. Proszek Marlipal®1618/25 jest również stosowany jako podłoże lub spoiwo dla stałych produktów powierzchniowo czynnych (np. kostki toaletowe). Jest on również stosowany jako materiał powlekający dla środków opóźniających powstawanie piany i enzymów oraz jako środek powierzchniowo czynny w łagodnych produktach do oczyszczania skóry i włosów.

**Zastosowanie w dziedzinie medycyny**

---

[75] Kiedy proszek rozpuszcza się w wodzie i roztwór wysycha, pozostałość jest lekko wilgotna. Woda dołączona do spoiwa eterycznego jest uwalniana ponownie w wysokiej temperaturze lub przy niskiej wilgotności. Komunikacja od dr C.-D. Hagera (SASOL, D-Marl).

[76] Dr. D. Bockmühl (Henkel, D-Düsseldorf) w Internat. Konferencja VDR, Düsseldorf, 1.10.2003 r.

[77] Komunikacja od dr C.-D. Hagera (SASOL, D-Marl).

[78] Przewodność została określona za pomocą konduktometru LF-537 (producent: Wissenschaftlich-Technische Werkstätten GmbH, D-Weilheim). Komunikacja od pani Strittmatter (Północnoniemieckie Centrum Nauki Materialnej Dziedzictwa Kulturowego (ZMK), D-Hannover. Dla porównania: Pomiar przewodności elektrycznej 0,4% roztworu SDS dał wartość 945 µS-cm.

Pomimo swojej przydatności, proszek Marlipal®1618/25 jest rzadko stosowany w łagodnych produktach do oczyszczania skóry i włosów. Ma to związek z faktem, że ten środek powierzchniowo czynny pieni się bardzo mało, co jest dokładnie tym, czego oczekuje konsument w przekonaniu, że dobre środki pianotwórcze również dobrze się myją. Ponadto, ponieważ proszek Marlipal®1618/25 nie jest dobrym emulgatorem (gdyby proszek Marlipal®1618/25 był dobrym emulgatorem, nie byłby idealny do czyszczenia powierzchni), jest również mniej stosowany w mieszaninach. Dalsze zastosowania w medycynie są możliwe, ale nie udowodnione.

**Stosowanie proszku Marlipal®1618/25 w uzupełnieniach protetycznych**

Etoksylany alkoholu tłuszczowego mogły być stosowane w odbudowie wcześniej, ale raczej nieświadomie. Użycie Marlipala®1618/25 w odbudowie rozpoczęto w 1992 roku. Po kilku odniesieniach do tego środka powierzchniowo czynnego w różnych publikacjach niemieckich i angielskich [59, 60, 62, 63, 64, 65, 70, 71] oraz w Instytucie Getty'ego, [79] od września [80] 1994 roku gwałtownie wzrosło również zastosowanie tego środka powierzchniowo czynnego w innych krajach, ponieważ zabezpieczono możliwość zakupu mniejszych ilości typowych dla restauratorów, co pokazały również nowsze publikacje[81] [225]. Marlipal®1618/25 znalazł niewielkie zastosowanie w renowacji tekstyliów, np. do prania tekstyliów, chociaż jego wyjątkowo niska zdolność odtłuszczania sprawia, że jest on niemal idealny do tkanin wełnianych[82].

**Marlipal®1618/25 proszek w roztworach**

Granulat można łatwo przekształcić w roztwory z wody zdemineralizowanej w ciągu jednej nocy. Ponadto roztwory granulatu w wodzie zdemineralizowanej mają być wytwarzane przez ciągłe mieszanie, na przykład za pomocą mieszadła magnetycznego. Rozwiązania można również szybko uzyskać poprzez zwiększenie temperatury wody do 50°C. Rozwiązania Marlipal®1618/25 penetrują stosunkowo szybko. Podczas gdy 10 ml wody zdemineralizowanej potrzebuje 13 minut, aby wzrosnąć o 10 cm na papierze filtracyjnym, 10 ml roztworu Marlipal®1618/25 (0,2 g do 100 ml) zajmuje tylko 12 minut (w porównaniu z 27 minutami w przypadku SDS).

[79] W różnych krótkich streszczeniach publikacji w Art and Archaelogical Technical Abstracts (AATA); Getty Institute, Los Angeles, USA.

[80] Marlipal®1618/25 jest sprzedawany jako granulat od 1994 r. przez Kremer Pigmente, Farbmühle, D-Aichstetten i ich zagraniczne spółki zależne (roczny obrót od 10 do 12 kg.). W Restauro (4), 1995, 239, jest odniesienie do Marlipala®1618/25 ([65], 26) pod nagłówkiem "Wiadomości o spółce". Dystrybucja w postaci pasty prowadzona jest od 2005 roku przez firmę Kleelux, D-Mönchengladbach.

[81] np. badanie dotyczące czyszczenia powierzchni śliny przeprowadzone przez Susanne Paul, FH Köln, 2001 r. W [225], stężenie 1 g na 100 ml zostało ustalone na zbyt wysokim poziomie. 0,2-0,3% roztwory są już całkowicie wystarczające. Dr. D. Bockmühl (Henkel, D-Düsseldorf) mówi o środkach powierzchniowo czynnych w szkole z internatem. Konferencja VDR, Düsseldorf, 1.10.2003 r.

[82] Jego zbyt niska zdolność odtłuszczania przemawia przeciwko jego zastosowaniu w nowoczesnym, dostępnym w handlu produkcie gotowym do prania wełny, tzn. jest po prostu zbyt łagodny do stosowania w czyszczeniu nowoczesnej odzieży wełnianej gotowej (komunikacja od Dr. C.-D. Hager (SASOL, D-Marl). Testy w Muzeum Augusta Deussera, CH-Bad Zurzacha, dowodzą przydatności Marlipala®1618/25 (patrz [89], 358-363; [47], 1144-1151; [223], 1-6; [55], 357-364; [214], 28-37).

W przypadku stosowania roztworów zaleca się stosowanie mikroporowatych gąbek "Blitzfix" [83], które zatrzymują wilgoć, na gładkich, niepastych powierzchniach. Regulacja wartości pH w zakresie max. pH 6 - max. pH 8, w zależności od rodzaju zabrudzenia, jest szczególnie możliwa w przypadku niejonowych środków powierzchniowo czynnych ze względu na ładunek i najlepiej wytwarzana jest przy użyciu kwasu cytrynowego, octowego i mrówkowego lub amoniaku (chlorek amonu, w źródłach historycznych nazywany również amoniakiem, NH4Cl). Jeżeli przygotowane roztwory są przechowywane w zamkniętych pojemnikach w stanie ciemnym i chłodnym, mogą być przechowywane przez okres do trzech miesięcy[84].

**Marlipal®1618/25 proszek w pastach**

Roztwory Marlipal®1618/25, metyloceluloza (HLB 10,3-10,7) [233], hydroksypropyloceluloza [85] i różne marki Tylose MH [86] oraz, w stosownych przypadkach, Carbogel mogą być[87]dodawane pod ciągłym mieszadłem, na przykład za pomocą mieszadła magnetycznego. Po okresie obrzęku można stosować pasty, po wielokrotnym krótkim mieszaniu. Rozpuszczalniki mieszalne z wodą, takie jak etanol, polialkohole i ketony niższe, mogą być dodawane do past wodnych Marlipal®1618/25 w metylocelulozie lub tylozy. W firmie Klucel możliwości stosowania dodatków rozpuszczalnikowych są znacznie większe. Im bardziej polarny rozpuszczalnik, tym lepiej można go dodać. W przeciwnym przypadku można rozpuścić Marlipal®1618/25 w wodzie i dodać rozpuszczalnik. W zależności od rodzaju zabrudzeń możliwe jest również dostosowanie wartości pH w zakresie max. pH 6 - max. pH 8. W roztworach środków powierzchniowo czynnych może wystąpić koakerwacja (rozdzielenie na dwie fazy), w synerezie żelowej środka powierzchniowo czynnego (odpowiada to obrzękowi lub koagulacji cząstek żelu i ich odwodnieniu) [138]. Zgodnie z normą Southall [251] należy zbadać tendencję przygotowanych past do przecieków (np. w przypadku papieru filtracyjnego, tkaniny). Przy stosowaniu emulsji należy wziąć pod uwagę niebezpieczeństwo pełzania (zacienienia) lakierów,[88]ponieważ - podobnie jak w przypadku wszystkich past - na powierzchniach lakierowanych nie wolno przekraczać pewnego czasu ekspozycji.

Świeżo przygotowane pasty przechowuje się w zamkniętych pojemnikach, ciemnych i chłodnych, przez okres do trzech miesięcy.

Czasami, przy zwilżaniu szczególnie tłustych powierzchni farb olejnych można zauważyć, że zamknięta warstwa nie może być nałożona za pomocą pędzla, co świadczy o delikatnym działaniu czyszczącym środka powierzchniowo czynnego, nawet w połączeniu z metylocelulozą.

---

[83] Dystrybucja: Deffner & Johann, D-Röthlein.

[84] Komunikacja od dr C.-D. Hagera (SASOL, D-Marl).

[85] Klucel, Product Information Hercules Inc., n.d., 23.

[86] odpowiada metylohydroksyetylocelulozie. Karta informacyjna produktu Hoechst AG, 3/1979.

[87] Carbogel jest zmodyfikowanym kwasem poliakrylowym, który tworzy stabilny żel w roztworach wodnych. Nawet na podłożach porowatych, po oczyszczeniu pastami karbogelowymi (Restauro (4), 2002, 233) nie znaleziono jeszcze żadnych pozostałości tego kwasu poliakrylowego.

[88] Wiadomość od pana R. C. Wolbersa, doktorat.

W zasadzie obserwuje się, że pasta 0,2% Marlipal®1618/25 i 2g metylocelulozy w 100 ml wody daje lepszy efekt czyszczenia i że pasta ta może być usunięta z powierzchni znacznie łatwiej niż czysta pasta metylocelulozowa. Chociaż nie są znane żadne bezpośrednie synergie między Marlipal®1618/25 a metylocelulozą, można założyć, że metyloceluloza Marlipal®[89]1618/25 ułatwia bardziej intensywny kontakt z powierzchnią.

**Siarczan dodecylu sodu (SDS)**
SDS jest uważany za jeden z najlepiej przebadanych anionowych środków powierzchniowo czynnych wraz z siarczanem litu laurylowym (SLS) [99]. Należy do siarczanów alkilowych. Przykład SDS jest dobrą ilustracją złożoności środka powierzchniowo czynnego, dlatego jest tutaj szczegółowo omówiony.

Synonimy: Laurylosiarczan sodu, dodecyl siarczan sodu, Texapon K 12, Texapon WW 99, Elfaan 200 Pdr Dawna (wprowadzająca w błąd) nazwa: laurylosiarczan sodu [272].
łacina: Natrii laurilsulfas, laurylsulfuricum sodu; język angielski: lauryl sulfate sodu, lauryl sodium sulfate, sulfuric acid monodecylester sodiumsalt, SDS; język francuski: lauryl sulfate de sodium, dodécylsulfate de sodium, LSS; język hiszpański: laurylsulfato sódico; język włoski: sulfato laurile e sodio [218].

| | |
|---|---|
| Nr CAS | 151-21-3 |
| Wzór sumaryczny: | NaC12H25O4S [10] |
| | C12H25SO4-Na+ [241] |
| | C12H25NaO4S [197] |
| | H25C12-O-SO3Na [218] |
| | CH3(CH2)10SO4-Na+ [299] CH3(CH2)10SO4-Na+ [299] CH3(CH2)10SO4-Na+ [299] CH3(CH2)10SO4-Na+ [299].[90] |
| względna masa cząsteczkowa: | 288,38 [218] lub 288,4 [43] odpowiednio |
| Gęstość nasypowa: | ok. 250 kg/m3 .[91] |
| Wartość MAK dla pyłu drobnego: | 6mg/m3.[92] |
| Wartość pH (100 gr/l): | 6 - 9[93] |
| Wartość pH (0,5 g/100 ml): | 6,5 - 7[94] |

SDS jest mieszaniną alkilosiarczanów sodu, która składa się głównie z siarczanu dodecylu, soli sodowej. Substancja zawiera co najmniej 85% alkilosiarczanu sodu w przeliczeniu na C12H25NaO4S95, nie więcej niż 4% wolnego alkoholu tłuszczowego, nie więcej niż 3% chlorku sodu i nie więcej niż 6% siarczanu sodu [43]. Dalsza

[89] Komunikacja od dr C.-D. Hagera (SASOL, D-Marl).
[90] Wolbers myli się co do grupy CH2.
[91] Karta charakterystyki AKZO-Chemicals GmbH, D-Düren.
[92] Karta charakterystyki AKZO-Chemicals GmbH, D-Düren.
[93] Karta charakterystyki AKZO-Chemicals GmbH, D-Düren.
[94] Pomiar paskami testowymi Merck pH ([58], 24).
[95] Fluka Chemika Biochemika, karta katalogowa.

analiza opisuje zawartość chlorku (Cl) < 0,01%, fosforanu (PO4) < 0,0001%, glinu (Al), baru (Ba), bizmutu (Bi), kadmu (Cd), wapnia (Ca) każdy < 0,0005%. SDS ma taki sam kation jak NaCl.

**wytwarzanie**

W 1928 i 1929 r. SDS został po raz pierwszy wyprodukowany przez Bartscha i Böhme'a w Fettchemie/Chemnitz i w DEHYDAG Rodleben. Od 1932 roku jest produkowany na dużą skalę przez Henkla, Genthin, do produkcji detergentów [218]. Po działaniu 85-95% kwasu siarkowego (H2SO4) na olefiny, siarczan jest przeprowadzany z trójtlenkiem siarki (SO3) zmieszanym z dwutlenkiem siarki (SO2) [238]. Wariant ten polega na zasiarczeniu n-dodekanolu kwasem chlorosulfonowym w roztworze eterycznym. Późniejsze oczyszczanie uzyskuje się poprzez wielokrotną ekstrakcję eterem w celu usunięcia zanieczyszczeń oleistych i potrójnej rekrystalizacji z 90% etanolu, a następnie suszenie w temperaturze 110°C [250]. Siarczan laurylowy może być również przekształcany w SDS.
Producent: Akzo Chemie; Beiersdorf; Caelo; Fluka; Henkel; Koch-Light; Merck; PUK; REWO; Riedel; Roth; Serva; Zschimmer & Schwarz [218]. Producenci ci nie sprzedają mniejszych ilości. Jednakże, SDS jest dostępny w każdej aptece w ilościach gramów po rozsądnej cenie w ciągu jednego dnia.

**Cechy i korzyści**

SDS jest anionowym środkiem powierzchniowo czynnym i należy do siarczanów alkoholu tłuszczowego (estry kwasu siarkowego). Są to białe lub bladożółte kryształy, o słabym, mydlanym, lekko ostrym, charakterystycznym zapachu. Są one łatwo rozpuszczalne w wodzie, tworząc przezroczysty lub opalizujący roztwór (1:10) [197], częściowo rozpuszczalny w alkoholu etylowym [43]. SDS tworzy rozpuszczalne w wodzie sole magnezu i wapnia i dlatego jest w dużej mierze niewrażliwy na twardość wody [218]. SDS dzieli się na ujemnie naładowane jony C12H23OSO3- i dodatnio naładowane jony Na+, w których część -SO3-Na+ wykazuje hydrofilowe właściwości rozpuszczające, łańcuch węglowodorowy charakteryzuje środek powierzchniowo czynny [241]. SDS jest rozpuszczalny w zimnej wodzie, łatwo rozpuszczalny w ciepłej wodzie, słabo rozpuszczalny w 94% alkoholu etylowym, praktycznie nierozpuszczalny w eterze, chloroformie i eterze propylowym. Proszek jest tłusty, mydlany i ma gorzki, mydlany smak [218].
Napięcie powierzchniowe wody (20°C) spada z 70 dynes/cm przy stężeniu SDS 10-3 do 40 dynes/cm przy stężeniu 10-1. W temperaturze 60°C, 2 g SDS na litr zmniejsza napięcie powierzchniowe wody do 37,2 dynes/cm [240][96]. Napięcie powierzchniowe wody wyrównuje się po czterech godzinach, niezależnie od tego, czy przygotowano roztwory 2,5; 5; 10 lub 20 mMol/l; po 100 lub 170 godzinach nie obserwuje się żadnych zmian [241]. Oznacza to, że stężenie partii może być niskie, ponieważ wartości są zbieżne. Kąt zwilżania maleje wraz ze wzrostem stężenia środka powierzchniowo czynnego [309]. Jego rozpuszczalność w wodzie wynosi 0,1 M w

[96] Dla porównania: woda zdemineralizowana ma napięcie powierzchniowe 66 dynes/cm.

temperaturze 20°C[97] i podobnie jak w przypadku alkilosiarczanów sodu i innych, wzrasta wraz ze wzrostem temperatury [6].
Jak każdy alkilosiarczan sodu, SDS ma również własną charakterystyczną temperaturę, w której ma największą objętość piany: 36,5°C [6]. Radiograficznie określone dane krystalograficzne dwóch kryształów hydratów monoklinicznych o wydajności kryształów odpowiednio 1/8 i 1 mol wody [10].
SDS jest niekompatybilny z niektórymi solami alkaloidowymi, czwartorzędowymi solami amoniowymi, solami ołowianymi i potasowymi (wytrącanie) oraz kwasami.
SDS ma wartość zeinową 640, dzięki czemu silnie odtłuszcza skórę i silnie ją podrażnia. SDS 98jest związany polipeptydami [181] i denaturuje je [172, 167]. To, co jest korzystne dla chromatografii, jest niekorzystne dla pigmentów i primerów związanych z olejem i klejem, ponieważ stosunkowo silna grupa siarczanowa wiąże się z peptydami, które mogą być rozpuszczone w ten sposób.
Substancja działa bakteriostatycznie na bakterie gram-dodatnie (np. paciorkowce, gronkowce, wąglik, tężec, kwas mlekowy, błonica, erytrosypelas świński i bakterie siana), ale jest nieskuteczna wobec bakterii gram-ujemnych (np. gonokoki, meningokokci, koli, tyfus, czerwonka, bakterie plagi, wibrios i spirochety) [281] [281].
Podobnie jak w przypadku Tween 20, SDS nie zawiera składników utleniających, w przeciwieństwie do Triton X-100 i Brij 35 [2].
W obecności elektrolitów jego działanie emulgujące jest spowolnione [309].
Zgodnie z oczekiwaniami, roztwory anionowego środka powierzchniowo czynnego SDS mają bardzo niską przewodność. W wyniku pomiaru przewodności elektrycznej roztworu 0,4% roztworu uzyskano wartość 945 µS-cm przy wysokich wartościach siarczanu sodu[99].

**Krytyczne stężenie miceli (CMC)**

W literaturze podano wiele różnych wartości CMC dla SDS. Wartości CMC zgodnie z Flockhart [82, 83]:

| | | |
|---|---|---|
| CMC 5,5 (10°C) | lub | 0,007 Mol/l (10°C) |
| CMC 2.0 (18°C) | lub | 0.006 Mol/l (20°C) |
| CMC 0,15 (25°C) | lub | 0,0058 Mol/l (30°C) |
| CMC 2.0 (30°C) | lub | 0.0065 mol/l (40°C) |
| CMC 5.5 (40°C) | lub | 0.0078 Mol/l (50°C) |

[97] Fluka Chemika Biochemika, karta katalogowa.
[98] Komunikacja od Prof. Dr. E. Jägers, FH Köln.
[99] Przewodność wyznaczono za pomocą konduktometru LF-537 (Herst.: Wissenschaftlich-Technische Werkstätten GmbH, D-Weilheim). Komunikacja od pani Strittmatter (Północnoniemieckie Centrum Nauki Materialnej Dziedzictwa Kulturowego (ZMK), D-Hannover. Dla porównania: Pomiar przewodności elektrycznej roztworu niejonowego 0,4% Marlipal® 1618/25 dał wartość 9,8 µS-cm.

| | |
|---|---|
| CMC 33,0 (65°C) lub | 0,0092 Mol/l (60°C) |
| do Preston: | 0,2% [204] |
| do Luzzati: | 2 x 10-3 (25°C) |
| | 3 x 10-3 (70°C) [210] |
| do Botré: | 0,0081 i 0,0095 mol/l [17] |
| do Shinody: | 0,0095 mol/l (25°C) [246] |
| do Dye: | 0,0061 Mol/l [cytowany po 17] |
| Williamsowi: | 8,1 milimol/l [Williams et al., cytowany po 241 r.]. |
| po Fendlerze: | 7.4 +/- 0.1 mMol/l (25°C) [Kopciuszek cytowany po 226]. |

zgodnie z Flockhart & Ubbelohde:8,0 x 10-3 M (25,2°C) [82]

do Lin & Somasundaran:7,5 x 10-3 (45°C) [151]

do Lin & Marszall: 0,0081 Mol/l [152]. Odnoszą się one do korelacji pomiędzy CMC i HLB (log CMC 0 a+b x (HLB) 0 a+HLB/(1+Kg).

| | |
|---|---|
| do Courchene: | 0,029 g/dl w temperaturze 30°C [37] |
| do Schwena: | w zakresie 6-9 mMol/l, w zależności od temperatury i metody [241]. |
| do Bonnera: | 0,23 procent wagowy [15] |
| do Womacka: | 8,27 mMol [cytowany po 299] |
| Wolbersowi: | 0,01-0,015% M lub 0,54-0,8% w/v [301]. |
| do Kosswig: | 8,1 (50°C), 2,2 g/l, przy napięciu powierzchniowym 38 mN x m-1 [138]. |

Według Walkera [282], SDS ma swój punkt Kraffta w temperaturze 10°C. W temperaturze 12°C jego rozpuszczalność wynosi 0,002%, która wzrasta do 0,2% w temperaturze 16°C, aby osiągnąć 3% rozpuszczalność w temperaturze 17°C.
Objętość uwodnionego micela w wodzie wynosi 0,574 x 10-19, objętość niewodnionego micela wynosi 0,167 x 10-19. Powstają różne rodzaje miceli, co

widać na podstawie zdjęć rentgenowskich [210]. W temperaturze 27°C występują gatunki kuliste, prętowe i micelarne podobne do tych dwóch form. W temperaturze 70°C nie ma miceli sferycznych ani w kształcie pręta [171]. Promień miceli sferycznej wynosi 18 Å [241][100]. Liczba agregacji pojedynczych cząsteczek w micelach maleje wraz ze wzrostem temperatury [Nakagawa cytowana po 241]. Liczba cząsteczek na micelę w 1/10 normalnego roztworu NaCl wynosi 62 i jest zależna od temperatury [Mysels cytowane po 241; Womack cytowany po 299]. Mikelle są silnie uwodnione (około 40%) [171]. Podczas pomiaru poprzez rozpraszanie światła, agregaty wodne przylegające do atomów tlenu przez wtórne siły walencyjne są rejestrowane dodatkowo do samego mikela. Pomiar ten zapewnia zatem wyższe wartości niż spektroskopia UV [241]. Według Bonnera [15], micele tworzą się już poniżej CMC, co świadczy o dobrej zdolności myjącej SDS w ramach CMC [204].
W roztworach soli mineralnych powstawanie miceli jest początkowo utrudnione, a obwiednia hydratu jest mniejsza [171]. Im większe obciążenie solą (np. w przypadku NaCl), tym szybciej zmniejsza się napięcie powierzchniowe po dodaniu SDS. Reakcja ta wzrasta wraz ze wzrostem temperatury. Sole zwiększają zawartość pojedynczych cząsteczek w micelach [241].
Mikelle SDS są bardziej stabilne niż siarczan dodecylu litu, siarczan tetraetylu, tetraetylu, siarczan tetraetylo-n-propylo-dodecylu [171].
W przypadku rozpuszczenia SDS w wodzie następuje niewielki wzrost temperatury. Jeżeli roztwór 0,006% zostanie zwiększony do stężenia 0,05% w temperaturze 25,0°C, temperatura wzrasta do 25,02°C [122]. W tej samej temperaturze małe dodatki etanolu lub 1,propanolu lub 2,propanolu zmniejszają CMC [82], natomiast większe zwiększają ją.
W przypadku mydła z 12 atomami C (sól sodowa kwasu laurynowego) CMC jest znacznie wyższa niż w przypadku SDS i laurylosulfonianu sodu. Zastąpienie sodu przez 1/2 Ca i 1/2 Mg zmniejsza CMC. Wbudowane pierścienie benzenowe obniżają CMC. Czwartorzędowe sole amoniowe mają wyższą CMC niż SDS [241]. Tendencja do sedymentacji zmniejsza się wraz ze zmniejszającym się stężeniem.
SDS osiąga najwyższy stopień tworzenia się piany (MFT) przy użyciu CMC.
Podczas przechowywania w powietrzu, SDS zawsze pozostawał sypki, co jest typowe dla pierwotnych siarczanów alkilowych, w teście przez okres jednego roku. Zamknięty w szklanym pojemniku pokrytym wodą na dnie, SDS, który był przechowywany powyżej poziomu wody, był płynny po dziesięciu dniach. Poza tym, że w ciągu jednego dnia znów było sucho, ale stanowczo. Dla porównania, NaCl był już po jednym dniu otoczony wodą i schnięcie go ponownie zajęło 1,5 dnia.

**Waga hydrofilowo-lipidofilowa (HLB)**
W literaturze nie podano żadnych lub bardzo różnych wartości HLB dla SDS. Powodem tego może być fakt, że system Griffina nie jest odpowiedni dla anionowych środków powierzchniowo czynnych.

Wartość HLB dla Kunieda: 17,2[101]

---

[100] Ångström = jednostka fali świetlnej: 1Å = 1/10.000.000 mm.
[101] obliczone według Griffina ([143], 432-439).

Wartość HLB Wolberów (obliczona): 33,47[102]

Wartość HLB Wolberów (określona na podstawie doświadczenia): 35-40 [299, 300].

Wartość HLB według Stiros: 40 [2]

Wartość HLB według Lin & Marszall: 40 [152]

Wartość HLB według Schellera około 40 [232]

Wartość HLB według Lin & Somasundaran:40 [151]

**Zastosowanie ogólne**

Badanie obszarów zastosowania SDS oświetla jego kolektorowy tryb działania i pozwala konserwatorowi wyciągnąć ważne wnioski na temat przydatności SDS przed zastosowaniem tego środka powierzchniowo czynnego na powierzchniach farb. Karta charakterystyki substancji niebezpiecznej jest obecnie w użyciu:

- w przemyśle papierniczym, pigmentowym i metalowym,
- jako emulgator, detergent i środek zwilżający do produkcji maści, kremów, emulsji, proszków i innych preparatów w kosmetykach [203] i farmaceutykach,
- w uzdrowiskach, roztworach do inhalacji, krople do oczu i uszu, aerozole pokojowe [197],
- w syntetycznym. Detergenty (Fewa[103], Spee [218], Dreft, Texapon, Gardinol) jako środek pieniący i element czyszczący [24],
- w pastach do zębów, szamponach do skóry i włosów oraz środkach do czyszczenia twarzy [2, 97, 305],
- w chemioterapeutycznych płukankach stomatologicznych [163],
- jako środek zwilżający w produkcji tabletek [218],
- w pastach dentystycznych [184],
- w farbach drukarskich w celu spienienia ich do procesu drukowania [185],
- jako dodatek do barwników [222, 226],
- w celu uzyskania najlepszych wyników rozpuszczania stałych kwasów tłuszczowych w roztworach wodnych w obecności lub braku płynnych kwasów tłuszczowych [309],

---

[102] Ponieważ Wolbers oblicza z nieprawidłową formułą sumaryczną [CH3(CH2)10SO4-Na+], określa nieprawidłową wartość. Zamiast 33,47, powinno być 33.

[103] Od 1934 r. do 1975 r. ([218], 1350).

- jako dodatek do frakcji kwasów tłuszczowych do rozdzielania ciekłych i stałych kwasów tłuszczowych, do nawilżania kwasów tłuszczowych [309],
- jako dodatek do przeciwutleniaczy do dyspersji gumowych [129],
- jako odczynnik do oznaczania K, rozdzielania białek i oznaczania ich MG metodą chromatografii żelowej SDS na żelu poliakrylamidowym [216, 218],
- jako solubilizator i środek do ekstrakcji narkotyków. Dodatki SDS w wysokości 0,1-0,5% do taśm nośnych są wykorzystywane do ekstrakcji wirusów (elektroforeza) [106],
- 1-5 %, 90-100°C ciepły roztwór SDS przez-10-15 minut jest stosowany do czyszczenia stali [205],
- jako dodatek do klasyfikacji według wielkości w sektorze tekstylnym,
- w flotacji cementu,
- jako dodatek w mieszaninach amfoterycznych środków zwilżających w wodzie rozpylanej na szyby szklarni, aby zapobiec zanieczyszczeniu przez kondensację i pył [42],
- jako dodatek do farb i olejów smarowych [218]. W kilku artykułach [176] badano wpływ SDS na polichlorek winylu (PVC) [273], polistyren [15], kopolimer akrylowo-styrenowy [31], metakrylan polietylu, metakrylan akrylonitrylu oraz na akrylonitryl styren [190].

**Zastosowanie w dziedzinie medycyny**

W medycynie istnieje niemal niemożliwa do opanowania liczba publikacji i rozpraw na temat tego środka powierzchniowo czynnego. Dają one restauratorowi możliwość lepszego poznania właściwości SDS i wyciągnięcia wniosków dotyczących odbudowy. W literaturze medycznej badany jest m.in. wpływ SDS jako dodatku do rozpuszczalników w celu oddzielenia i późniejszego barwienia białek [44, 81, 164], hormonów i środków odurzających [270], wpływ na siatkówkę [35], wpływ SDS i światła UV na wysypkę skórną [98] lub dodatek SDS w celu określenia alergii [291]. SDS jest najskuteczniejszym siarczanem alkilowym, który sprzyja wchłanianiu przez skórę innych związków, takich jak heksachlorofen, chloramfenikol, naproksen i nalokson oraz powoduje największe uszkodzenia barierowe i wpływ nawodnienia na długotrwały kontakt ze skórą [180]. Wpływ 0,1% roztworu SDS na skórę dziecka prowadzi do zmian właściwości fizjologicznych, podczas gdy roztwór 0,5% upośledza funkcje graniczne ([308]). Stopień przewodnictwa elektrycznego skóry nie zależy od podrażnienia skóry. Podrażnienia skóry są różnie nasilone i zależne od wieku w różnych częściach skóry, tzn. młoda skóra reaguje bardziej czule na SDS [39]. Podrażniające działanie 1-10% roztworów, które mogą powodować łuszczenie i stany zapalne skóry, jest również omawiane w celach leczniczych, zwłaszcza u chorych na raka [203]. Przy wystawieniu na działanie roztworu (5 g/l), zachowanie natłuszczające skóry nie jest jeszcze naruszone [304]. Podrażniające działanie SDS na skórę i oczy może prowadzić do krwawienia z błony śluzowej (jamy ustnej) u wrażliwych pacjentów. Niemniej jednak uważany jest on za fizjologicznie kompatybilny środek powierzchniowo czynny, ale obecnie w coraz większym stopniu zastępowany jest przez bardziej neutralne, bardziej kompatybilne, ale nie wysuszające emulgatory, w zależności[104] od zastosowania (produkcja emulsji w farmaceutykach i kosmetykach) w różnych długościach łańcucha.

**Wykorzystanie karty charakterystyki substancji niebezpiecznej w odbudowie**

Do tej pory, czysty SDS był rzadko stosowany w renowacji. Z drugiej strony, częstsze jest nieprzytomne używanie jako składnika detergentów. Przetworzone jako pasta myjąca i sprzedawane pod nazwą "Orvus WA" lub "Orvus WA". "Orvus Liquid", silnie odtłuszczający SDS, który znalazł i znajduje szerokie zastosowanie przede wszystkim w Ameryce Północnej, niestety również do prania historycznych tkanin wełnianych [87, 263, 266, 267] oraz do czyszczenia proteinowych warstw barwnikowych [189], jak pokazuje najnowsza literatura, chociaż również tutaj niedawno rozpoczął się proces ponownego przemyślenia i sformułowano ostrożne zalecenia dla niejonowych glikoli polialkilenowych opartych na blokowych polimerach tlenku propylenu i tlenku etylenu (Pluronic® Surfactants[105]), które mają zastąpić Orvus WA i Triton XL-80N [208]. Próby czyszczenia przy użyciu SDS zostały opisane w literaturze specjalistycznej dotyczącej wydobytych skór średniowiecznych. Próbki poddane działaniu SDS wykazywały zmianę temperatury denaturacji skóry w zakresie od +2 do -7°C po czasie moczenia wynoszącym trzy godziny. W 2001 r. obrazy sufitowe w zamku Hohenzollern zostały oczyszczone wodą zdemineralizowaną za pomocą gąbek "Blitzfix", a następnie umyte czystą wodą [70]. Ze względu na opisane właściwości, zastosowanie SDS jako środka powierzchniowo czynnego do czyszczenia głównie lakierowanych powierzchni farb olejnych w roztworach i pastach z ograniczeniami i z dodatkiem buforów jest możliwe, choć nie idealne.

**Rozwiązania SDS**

SDS może być łatwo produkowany w wodzie w różnych zalecanych stężeniach od 0,17 do 0,23 % poprzez mieszanie. Z reguły SDS nie powinien być stosowany silniej niż w roztworach 0,2%, w których jest neutralny pod względem pH (pH 7). Jak wykazano, wyższe stężenia nie wpływają na poprawę skutków SDS. Możliwe jest dodanie mieszalnych z wodą rozpuszczalników, takich jak alkohole, polialkohole i niskie ketony. SDS przenika powoli. Podczas gdy 10 ml zdemineralizowanej wody zajmuje 13 minut, aby podnieść się o 10 cm na papierze filtracyjnym, 10 ml roztworu SDS (0,2 g do 100 ml) zajmuje 27 minut. W przypadku stosowania rozwiązań zaleca się stosowanie mikroporowatych gąbek "Blitzfix", które zatrzymują wilgoć, na gładkich, niepastych powierzchniach [73]. Regulacja wartości pH w zakresie max. pH 6 - max. pH 8 jest możliwa i najlepiej jest produkować z kwasem cytrynowym, octowym i mrówkowym lub amoniakiem. Świeżo przygotowane roztwory przechowywane są w zamkniętych pojemnikach, ciemnych i chłodnych, przez okres do trzech miesięcy.

---

[104] takich jak Tween 20-85 (polisorbat, oleinian sorbitanu glikolu polietylenowego).

[105] Pluronic® jest znakiem towarowym BASF Wyandotte dla płynnych lub stałych niejonowych środków powierzchniowo czynnych używanych w detergentach, emulgatorach, demulgatorach, plastyfikatorach, olejach wiertniczych, produktach kosmetycznych, farmaceutykach, czyszczeniu metali i tekstylnych środkach pomocniczych ([218], 3488).

**Pasty SDS**

Roztwory SDS, metyloceluloza (HLB 10,3-10,7) [232], hydroksypropyloceluloza[106] i różne marki Tylose MH[107] oraz, w razie potrzeby, karbogel mogą być[108] dodawane pod ciągłym mieszadłem, na przykład za pomocą mieszadła magnetycznego. Po upływie czasu spęcznienia pasty można stosować po wielokrotnym krótkim mieszaniu. Możliwe jest dostosowanie wartości pH w zakresie max. pH 6 - max. pH 8 i najlepiej jest produkować je z kwasem cytrynowym, octowym i mrówkowym lub amoniakiem. Rozpuszczalniki mieszalne z wodą, takie jak etanol, polialkohole i ketony niższe, mogą być dodawane do past wodnych SDS w metylocelulozie lub tylozy. W firmie Klucel możliwości stosowania dodatków rozpuszczalnikowych są znacznie większe. Im bardziej polarny rozpuszczalnik, tym lepiej można go dodać. W przeciwnym przypadku SDS może być rozpuszczony w wodzie i można dodać rozpuszczalniki. W roztworach środków powierzchniowo czynnych może wystąpić koakerwacja (rozdzielenie na dwie fazy), w synerezie żelowej środka powierzchniowo czynnego (odpowiada to obrzękowi lub koagulacji cząstek żelu i ich odwodnieniu) [138]. Według Southall należy zbadać tendencję przygotowanych past do wycieku (np. w przypadku bibuły filtracyjnej, tkaniny) [251]. W przypadku stosowania emulsji należy uwzględnić niebezpieczeństwo pełzania (zacienienia) lakierów[109]. Świeżo przygotowane pasty przechowuje się w zamkniętych pojemnikach, ciemnych i chłodnych, przez okres do trzech miesięcy. Kombinacje SDS z metylocelulozą mogą znacznie poszerzyć istniejącą warstwę farby olejnej.

### 2.1.2 **Obróbka próbek**

Leczenie przebiegało w następujący sposób:

Próbki 1
pozostawione bez leczenia

Próbki 2
czyszczenie na sucho za pomocą gąbki "wishab

Próbki 3
Czyszczenie gąbki wodą zdemineralizowaną, czas trwania 20 s

Próbki 4
Czyszczenie wacika bawełnianego śliną, czas trwania 20 s

---

[106] Klucel, informacje o produkcie firmy Hercules Inc., n.d.
[107] odpowiada metylohydroksyetylocelulozie (MHEC). Karta informacyjna produktu firmy Hoechst AG.
[108] Carbogel jest zmodyfikowanym kwasem poliakrylowym, który tworzy stabilny żel w roztworach wodnych. Nawet na podłożach porowatych, po oczyszczeniu pastami karbogelowymi (Restauro (4), 2002, 233) nie powinny znajdować się żadne pozostałości tego kwasu poliakrylowego. Dalsze badania pastami powierzchniowo czynnymi z karbogelu nie zostały jeszcze przeprowadzone.
[109] Wiadomość od pana R. C. Wolbersa, doktorat.

Próbki 5
Czyszczenie gąbki metylocelulozą (partia 2%), czas trwania 20 s

Próbki 6
Czyszczenie gąbki za pomocą karboksymetylocelulozy (partia 2%), czas trwania 20 s

Próbki 7
Marlipal®1618/25 (0,2%) nanieść pędzlem na metylocelulozę (2%), czas kontaktu 20 s, następnie usunąć gąbką.

Próbki 8
Marlipal®1618/25 (0,2%) nanieść na metylocelulozę (2%) pędzlem, pozostawić do namoczenia na 20 s, następnie usunąć za pomocą gąbki, osuszyć bawełnianą szmatką, spłukać zdemineralizowaną wodą (10 s), wysuszyć bawełnianą szmatką.

Próbki 9
Zastosować dodecylosulfat sodu (SDS) (0,2%) do metylocelulozy (2%) za pomocą pędzla, czas kontaktu 20 s, a następnie usunąć za pomocą gąbki.

Próbki 10
Pędzelkowanie dodecylosiarczanu sodu (SDS) (0,2%) do metylocelulozy (2%) za pomocą pędzla, czas ekspozycji 20 s, następnie usunąć za pomocą gąbki, osuszyć bawełnianą szmatką, spłukać zdemineralizowaną wodą (czas trwania 10 s), osuszyć bawełnianą szmatką.

### 2.1.3 **Montaż próbek**

Po zabiegu pobrano skalpelem próbki o powierzchni 2 x 1,5 mm2 . Próbka została zamontowana z termoaktywowalną matrycą Tempfix [110] na konwencjonalnych aluminiowych płytach próbnych do skaningowej mikroskopii elektronowej.

## 2.2 Próbki współczesnych farb olejnych w naturalnym wieku, nieprzetworzonych i poddanych obróbce

Historyczne i współczesne kolory Lukasa różnią się tylko nieznacznie. Fakt, że materiał historyczny jest bardzo trudny do pozyskania zmusza nas do przejścia na produkty współczesne. Najbardziej wiążąca bogata farba Lukasa (farby olejne z zawartością wosku pszczelego) producenta farb, Dr. Fr. Schoenfeld, reprezentuje[111]

[110] Numer pozycji: B 801014078...: Baltec AG, FL-Balzers.
[111] Kolor nr 0133.

błękit paryski[112]. Lukasfarben zawiera czyste, odgumowane (Koagelentfernung), bielone oleje lniane i oleje słonecznikowe jako spoiwa i bielony wosk pszczeli jako główny składnik kompleksu konsystencji. Heksacyjanożelazian żelaza(III)heksacyjanożelazianu używa się [113] jako pigmentu w kolorze błękitu paryskiego.

Ftaloblue[114] to[115]najbogatszy odcień barw w środkach wiążących farb Mussini (farby na bazie żywicy olejnej) producenta farb Schmincke. Farby Mussini zawierają olej lniany, olej makowy lub olej słonecznikowy w postaci spoiwa, jak również różną proporcję naturalnych i syntetycznych roztworów żywicy, które, w zależności od składu, zastępują różną proporcję olejów tłuszczowych, które mają tendencję do żółknięcia. Syntetyczne indygo jest używane jako pigment dla ftaloblue[116].

Z tych kolorów, dyspersje wykonano za pomocą 12 szczotek na pleksiglasach® i na zagruntowanym przemysłowo (akrylowym podłożu) płótnie o wymiarach 2,5 cm x 2,5 cm. Spready na pleksiglasach® miały tę zaletę, że nie wysysały żadnych środków wiążących, ale również bardzo słabo wysychały. Ponadto skutki wysokich opłat okazały się negatywne w późniejszym dochodzeniu. Nanoszone na bazę akrylową dyspersje wysychały szybciej, miały mniejsze efekty ładowania, ale środki wiążące były odsysane, nawet jeśli tylko w bardzo niewielkim stopniu. Spready nie były sztucznie starzone [78]. Po 22 miesiącach suszenia tych niezabezpieczonych smarowideł przechowywanych w studiu, przeprowadzono testy czyszczenia powierzchni.

### 2.2.1 **Zastosowane materiały**

Próbki powierzchni farb olejnych pobrano z następujących materiałów:

Pranie na sucho:
gąbka lateksowa "wishab" (również "akapad")

Czyszczenie na mokro:
Woda zdemineralizowana
ślina
metyloceluloza
karboksymetyloceluloza
Marlipal®1618/25 proszek w metylocelulozie
Siarczan dodecylu sodu (SDS) w metylocelulozie

---

[112] Komunikat od Pana W. Heringa i Pana J. Henka van Beeka (Laboratorium Chemiczne Dr. Schoenfelda GmbH & Co.). Dr. Fr. Schoenfeld GmbH & Co., D-Düsseldorf, dostarczył wystarczającą ilość materiału próbnego.
[113] Ulotka techniczna 001-93 11-25'-DL, Dr. Fr. Schoenfeld GmbH & Co., D-Düsseldorf.
[114] Kolor numer 10478.
[115] Powiadomienie od pana H. Müllera i pana J. Hustera (Chem. Laboratorium Schmincke & Co.). Firma Schmincke & Co., D-Erkrath, uprzejmie dostarczyła wystarczającą ilość materiału próbnego.
[116] Ulotka techniczna 95 410 10.89/30, Schmincke & Co. D-Erkrath.

Roztwory eteru celulozowego zastosowano w partii 2% przy pH 7.
Roztwory surfaktantów zastosowano w stężeniu roztworu 0,2% przy pH 7.
Połączone pasty powierzchniowo czynne z eteru celulozowego otrzymano w partii 2% lub 0,2% z mieszadłem magnetycznym o pH 7.
Z wyjątkiem próbki śliny użyto mikroporowatej gąbki PVAC ("Blitzfix"), ponieważ poprzednie badania wykazały, że waciki mogą porysować powierzchnię [60, 62].

### 2.2.2 **Obróbka próbek**

Leczenie zostało opisane w punkcie 2.1.2 powyżej.

### 2.2.3 **Montaż próbek**

Po zabiegu pobrano skalpelem próbki o powierzchni 2 x 1,5 mm2 . Próbka została zamontowana z termoaktywowalną matrycą Tempfix [117] na konwencjonalnych aluminiowych płytach próbnych do skaningowej mikroskopii elektronowej.

## 2.3 metody badawcze

Materiały opisane w pkt 2.1 i 2.2 zostały rozpatrzone przy użyciu różnych metod badawczych. W kolejnych badaniach metody badań historycznych z wykorzystaniem zbierania soczewek i mikroskopów zostały celowo wykluczone ze względu na ich subiektywność. W celu przedstawienia poszczególnych metod dochodzeniowych stosowanych w odniesieniu do siebie nawzajem, zostały one w skrócie wprowadzone.

### 2.3.1 **Mikroskop elektronowy skaningowy**

Ponieważ normalny mikroskop światła odbitego z możliwościami powiększenia nie jest wystarczający do szczegółowej obserwacji zmian na obrabianych powierzchniach koloru oleju, skaningowy mikroskop elektronowy (SEM) jest stosowany od 1938 r. do badań, zwłaszcza w zakresie mikroskopu. W przeciwieństwie do mikroskopu stereofonicznego, próbki muszą być jednak pobierane do badań przy użyciu skaningowego mikroskopu elektronowego. Ogranicza to znacznie badania nad substancją oryginalną.

Obrazy wytwarzane za pomocą skaningowego mikroskopu elektronowego są obrazami powierzchni obiektu. Powierzchnia badanego obiektu jest skanowana drobno wiązaną wiązką elektronów. W porównaniu z obrazami tworzonymi za pomocą światłowodowych mikroskopów świetlnych, mają one większą głębię ostrości. Maksymalne teoretyczne powiększenie wynosi około 1 000 000 000:1.

---

[117] Numer pozycji: B 801014078...: Baltec AG, FL-Balzers.

Zamiast promieniowania widzialnego, SEM wykorzystuje promieniowanie elektronowe i optykę opartą na soczewkach elektronowych. Obraz nie jest generowany bezpośrednio przez elektrony, które przenikają suchy preparat, ale przez elektrony wtórne. Są one uwalniane z powierzchni próbki przez drobno skupioną wiązkę elektronów pierwotnych podczas skanowania próbki w siatce. Detektor wykrywa wtórne elektrony i wzmacnia sygnał. Sygnały te są przesyłane do tuby obrazowej, gdzie powstaje obraz powierzchni próbki. Powiększony obraz może być następnie uchwycony fotograficznie [161] lub, w zależności od intensywności wykrytego sygnału, wyświetlany jako wartość koloru szarego w odpowiednim pikselu na ekranie w punkcie, w którym wiązka elektronów jest skupiona.

**Jak to działa**

Wiązka elektronów jest generowana w źródle elektronów (zazwyczaj drut wolframowy w kształcie szpilki do włosów lub mniej popularny kryształ heksaborku lantanu). To źródło elektronów jest podgrzewane i emituje elektrony, które są następnie przyspieszane w polu elektrycznym o napięciu typowo 8 - 30 kV.

Cewki magnetyczne służą do ogniskowania wiązki elektronów na punkcie na obiekcie. Pierwotna wiązka elektronów jest prowadzona przez linię nad powierzchnią obiektu (raster). Kiedy wiązka elektronów uderza w obiekt, możliwe są różne oddziaływania, których wykrycie dostarcza informacji o naturze obiektu.

Po krótkim czasie wiązka elektronów zostaje przeniesiona do następnego punktu i pomiar jest powtarzany. W ten sposób powierzchnia obiektu jest analizowana linia po linii ("rastrowana").

Najczęściej używanym źródłem informacji są elektrony wtórne generowane przez elektrony wiązki (elektrony pierwotne) w interakcji z atomami badanego obiektu. Mechanizm kontrastu w elektronach wtórnych opiera się na fakcie, że w podniesionych częściach obiektu więcej elektronów wtórnych opuszcza obiekt tak, że obszary te wydają się jasne. Objętość, w której wytwarzane są wtórne elektrony, jest stosunkowo niewielka, dlatego wtórne obrazy elektronów pozwalają na uzyskanie bardzo wysokiej rozdzielczości (kilka nm).

Efekty ładowania są poważnym problemem w badaniu izolatorów. Jeśli energia elektronów jest zbyt niska, emitowanych jest bardzo niewiele elektronów wtórnych, a próbka jest lokalnie naładowana ujemnie. Jeśli pierwotna wiązka elektronów jest zbyt silna, części powierzchni mogą stać się dodatnio naładowane. Ten ładunek elektryczny musi zostać ponownie usunięty, aby nie było żadnych efektów ładowania. Dlatego izolatory są napylane bardzo cienką warstwą metalu szlachetnego, np. złota, platyny, mieszaniny złota i palladu lub chromu (w polu jonowym o grubości od ok. 1 do 20 nm) lub powlekane poprzez odparowanie węglem o grubości ok. 50 nm w celu uzyskania rozładowania ładunku w obiektach nieprzewodzących, takich jak badane tu niepolimerowe farby olejne. Jednakże, ta powłoka może prowadzić do dalszych zmian w powierzchni. EREM (rozdz. 2.3.2) został opracowany, aby zapobiec zmianom w obiektach i sprawić, że rozpylanie jonowe stanie się zbędne.

Ponieważ cały proces w konwencjonalnych SEM odbywa się w wysokiej próżni, aby uniknąć interakcji z atomami i cząsteczkami w powietrzu, badany materiał może ulec

zmianie. Typowe ciśnienie robocze wynosi 10-6 mbar. W przypadku farb, zwłaszcza tych, które nie są idealnie spolimeryzowane lub młode (< 100 lat), może to skutkować pęknięciami skurczowymi, które mogą być błędnie zinterpretowane ze względu na próżnię. Ponadto, wysoka próżnia ekstrahuje wilgoć z materiału organicznego, która może całkowicie zmienić lub nawet zniszczyć struktury.
Konwencjonalne skaningowe mikroskopy elektronowe z katodą typu hairpin są tańsze niż tzw. emisja pola REM, która charakteryzuje się szczególnie dobrą jakością obrazu nawet przy bardzo niskim napięciu przyspieszającym.
Zaletą zwykłych skaningowych mikroskopów elektronowych, które teraz są łatwiejsze do sfinansowania, jest ich stosunkowo prosta obsługa i tym samym rozsądne koszty operacyjne.

### 2.3.2 Mikroskop elektronowy do skanowania pod niskim ciśnieniem

W szczególności biolodzy od wielu lat domagają się, aby producenci opracowali SEM, który działa przy niższym podciśnieniu, ponieważ wysoka próżnia powoduje uszkodzenie materiału próbki. Nie powinno być również konieczne powlekanie próbek zmieniających pierwotną powierzchnię, ponieważ należy stosować znacznie niższe prądy wiązki, które już teraz uniemożliwiają wyrzucenie "otworów" do badanej powierzchni podczas pozycjonowania wiązki elektronów.
Próbki niepoddane obróbce mogą być poddane oczyszczaniu jonowemu przed badaniem. Podczas czyszczenia jonów (również czyszczenia plazmowego), warstwa brudu nieprzetworzonych próbek jest "bombardowana" jonami gazu szlachetnego argonu pod pewnym kątem i brud na powierzchni jest zasysany. Próbki powierzchniowe mogą być następnie oglądane bez rozpylania i bez stosowania zwykłej wysokiej próżni.
Podczas gdy konwencjonalny SEM nie może obejść się bez wysokiej próżni, skaningowy mikroskop elektronowy niskociśnieniowy (EREM, skaningowy mikroskop elektroniczny środowiska), który jest dostępny od 1997 roku i może być również nazywany VP (zmienne ciśnienie) SEM, może pracować prawie w warunkach życia z niską próżnią wynoszącą tylko 10-3 mbar i bez powłoki. Można zaobserwować wrażliwe preparaty, takie jak żywe komórki lub rosnące kryształy. Od lata 2006 r. Akademie der Bildenden Künste Stuttgart stara się dostosować EREM do celów odtworzeniowych w celu zbadania interakcji różnych materiałów czyszczących i ich wpływu na tkanki. Oznacza to, że prawdopodobnie wkrótce będzie można udokumentować procesy zachodzące podczas obróbki powierzchni.

#### 2.3.2.1 Jak to działa

Funkcjonalność tego EREM (np. Electron Optics Leica Leo 438 VP[118]) jest[119] następująca dla trybu specjalnego ze zmiennym ciśnieniem (tryb VP = tryb zmiennego ciśnienia):

---

[118] Herst..: Leo, D-Oberkochen.

Tylko wytwarzanie wiązki elektronów odbywa się w wysokiej próżni. Komora próbkowania i kolumna elektronowo-optyczna, w której znajduje się manipulacja wiązką, znajdują się jedynie w warunkach niewielkiego podciśnienia. Gaz resztkowy w komorze działa jak oscylator i wzmacniacz.
W trybie VP ciśnienie w komorze próbki może być kontrolowane przez wprowadzenie azotu, tzn. w komorze próbki znajdują się cząsteczki gazu. Te cząsteczki gazu są teraz zjonizowane przez wiązkę elektronów (rozdzielenie elektronów). Ta tak zwana jonizacja uderzeniowa wytwarza dodatnio naładowane jony gazu, które z kolei są w stanie pochłaniać i neutralizować ładunek ujemny wprowadzany przez wiązkę elektronów w próbce.
Parametry temperatury, ciśnienia i wilgotności można zmieniać w komorze próbki. Dodatkową możliwością jest wprowadzenie gazów wymaganych w zależności od warunków badania oprócz lub jako substytut powietrza resztkowego zawartego w komorze próbki.
Próbki, które nie są odporne na działanie próżni, mogą być badane w prawie rzeczywistych warunkach. Jednak rozdzielczość boczna jest tracona z powodu rozproszenia pierwotnej wiązki elektronów i wygenerowanych elektronów wtórnych na cząsteczkach gazu w komorze próbki. Tam, gdzie obecnie można osiągnąć powiększenia 1 000 000 000 przy wysokiej próżni, realistyczny limit w pracy ESEM wynosi około 15 000.
EREM nie daje obiektywnej kwantyfikowalności szkód.

## 2.4 Profilometria laserowa jako prekursor procesu projekcji pasków 3D.

Dokładne, obiektywnie porównywalne, w najlepszym przypadku kwantyfikowalne pomiary zawsze były dużym wyzwaniem dla techników pomiarowych wszystkich wydziałów. W szybko rozwijającym się rozwoju technicznym zawsze istniały poważne możliwości pomiarowe, które były intensywnie wykorzystywane w tamtych czasach i które stopniowo zastępowano lub zastępowano bardziej zaawansowanymi technikami pomiarowymi.

### 2.4.1 **zasada**[120]

W literaturze technicznej [60, 64, 65] wspomina się już o badaniach powierzchni próbek oczyszczonych powierzchni farb olejnych za pomocą wspomaganej komputerowo[121]profilometrii laserowej [219, 227, 293].
Rzeczywistą zasadą pomiaru jest dalszy rozwój odtwarzacza CD wynalezionego przez Philips, który istnieje w tej formie od końca lat siedemdziesiątych.

---

[119] Jedno z takich urządzeń znajduje się w Instytucie Badań Metali Maxa Plancka w Stuttgarcie w Niemczech.
[120] Rozdział 2.4.1 - 2.4.2.2: zob. rozdział 2.4.1 - 2.4.2.2: zob. [65], 36f.; [70], 67ff.
[121] Laser jest skrótem od "Laser": "Wzmocnienie światła poprzez stymulowaną **emisję** promieniowania".

Wcześniejsza modyfikacja tej metody została pierwotnie opracowana w celu sprawdzenia minimalnych nierówności powierzchni metalowych, które są stosowane przez UBM od 1987 roku. Zmodyfikowana wersja tych urządzeń jest wykorzystywana na Wydziale Dermatologii Uniwersytetu w Lubece. Do ilościowego określenia struktury chropowatości skóry wykorzystano komputerową profilometrię laserową[122]. Jest on stosowany w szczególności do badania egzemy skóry ludzkiej.

Zaletą profilometrii laserowej w stosunku do SEM jest przede wszystkim kwantyfikowalność wyników pomiarów zgodnie z normami DIN [66]. Pozwala to na porównanie możliwych środków powierzchniowo czynnych, które mogą być stosowane do czyszczenia powierzchni farb olejnych ze sobą, jak również testowanie poszczególnych środków powierzchniowo czynnych na samym obiekcie. Profilometria laserowa pozwala na wykluczenie z czyszczenia powierzchni farb olejnych środków powierzchniowo czynnych, które mają być uprzednio poddane krytycznym badaniom. Proces ten jest odpowiedni tylko dla małych wycięć powierzchniowych.

## 2.4.2 Jak to działa

### 2.4.2.1 Podstawowa zasada pomiaru chropowatości (profilometria)

Powierzchnie mają makrostrukturę, która jest określona przez kształt i falistość, oraz mikrostrukturę, rzeczywistą chropowatość. Właściwości powierzchni, takie jak paski, fałdy, pola, bruzdy i przydatki, można obliczyć w formie profilu według różnych wartości chropowatości znormalizowanych w normach DIN 4762, 4768, 4771, 4772, 4774 i 4776. Określa się między innymi następujące parametry chropowatości:

Rz: Średnia głębokość chropowatości Rz jest średnią z poszczególnych głębokości chropowatości pięciu jednakowo długich pojedynczych odcinków pomiarowych w całym odcinku pomiarowym. Poszczególne głębokości chropowatości oznaczają pionową odległość pomiędzy najwyższym i najniższym punktem profilu. Wartość ta wskazuje zatem na dominujące rozmiary konstrukcyjne.

Ra: Średnia arytmetyczna wartość chropowatości Ra jest średnią arytmetyczną wartości bezwzględnych profilu chropowatości, odniesionych do linii średniej, w obrębie całkowitej odległości pomiarowej. Wartość Ra jest więc wysokością prostokąta, który jest równy w powierzchni sumy powierzchni częściowych, które zamykają profil z linią środkową. Integralna ocena skutkuje tłumieniem indywidualnych cech charakterystycznych. Wartość Ra jest zatem bardziej odpowiednia, jeśli szczególnie istotne cechy indywidualne w profilu są mniej interesujące.

Ponadto istnieją narzędzia matematyczne do analizy strukturalnej skóry, które uwzględniają okresowe charakterystyki, takie jak regularnie występujące linie. Obejmują one szybką transformację Fouriera, formę analizy częstotliwości, widma mocy, przestrzenną reprezentację częstotliwości i amplitud oraz funkcję autokorelacji, która oddziela okresowe fale od nieokresowego hałasu.

---

[122] Takie urządzenie znajduje się w Klinice Dermatologii i Wenerologii Uniwersytetu Medycznego w Lubece, D-Lubeka.

Zazwyczaj niefiltrowane profile są bardziej przydatne do sprawdzania oczyszczonych powierzchni farb olejnych, ponieważ dają bardziej obiektywny obraz powierzchni. Jeśli jednak zbyt duże różnice wysokości lub punkty połysku utrudniają skanowanie powierzchni, a tym samym utrudniają czytelność profilu, konieczne jest zastosowanie filtra.

#### 2.4.2.2 **sekwencja procesu**

Pewne stwierdzenie o stanie powierzchni można uzyskać poprzez bezpośrednie pomiary za pomocą procedur tarciowo-mechanicznych lub akustycznych, w których mierzy się opór tarcia lub odgłosy podczas spływu powierzchni. Metody pośrednie to różne metody pomiaru światła optycznego, takie jak metody sekcji świetlnej, densytometria lub metody analizy obrazu. Profilometria mechaniczna zazwyczaj działa na wyciskach według tzw. metody trzpieniowej. Tutaj profil jest przesuwany za pomocą głowicy diamentowej. Rozdzielczość jest ograniczona średnicą końcówki. Ponadto, wyciski są poddawane obciążeniom mechanicznym, które mogą powodować artefakty.
W związku z tym opracowano bezdotykową metodę skanowania, tzw. profilometrię laserową [169, 227, 228], w której pomiar wykonuje się również na wyciskach.
Profilometr laserowy UB 16 producenta UBM Messtechnik z Ettlingen w Niemczech oferuje najwięcej zalet spośród różnych instrumentów opracowanych przede wszystkim do zastosowań przemysłowych w odniesieniu do trójwymiarowej reprezentacji zakresu pomiarowego oraz funkcji pomiarowych i filtrujących do stosowania na wyciskach. Wycisk jest mocowany na stole pomiarowym. Wiązka pomiarowa lasera półprzewodnikowego jest skupiona i odbijana na powierzchni przez ruchomą soczewkę obiektywu. Wiązka odbita jest kierowana przez półprzezroczyste lustro i pryzmat na dwie fotodiody. Są one eksponowane jednocześnie tylko wtedy, gdy punkt pomiarowy jest dokładnie skupiony. Następnie urządzenie przesuwa wycisk krok po kroku. Każde rozogniskowanie za pomocą wysokości i głębokości w profilu powoduje elektroniczną regulację obiektywu aż do ponownego ustawienia ostrości. Pozycja obiektywu jest mierzona i zapisywana jako cyfrowa zmierzona wartość [79, 80, 296].
Wartości są wyświetlane jako nadruk profilu. Po wyrównaniu, zmierzone wartości są przetwarzane z filtrowaniem przed obliczeniem wartości chropowatości. Przedstawiony profil jest bardzo dokładnym obrazem powierzchni w rozdzielczości 1 µm. Dzięki temu profilometria nadaje się do ilościowego obiektywizowania zmian powierzchni związanych ze zwiększeniem lub zmniejszeniem chropowatości. Metoda ta była dotychczas stosowana np. do nieinwazyjnego badania zapalnych chorób skóry, takich jak wyprysk atopowy lub łuszczyca, do obiektywizowania efektów terapeutycznych lub kosmetycznych, do badania starzenia się skóry lub cech powierzchniowych łagodnych i złośliwych nowotworów skóry oraz do różnych kwestii eksperymentalnych.
Profilometr laserowy ma laser klasy 1 jako źródło światła, co odpowiada w przybliżeniu wytrzymałości słabego wskaźnika laserowego i może być opisany jako nieszkodliwy w odniesieniu do obciążenia światłem na powierzchni koloru. Długość

fali wynosi 780 nm przy mocy 0,2 mW. Częstotliwość próbkowania wynosi 10 kHz. Oznacza to, że punkt lasera pozostaje na jednym punkcie tylko przez bardzo krótki czas podczas skanowania.
Czas pomiaru wycisku zależy od pożądanej rozdzielczości (= gęstość punktu pomiarowego i powierzchnia pomiarowa). W przypadku wycisków skórnych stosuje się zwykle próbki o wymiarach 4 mm x 4 mm, które mogą być oceniane za pomocą 20 punktów pomiarowych na mm w ciągu 20 minut. Jeśli pożądana jest wyższa rozdzielczość, co miało miejsce w przypadku próbek koloru badanych tutaj (8 mm x 8 mm/40 punktów pomiarowych na mm), czas oceny jest wykładniczo wydłużony. W obecnym przypadku komputer często musiał więc oceniać próbki w ciągu jednej nocy, ponieważ czas przetwarzania tego materiału okazał się szczególnie czasochłonny.
Liczba punktów pomiarowych (do maks. 1000 punktów/mm w przypadku UBM) zawsze określa odległość punktu bocznego, którym dotknięta jest powierzchnia. W przypadku systemu UBM oznacza to, że odległość punktu pomiarowego wynosi 1 mikrometr (= 1000 µm/1000 punktów). W przypadku urządzenia UBM powierzchnia pomiarowa jest przesuwana za pomocą jednostki przesuwnej. Liczba punktów pomiarowych wynika następnie z częstotliwości próbkowania, która ma być ustawiona w systemie skanowania, gdzie 1000 punktów/mm jest maksymalną częstotliwością próbkowania dla systemu UBM. Należy zauważyć, że urządzenie UBM działa zasadniczo liniowo; oznacza to, że odległość punktowa w kierunku x, wynikająca z częstotliwości próbkowania, różni się od rozdzielczości w kierunku y, którą określa się przesuwając tabelę w kierunku y między zarejestrowanymi liniami, zwłaszcza przy wysokiej rozdzielczości bocznej.
Rozdzielczość nie może być tu zrównana z powiększeniem. Rozdzielczość jest liczbą punktów na mm i jest całkowicie niezależna od powiększenia. Jeśli na przykład profil drukowany mierzy 16 cm w rzeczywistej osi x o długości 8 mm, jest to powiększenie 2 mm/16 cm = 1:80. Powiększenie nie jest zatem tak użyteczne jak wskazanie, ponieważ rozdzielczość, w przeciwieństwie do mikroskopii, nie jest lepsza. Punkty pomiarowe są zawsze wskazywane pod osiami lub krawędziami pokazanych profili (np. 8,00 mm/40 P/mm, tzn. długość krawędzi próbki wynosi 8,0 mm). Powierzchnia została zmierzona za pomocą 40 punktów pomiarowych na mm).
W celu lepszego uśrednienia wartości, powierzchnia nie może być zbyt mała, dlatego też najlepsza powierzchnia pomiarowa wynosi 4 x 4 mm. W przypadku rozłupywarki do próbek o wielkości około i < 1 mm nie można zastosować przedstawionej tu metody badania, ponieważ wiązka laserowa nie może być następnie umieszczona na próbkach, tzn. w obrazie występują rozmycia spowodowane krawędziami rozłupywarki do próbek.
Ponieważ usunięcie większych cząstek stanowi niedopuszczalne zniszczenie oryginalnej powierzchni obiektu, w niektórych przypadkach skanowanie powierzchni bez pobrania próbki musi być przeprowadzone w celu przeprowadzenia badania profilometrycznego laserowego. W tym celu pobiera się odciski silikonowe badanych powierzchni. Następnie przeprowadza się badania powierzchni na tych odciskach[123]. Dane pomiarowe przechowywane w komputerze są odzwierciedlone w linii zerowej

[123] Materiał do impresji: Identyfikacja. Laboratoire Biosthétique, D-Pforzheim.

profilu, dzięki czemu negatywne wrażenie może być ocenione jako pozytywne [227]. Przeciwdziała temu niewielka utrata ostrości, 1-2% skurcz materiału wyciskowego i wprowadzenie olejów silikonowych [211] do obiektu. Jednak w przypadku masy wyciskowej "Silflo" firmy Flexico Ltd. z Londynu, Anglia, stosowanej w Lubece, nie powinno dojść do znaczącego skurczu. Oleje silikonowe nie powinny być również wprowadzane na powierzchnię. Warunkiem wstępnym dla "Silflo" jest jednak pewne przyleganie warstwy malarskiej do podłoża.

## 2.5 Metoda projekcji pasków 3D oparta na mikrolusterkach.

Dostępną technologią jest nowy rozwój GFMesstechnik, Teltow, Niemcy i Texas Instruments, Dallas, USA, który został zaprezentowany po raz pierwszy w 2001 r. na targach AAD w Waszyngtonie oraz na targach "Microsystems Technology" również w marcu 2001 r. w Dusseldorfie.
Nowa projekcja mikrolustrowa różni się od "konwencjonalnej" projekcji brzegowej zasadniczo możliwością projekcji cyfrowej, tzn. zdefiniowane wartości szarości mogą być generowane i wyświetlane w punkcie pomiarowym poprzez ukierunkowaną kontrolę mikrolustrów, co powoduje, że lokalnie różne odbicia na powierzchni obiektów pomiarowych mogą być kompensowane, co zawsze prowadziło do powstawania artefaktów w profilometrii laserowej. Ponadto większą intensywność światła uzyskuje się dzięki zastosowaniu luster do projekcji światła. Umożliwia to obsługę optycznej techniki pomiarowej w normalnie oświetlonych pomieszczeniach bez zaciemnienia. Można również wykonać projekcję z dużą prędkością, tzn. przy konwencjonalnym oświetleniu światłem białym strukturalnym, czas cyklu wideo projektora lub kamery można wykorzystać do uzyskania profili 3D w 68 ms, co w przeciwieństwie do 64 godzin czasu pomiaru z profilometrią laserową stanowi zaletę, której nie należy lekceważyć.
Technologia ta jest już wykorzystywana w wielu dziedzinach, chociaż nadal jest testowana i wciąż badane są nowe obszary badań. Spośród wielu dostępnych systemów można zauważyć przewagę raczej technicznego urządzenia pomiarowego "MikroCAD" do określania mikroprofili i chropowatości różnych powierzchni, które jest wykorzystywane głównie do pomiarów mikroukładów, mikrokontaktów, głowic magnetycznych HDD, mikrostrukturalnej blachy, powierzchni mikrosfery, wykrywania mikrostruktury powierzchni papieru i struktur sitodruku, w porównaniu do urządzenia do pomiaru skóry "PRIMOS", stosowanego w polu dermatologicznym.

### 2.5.1 Podstawy optycznej metrologii 3D za pomocą projekcji paskowej[124]

Technika projekcji paska stanowi połączenie techniki triangulacji optycznej (technika sekcji świetlnej) i techniki interferometrycznej (interferometria w czasie rzeczywistym). Główną zaletą techniki projekcji paskowej w porównaniu z innymi technikami skanowania optycznego lub mechanicznego 3D jest możliwość szybkiego

[124] Rozdziały 2.5.1 - 2.5.7: zob. [70], 99-111; [71], 5-13.

i obszarowego pozyskiwania dużych powierzchni o wysokiej rozdzielczości przestrzennej. Zarówno technologia sekcji świetlnych, jak i interferometria w czasie rzeczywistym zostały pierwotnie opracowane przede wszystkim do pomiaru i testowania optycznych powierzchni funkcjonalnych (soczewek, luster itp.) i są z powodzeniem stosowane od lat do szybkich i bardzo dokładnych pomiarów 3D w przemyśle i badaniach, ale także w zmodyfikowanej formie w rekonstrukcji [136].

### 2.5.2 **Pomiar 3D metodą projekcji pasków.**

Poniżej wyjaśnione zostaną warunki wstępne dla metod rzutowania pasków, tak jak są one obecnie stosowane.

**Projekcja paska jako metoda triangulacji**

Poniższy wykres przedstawia trzy podstawowe metody triangulacji, które można podzielić na triangulację punktową, liniową i obszarową. Ogólną funkcją metod triangulacji jest oświetlenie mierzonej powierzchni odpowiednim źródłem światła w punktach, liniach lub obszarach oraz, za pomocą czujnika optoelektronicznego (np. fotodioda, czujnik CCD itp.), obserwacja lub rejestracja struktury światła odwzorowanej na powierzchni pomiarowej przy określonym kącie rzutu (kąt triangulacji).

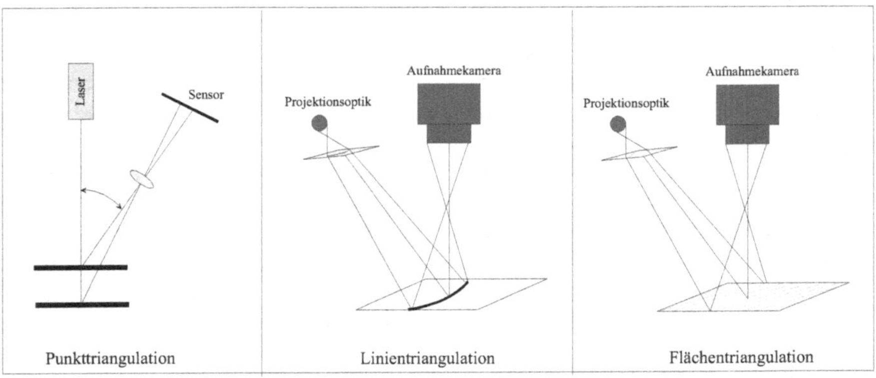


Rys. 10: Podstawowa metoda triangulacji [na 70].

Podstawowe metody techniki triangulacji

Ukośna projekcja struktur świetlnych na powierzchnię docelową i ich obserwacja pod pewnym kątem α, czyli pod kątem triangulacji, prowadzi do przekształcenia pionowych zmian w trójwymiarowym profilu powierzchni w boczne ugięcia zapisanej struktury świetlnej na czujniku optoelektronicznym. Poniższa ilustracja na rysunku 11 przedstawia tę sytuację w przypadku oświetlenia punkt po punkcie punktowego punktowego za pomocą plamki laserowej.

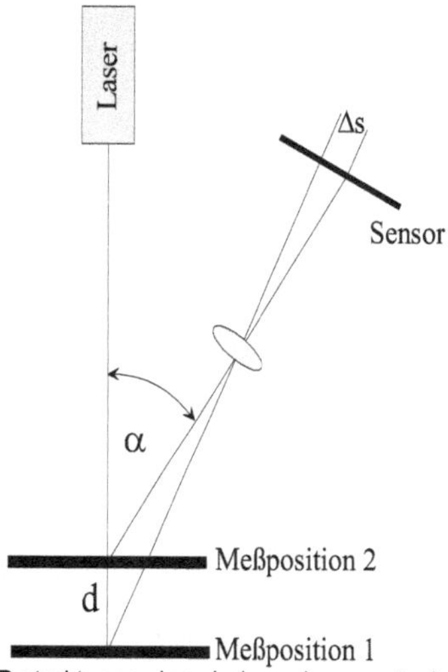

Rys. 11: Pozyskiwanie 3D struktur powierzchniowych przy użyciu technik triangulacji [na 70].

Zarejestrowane różnice w wysokości profilu d mogą być następnie ilościowo rejestrowane i oceniane punkt po punkcie za pomocą prostego równania triangulacyjnego ( 1 ).

$$d = \Delta s / \tan \alpha \quad (1)$$

W celu uzyskania trójwymiarowej struktury powierzchni za pomocą metod triangulacji liniowej i obszarowej stosuje się zasadniczo te same warunki, które wynikają z równania (1) dla przypadku jednowymiarowego, przy czym w każdym przypadku należy odpowiednio uwzględnić powierzchnię rzutową lub pomiarową.
W technice triangulacyjnej osiągalna rozdzielczość profilu i wynikająca z niej dokładność pomiaru zależy od wielkości plamki świetlnej oraz rozmiaru piksela i rozstawu pikseli zastosowanego czujnika CCD; dotyczy to również triangulacji liniowej i planarnej. W celu równoczesnego uchwycenia dużej powierzchni docelowej, w technice triangulacji planarnej wyświetlane są równoległe linie o tym samym rozstawie linii. Na podstawie równania ( 1 ), jak również głównego szkicu, przepisy dotyczące oceny, które należy stosować jako podstawę dla wyniku triangulacji powierzchniowej, jak pokrótce opisano poniżej.

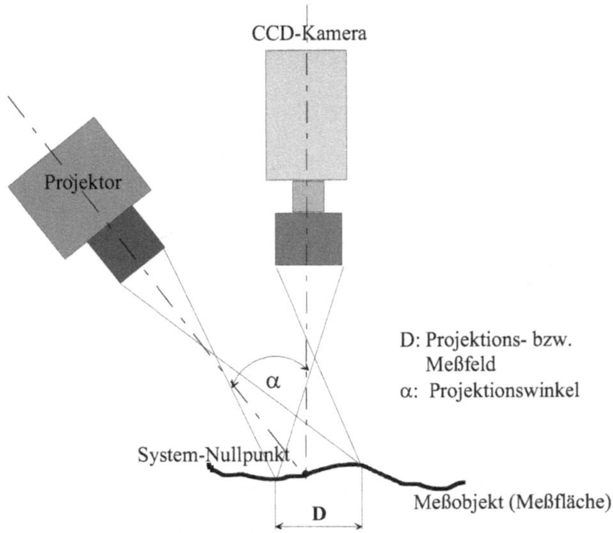


Rys. 12: Zasada działania triangulacji liniowej lub obszarowej [bez 70].

Przy ocenie obrazów triangulacji powierzchni należy określić związek między rzutowanymi liniami lub ich odchyleniem na powierzchni docelowej a samym kształtem powierzchni. Odpowiednio, zależność ta wynika z interferometrycznej interpretacji rzutowanych wzorów pasków z tzw. efektywnej długości fali $\lambda_{eff}$, którą można określić w następujący sposób:

$\lambda_{eff} = 2p/\cos\Phi\tan\alpha = 2d/\tan\alpha = 2ßL/\sin\alpha$ (2)

Gdzie p jest odstępem między paskami rzucanych wzorów pasków przy obserwacji od kierunku rzutu, a d jest odstępem między paskami przy obserwacji od pozycji kamery rejestrującej.

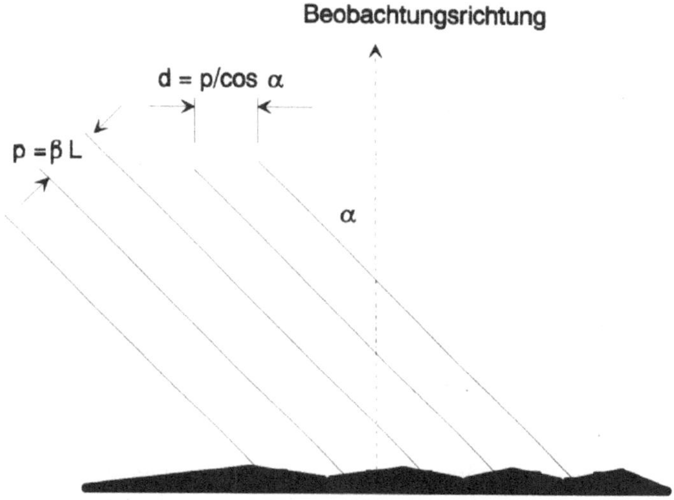


Rys. 13: Zmierzone zmienne w technice rzutowania paska [na 70].

Jak już krótko wspomniano, możliwe jest interpretowanie przewidywanych wzorów linii jako obrzeża zakłóceń. W tym przypadku można podać następujące równanie dla uzyskania wysokości profilu z (x,y) w rozważanym punkcie na powierzchni pomiarowej:

$$z_{(x,y)} = [\Phi_{(x,y)}\,\lambda_{eff}]/4 \qquad (3)$$

gdzie $\Phi(x,y)$ przedstawia zależną od lokalizacji dokładność pomiaru fazy zastosowanego systemu oceny pasków.

**Projekcja paska jako metoda interferometryczna**

W celu uchwycenia i oceny dużych powierzchni, na mierzoną lub przechwytywaną powierzchnię rzutowane są równoległe, równoległe, równoodległe linie. Ugięcie pasów jest miarą progresji istniejącego profilu powierzchni. Jeżeli rzutowane wzory pasków są przechwytywane i digitalizowane przez kamerę CCD i przekazywane do komputera pomiarowo-oceniającego, możliwe jest określenie profilu 3D badanej powierzchni z istniejących ugięć pasków za pomocą równań (1) do (3) powyżej.
Technologia akwizycji sygnału zastosowana w technice projekcji paska, składająca się z kamery CCD, chwytaka ramowego oraz oprogramowania do pomiaru i oceny, rejestruje dane dotyczące natężenia według wcześniej zdefiniowanych algorytmów i przetwarza je zgodnie z algorytmami oceny zaimplementowanymi w oprogramowaniu do pomiaru i oceny. W przypadku oświetlenia liniowego w technologii projekcji paska, możliwa jest interpretacja wyświetlanych wzorów paska w sensie interferometrycznym oraz zastosowanie algorytmów interferometrycznych do oceny paska. Dzięki zastosowaniu algorytmów interferometrycznych do oceny obrazów

projekcji pasków, osiągalnej dokładności pomiaru towarzyszy oczywiście dostosowanie geometryczno-optycznych warunków projekcji pasków do warunków falowo-optycznych interferometrii; oznacza to, że w projekcji pasków w kształcie cos2 rozkład natężenia projektowanych pasków ma być zagwarantowany z dużą intensywnością i jednocześnie bardzo dobrym kontrastem pasków. Jeśli tak jest, to ogólne podstawowe równanie interferometrii dwuwiązkowej może być użyte do opisania lub oceny obrazów projekcji paskowej w następującej formie:

$$I(x,y) = Io(x,y)\,[1 + V(x,y) \cos \Phi\,(x,y)] \qquad (4)$$

gdzie w równaniu (4) Io(x,y) jest natężeniem tła (rozkład jasności obrazu), V(x,y) jest amplitudą (kontrast paska), a $\Phi$ (x,y) jest fazą rzutowanej fali I(x,y) w płaszczyźnie obrazu nośnika zapisu (np. chip kamery matrycowej CCD).

Informacje o wysokości mierzonego obiektu, który ma być zapisany w optycznej metrologii 3D, zawarte są w informacjach fazowych zarejestrowanych przez czujnik optyczny $\Phi$ (x,y) w płaszczyźnie obrazu zgodnie z równaniem (2). Równanie (4) jest równaniem z trzema niewiadomymi, ale jasność obrazu i amplituda paska są znane lub mogą być mierzone przez konwersję A/D na czujniku optoelektronicznym (np. kamera CCD). W ten sposób ocena równania (4) sprowadza się do uzyskania informacji o fazie $\Phi$ (x,y). W przypadku warunków falowo-optycznych, takich jak te występujące w interferometrii (rys. 14), zarejestrowana przez czujnik optyczny pozycja fazowa wynika z przesunięcia długości ścieżek optycznych (różnicy ścieżek) między obiektem a wiązką odniesienia i ich dodatkowym położeniem. Jeżeli koncepcja interferometrii dwubelkowej jest obecnie stosowana do geometrycznych warunków optycznych, tak jak istnieją one w przypadku projekcji skrajnej, to fala odniesienia jest tworzona przez "nie zdeformowaną" rzutowaną falę (wzór projekcji). Fala obiektowa wymagana zgodnie z równaniem (4) lub superpozycja fali obiektowej i fali odniesienia (w sensie interferometrycznym) powoduje rzut paska, a następnie zniekształcenie lub odchylenie rzutowanego paska na kształt powierzchni obiektu pomiarowego, postrzegane przez czujnik optyczny ustawiony pod pewnym kątem triangulacji.

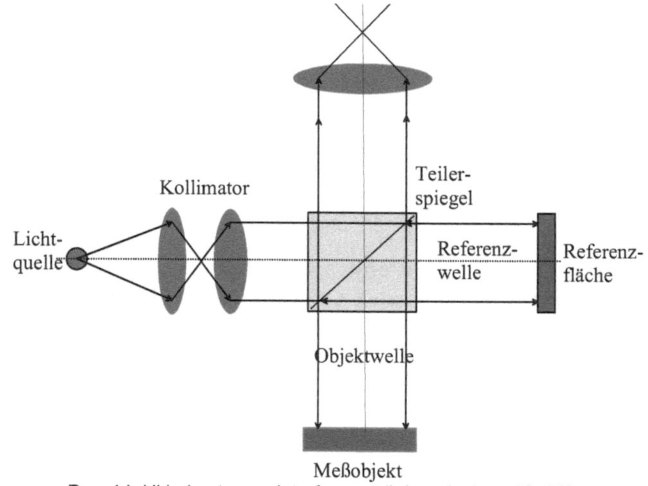

Rys. 14: Układ optyczny interferometrii dwuwiązkowej [z 70].

W oparciu o powyższe, trójwymiarowa struktura powierzchni mierzonego obiektu może być ściśle rozumiana jako fala obiektowa w sensie interferometrycznym, co ma podstawowe znaczenie dla oceny obrazów projekcji paskowej na podstawie koncepcji interferometrii dwuwiązkowej.

Dalsza interpretacja projektowanych wzorów pasków, mająca znaczenie dla ewentualnej oceny ilościowej, wynika z wyjaśnień zgodnych z koncepcją teorii drgań mechanicznych, zgodnie z którą zarejestrowany przez czujnik optyczny rozkład natężenia reprezentuje stałą modulację częstotliwości nośnej. W przypadku mechaniczno-wibracyjnej interpretacji obrazów projekcji frędzli, rzutowany wzór frędzli reprezentuje częstotliwość nośną, a struktura powierzchni 3D obiektu pomiarowego reprezentuje modulowaną częstotliwość sygnału użytecznego. Z wymienionych faktów wynika możliwość zastosowania koncepcji mechaniki drgań do oceny (analizy fazowej) obrazów projekcji pasków.

### 2.5.3 **Ocena obrazów projekcji paskowej**

Ocena obrazów projekcji paska reprezentuje wyznaczenie informacji fazowej paska stałego lub wzoru drgań zarejestrowanego przez czujnik optyczny. Można zastosować oba algorytmy oparte na interferometrycznej analizie fazowej i mechanicznej analizie drgań. W odpowiedniej literaturze technicznej algorytmy te są również określane jako metody heterodyny czasowej i przestrzennej ze względu na ich metodyczną implementację.

### 2.5.4 Metody heterodyny przestrzennej (metody częstotliwości nośnej)

Metody heterodyny przestrzennej lub metody częstotliwości nośnej oparte są na koncepcjach wibro-mechanicznych. Zarejestrowany przez czujnik wzór pasków jest postrzegany jako oscylacja stacjonarna. Równanie (4) ma być rozszerzone o kolejny termin fazowy (faza nośna) $_{\Delta o}$ (x,y) w następującej formie

I(x,y) = Io(x,y) [1 + V(x,y) cos{Δ(x,y - $_{\Delta o}$(x,y)}] (5)

Analiza fazowa jest następnie wykonywana za pomocą analizy FFT (FFT: Szybka Transformacja Fouriera) wzoru paska. Celem analizy FFT jest najpierw określenie częstotliwości przestrzennej fazy nośnej, co ilustruje poniższy rysunek 15.

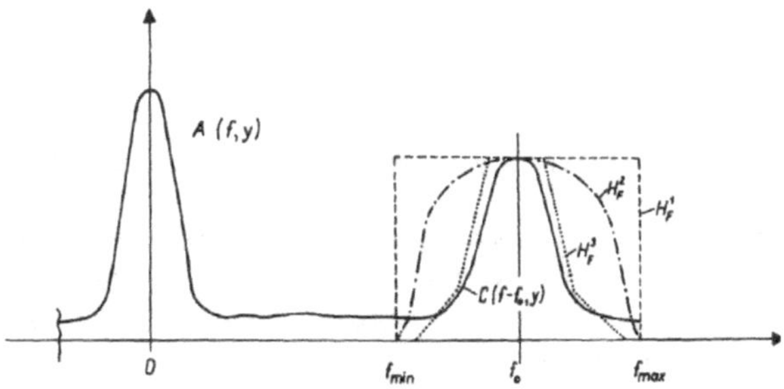


Rys. 15: Schematyczny szkic procesu FFT [z 70].

Ponieważ znana jest obecnie częstotliwość przestrzenna fazy nośnej, wzór paska jest ponownie przekształcany w przestrzeń przestrzenną, z uwzględnieniem dostępnej częstotliwości przestrzennej, tak aby w wyniku zachował się rozkład przestrzenny fazy sygnału użytecznego (informacja powierzchniowa). W rezultacie odbierana jest użyteczna faza sygnału Modulo-Φ i może być reprezentowana w następującej formie:

Φ(x,y) = arktan{(- 3 I(xi+h3,y) + 3 I(xi-h3,y)/L[-I(xi-h3,y) + 2 I(xi,y)-I(xi+h3,y)] - 2foxi}
(6)

Z równania (6) wynika, że w wyniku analizy fazowej najpierw uzyskuje się tzw. rozkład fazowy modulo-Φ (obrazek piły). Obraz fazy modulo-Φ jest następnie konwertowany na obraz fazy rzeczywistej lub profil 3D, który można wykorzystać w optycznej metrologii 3D przy użyciu odpowiednich algorytmów oceny. W literaturze technicznej ten etap oceny nazywany jest "rozpakowywaniem" i stanowi najbardziej skomplikowaną i wymagającą know-how część oceny wzorów pasków w praktycznej metrologii powierzchni 3D.

Dla praktycznej metrologii 3D z wykorzystaniem technik interferometrycznych lub projekcyjno-optycznych, metody heterodyny przestrzennej stanowią niezwykle ciekawe podejście, ponieważ tylko jeden obraz z kamery (ramka kamery) jest wymagane do przechwycenia pełnego profilu powierzchni 3D, który może być

przechwycony w czasie < 17 ms. Wpływy drgań, które są bardzo ważne np. przy rejestrowaniu profili skóry, mogą być ekstremalnie zminimalizowane, jak wykazały intensywne badania własne. Wadą praktycznej techniki pomiarowej jest to, że czasami występują znaczne zakłócenia (błędy fazowe, artefakty), jeśli mierzalne różnice wysokości (np. na powierzchni skóry) nie mieszczą się w obrębie użytej szerokości paska (efektywna długość fali) oraz jeśli występują obszary bez rzutu paska (np. obszary cienia).
Poniższa ilustracja (Rys. 16) ilustruje krótko opisany proces oceny paska z punktu widzenia teoretycznego przetwarzania sygnału.

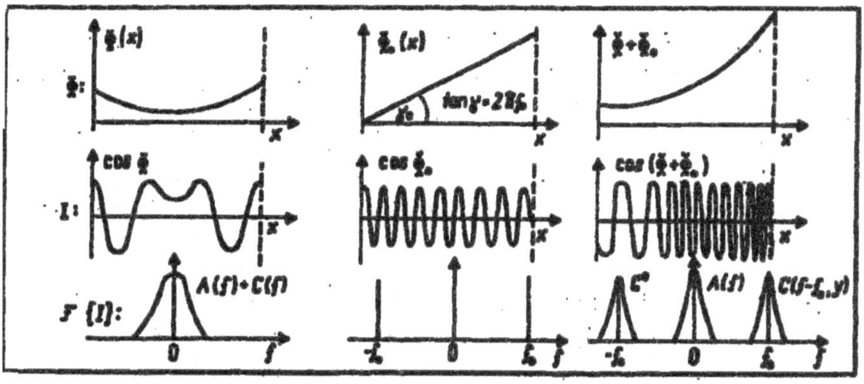

Rys. 16: Wpływ nośnika przestrzennego w przestrzeni lokalnej i częstotliwości [na 70].

## 2.5.5 Metody heterodyny czasowej (metoda przesunięcia fazowego)

Metody heterodyny czasowej są znane w odpowiedniej literaturze technicznej pod terminem metoda przesunięcia fazowego. Podstawową ideą PSV jest wykorzystanie długości fali i przesunięcie jej w kilku stałych krokach o jeden okres (tj. 360°) w celu przechwycenia dostępnych informacji dotyczących fazy lub zmierzenia, tak aby ta sama fala była przechwytywana przez aparat w różnych pozycjach.
Podstawowe równanie ogólne (2) również stanowi tutaj podstawę, która następnie musi być zapisana w następującej formie, w zależności od zmian fazowych, które mają być wykorzystane:

I1(x,y) = Io(x,y) [1 + V(x,y) cos{(x,y) + + 0

I3(x,y) = Io(x,y) [1 + V(x,y) cos{(x,y) + + 120°.

I3(x,y) = Io(x,y) [1 + V(x,y) cos{(x,y) + + 240° (7)

Ponieważ równanie (4) jest równaniem liniowym z trzema niewiadomymi, wynika z tego, że co najmniej trzy przesunięcia fazowe muszą być przeprowadzane w celu rozwiązania układu równań (7). Od teorii na rozwiązanie liniowych systemów równań wynika ponadto, że osiągnięcie wystarczająco wysokiej dokładności rozwiązania liniowego systemu równań jest podany tylko z nieokreślonych systemów równań. Dla praktycznego zastosowania do heterodyny czasu lub techniki przesunięcia fazowego wynika, że co najmniej cztery, ale lepiej pięć lub więcej przesunięcia fazowe (systemy równań) muszą być stosowane w celu zapewnienia wystarczającej dokładności pomiaru.

Analogicznie do równania (7) dla przestrzennej techniki heterodyny, faza w płaszczyźnie x-y jest również otrzymywana jako funkcja arktan w następującej postaci w wyniku oceny paska dla heterodyny czasowej:

$$(x,y) = \text{arktan}\, 3\ \{[I3(x,y) - I2(x,y)]/[2I1(x,y) - I2(x,y) - I3(x,y)]\}\ \text{mod} \quad (8)$$

Metody heterodyny czasowej lub metody przesunięcia fazowego mają przewagę nad heterodyną przestrzenną lub metodami częstotliwości nośnej, że obszary na powierzchni badanego obiektu, gdzie natężenie światła pozostaje stałe w trakcie przesunięcia fazowego są a priori ustawione na zero lub zamaskowane na podstawie zastosowanych algorytmów obliczeniowych. W ten sposób podatność na błędy fazowe i artefakty w obszarach zacienionych i obszarach wolnych od smug na powierzchni obiektu pomiarowego jest znacznie zminimalizowana.

Decydująca wada metody przesunięcia fazowego w porównaniu z metodą częstotliwości nośnej wynika z faktu, że należy wykonać co najmniej trzy, ale znacznie więcej obrazów z różnymi pozycjami fazowymi wzorców projekcji. Kolejną wadą realizacji praktycznych systemów pomiarowych jest to, że zgodnie z aktualnym stanem techniki, potężne metody przesunięcia fazowego, z wyjątkiem cyfrowej projekcji mikrolustrowej, zawsze wymagają zastosowania siłownika mechanicznego w celu wygenerowania przesunięcia fazowego.

Podobnie jak w przypadku zastosowania metod heterodyny przestrzennej, jednak decydujące kryterium zastosowania jest również podany z metod przesunięcia fazowego przez fakt, że różnice wysokości profilu do zmierzenia muszą leżeć w zakresie stosowanego rozstawu pasków (efektywna długość fali). Jeśli tak nie jest, metody przesunięcia fazowego są tak samo podatne na zakłócenia, jak metody częstotliwości nośnej.

### 2.5.6 **Metody kodowania optycznego (metoda kodu kreskowego)**

Jeśli nie jest możliwe jednoznaczne przypisanie wzorów pasków wyświetlanych na przetworniku CCD do wzorów pasków generowanych w projektorze w przypadku nieciągłych wzorów pasków w obrazie z kamery, jak pokazano na rysunku 17, wzór pasków nie może być oceniany w odniesieniu do zapisu profilu 3D. Problem ten można rozwiązać poprzez odpowiednie zakodowanie wyświetlanego światła. Można to zrobić na różne sposoby, głównie przy użyciu projekcji szarego klina kolorowych struktur świetlnych o okresowej modulacji natężenia światła o różnych częstotliwościach przestrzennych wzoru Graycode. Ze względu na swoją solidność, projekcja wzorów kodów kreskowych jest obecnie najczęściej stosowaną metodą w praktycznych systemach pomiarowych.

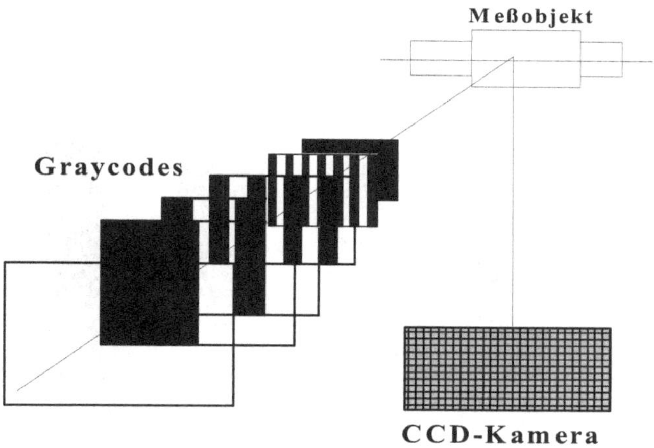


Rys. 17: Podstawowy szkic metody opartej na kodzie kreskowym [z 70].

Kody szare to kody binarne w postaci *n* szarych pasków z prostokątnym rozkładem intensywności. Są one rzutowane jeden po drugim na obiekt pomiarowy, jak pokazano na rysunku 17. Poprzez projekcję i zapisywanie kodów szarości, każdemu elementowi obrazu obserwowanego punktu obiektu przypisywane jest n-cyfrowe słowo kodu binarnego. To słowo kodowe wyraźnie opisuje kierunek oświetlenia projektora do tego punktu obiektu. W ten sposób system projekcyjny, składający się z projektora, kamery i obiektu pomiarowego, tworzy wyraźne połączenie, które ma fundamentalne znaczenie dla dalszego pozyskiwania danych pomiarowych dla akwizycji profili 3D o wysokiej rozdzielczości. Jeżeli wysokości profili, które mają być rejestrowane za pomocą technologii rzutowania pasków, wskazują na nieciągłości, metoda Graycode stanowi absolutnie niezbędny etap wstępny dla rejestrowania i oceny profili powierzchni o wysokiej rozdzielczości.
Ponieważ sam wynik projekcji kodu kreskowego zapewnia początkowo tylko wyraźne przypisanie kierunku oświetlenia projektora do punktu obiektu dla całej przestrzeni obiektu, konieczne jest podłączenie kolejnej sekwencji świetlnej do metody kodu kreskowego, za pomocą której można następnie uchwycić bardzo dokładny profil powierzchni. W praktycznej technice pomiarowej odbywa się to w taki sposób, że po ostatniej sekwencji Graycode projekcja jest projektowana jako sekwencja przesunięcia fazowego i, w zależności od możliwości systemu projekcyjnego, jest przesunięta fazowo o trzy, cztery lub nawet częściej. W przypadku, gdy system projekcyjny jest w stanie wygenerować i wyświetlić sinusoidalne struktury intensywności, dostosowuje się okres sinusoidalny ostatniej sekwencji Graycode. Poniższa ilustracja na rysunku 18 ilustruje tę sytuację.

Rysunek 19 przedstawia prostokątną sekwencję ostatniego kodu kreskowego i sinusoidalną pierwszą fazę rzutu paska po kodzie kreskowym w celu uzyskania wysokiej rozdzielczości profilu. Ze względu na przejście od projekcji kodu kreskowego do projekcji pasków sinusoidalnych w tym samym cyklu rejestracji, podana jest wyraźna ocena i przypisanie punktów pomiarowych z przestrzeni obiektu, pomimo możliwych i ewentualnie dużych nieciągłości w ocenie paska (np. ze względu na duże różnice wysokości profilu).

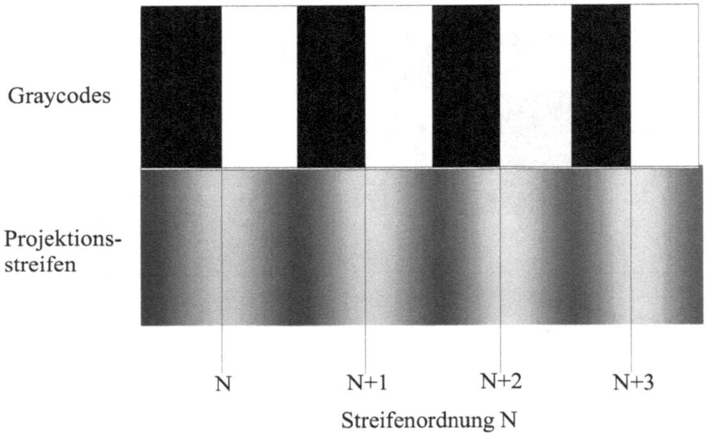


Rys. 18: Zależność funkcjonalna między sekwencjami kodów kreskowych a projekcją sinusoidalną metodą kodów kreskowych [na 70].

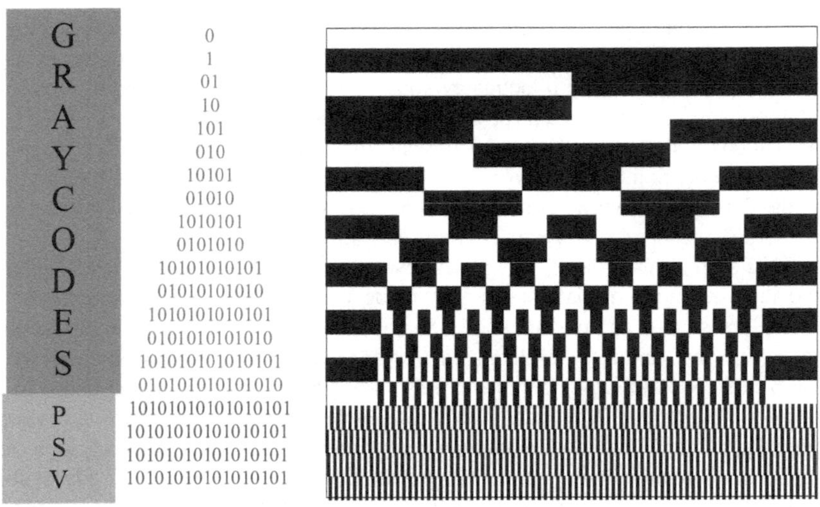


Rys. 19: Zależność funkcjonalna pomiędzy sekwencjami kodów kreskowych a projekcją sinusoidalnych pasków (PSV) metodą tzw. kodów kreskowych [na 70].

Połączenie pomiędzy projekcją kodu kreskowego a projekcją paska jest nadawane przez ostatnią sekwencję kodu kreskowego, która jest dostosowana do okresu paska dla przesunięcia fazowego. Z punktu widzenia ilościowej oceny przesuniętych fazowo obrazów pasków, ostatnia sekwencja techniki Graycode dostarcza dokładnie taką kolejność pasków, jaką należy zastosować jako podstawę dla danego punktu pomiarowego lub powierzchniowego. Wychodząc od wyjaśnień na temat bezpośredniego związku pomiędzy projekcją kodów szarych i sinusoidalnych wzorów pasków w optycznej metrologii 3D przy użyciu projekcji pasków, staje się jasne, że te dwie techniki projekcji są od siebie zależne, a zatem oddzielenie tych dwóch technik projekcji nie jest możliwe. Ponieważ projekcja kodu kreskowego jest przeprowadzana wyłącznie w celu stworzenia niezbędnych danych wejściowych do oceny paska (definicja kolejności pasków) dla metody przesunięcia fazowego, projekcja kodu kreskowego bez późniejszej projekcji pasków z przesunięciami fazowymi byłaby technicznie bezcelowa. Jeśli projekcja paskowa odbywałaby się bez poprzedniej projekcji kodu kreskowego, powstałby problem ewentualnych istniejących nieciągłości w odniesieniu do zestawienia tak uzyskanych wyników. Aby skrócić czas rejestracji danych pomiarowych, można oczywiście wyobrazić sobie warianty techniki projekcji połączonych pasków Graycode, które polegają na minimalizacji liczby kodów Graycode. Dla praktycznej techniki pomiarowej oznacza to, że na końcu ostatniej sekwencji Graycode następuje sekwencja sinusoidalna o długiej fali, której towarzyszy wzrost efektywnej długości fali i tym samym redukcja osiągalnej rozdzielczości profilu.

## 2.5.7 Pomiar powierzchni 3D metodą projekcji pasków.

Poniżej przedstawione zostaną warunki wstępne dla pomiarów powierzchni za pomocą technologii pomiaru projekcji pasków 3D.

### Uwagi ogólne

Technika projekcji paska może być wyprowadzona z połączenia techniki planarnej triangulacji optycznej z interferometrią w czasie rzeczywistym. Rezultatem tego wyprowadzenia jest praktyczna technika pomiaru optycznego, która pozwala na uchwycenie dużych obszarów optycznie chropowatych powierzchni technicznych lub powierzchni skóry ludzkiej z wykorzystaniem możliwości triangulacji powierzchni poprzez projekcję wzorów linii. Zwiększona rozdzielczość profilu i niezbędna dokładność pomiaru jest następnie osiągana poprzez zastosowanie algorytmów interferometrycznych w czasie rzeczywistym do wyświetlanych wzorów pasków. W wyniku tej kombinacji, interferometria w czasie rzeczywistym jest początkowo decydującym kryterium dla pomiarów i możliwości zastosowania technologii projekcji pasków w praktycznych zadaniach pomiarowych. Na podstawie równań (4) i (5) należy wybrać bardzo małą efektywną długość fali, aby uzyskać bardzo wysoką rozdzielczość profilu. Jak już wspomniano, w oparciu o prawa interferometrii w czasie rzeczywistym, wielkość efektywnej długości fali jest bezpośrednio związana z mierzalnymi różnicami wysokości profilu i prawdą jest, że mierzalna różnica wysokości profilu pomiędzy dwoma rozważanymi punktami powierzchniowymi lub tymi, które mają być zmierzone, nie może być w żadnym przypadku większa niż sama efektywna długość fali. Jeśli różnica pomiędzy dwoma punktami do zmierzenia jest większa niż efektywna długość fali, interferometryczne pobieranie próbek jest naruszone. W wyniku tego naruszenia zasady próbkowania występują błędy fazowe, które mogą być rozpoznane jako artefakty w uzyskanych rekordach profili 3D. Poniższe rysunki 20 i 21 ilustrują ten fakt, wykorzystując szkic zasady, pokazując efektywną długość fali wykorzystywaną w profilu, który ma być zarejestrowany. Rysunek 20 wyraźnie pokazuje, że progresja profilu lub różnice wysokości profilu (rzeczywista powierzchnia) są znacznie mniejsze niż stosowana efektywna długość fali. W ten sposób wszystkie powierzchnie, które mają być uchwycone, mieszczą się w mierzalnym zakresie.

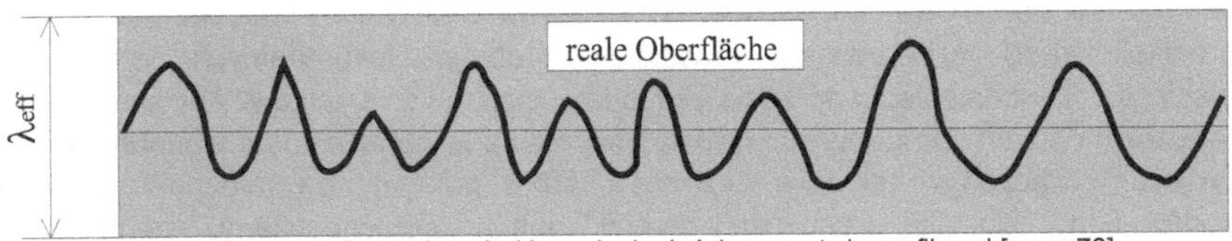


Rys. 20: Skanowanie powierzchni bez nieciągłości w warstwie profilowej [poza 70].

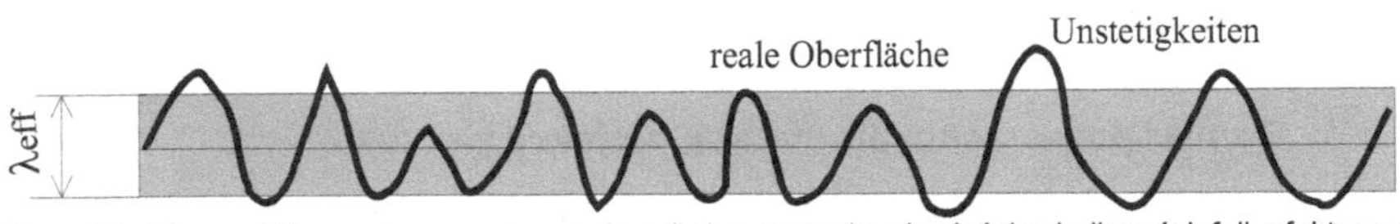


Rys. 21: Nieprawidłowe skanowanie powierzchni z powodu niewłaściwej długości fali efektywnej. [z 70]

Rysunek 21 pokazuje, że jeśli efektywna długość fali jest wybierana nieprawidłowo lub nie jest dostosowana do profilu powierzchni, podczas skanowania profilu powierzchni występują znaczne błędy. Błędy te prowadzą do błędów fazowych lub artefaktów na mierzonym profilu i pogarszają wynik pomiaru podczas wizualizacji profilu powierzchni. Przy obliczaniu parametrów chropowatości rozważanych powierzchni, takie artefakty reprezentują zmienne zakłócające, których nie można pominąć.

W celu umożliwienia "sterowania" artefaktów występujących w pomiarach optycznych, w przeszłości wykorzystano dwie podstawowe ścieżki, wykorzystując odpowiednie algorytmy oceny w celu rozpoznania artefaktów jako nieprawidłowo zarejestrowanych obszarów profili oraz poprzez zastosowanie kolorowego znakowania w zapisie profili 3D i niestosowanie tych wartości w określaniu chropowatości optycznej.

Kolorowe oznakowanie w napisie profilu 3D może być czynnikiem zakłócającym ocenę wizualną, szczególnie przez niedoświadczony personel laboratorium. Jeżeli dane profilu zidentyfikowane jako błędny zapis danych pomiarowych nie są wykorzystywane, w analizie chropowatości w rozumieniu filtrowania pasmowego

popełniane są znaczne błędy, a istniejące dane profilu nie są brane pod uwagę przy analizie powierzchni lub chropowatości. Na podstawie aktualnego stanu metrologii optycznej, rozwój procesu metodologicznego osiągnął stan, który wyklucza powyższą procedurę. W metrologii wymiarowej procedura ta jest zasadniczo zabroniona, ponieważ przepisy certyfikacyjne wymagają, aby zmierzone wartości były podawane niezależnie od przyrządu pomiarowego.
Powyższe wyjaśnienia powinny być wykorzystane do zilustrowania możliwości uzyskania profili powierzchni 3D, np. powierzchni technicznych lub powierzchni skóry ludzkiej, przy użyciu technik projekcji paskowej.

**prędkość pomiaru**

Prędkość pomiaru w optycznym pomiarze 3D zależy od tego, czy obiekt, który ma być mierzony, może znajdować się w pozycji spoczynkowej podczas rejestracji danych pomiarowych. Ewentualne ruchy obiektu pomiarowego spowodowane drganiami otoczenia itp. muszą być idealnie mniejsze niż rozmiar piksela kamery CCD spowodowany ustawieniami pomiarowymi podczas zbierania danych pomiarowych. Przy polu pomiarowym 10 x 10 mm2 i kamerze CCD o rozdzielczości 1024 x 1024 pikseli oznacza to, że należy zagwarantować przesunięcie > 10 µm, jeżeli wpływ ruchu na wynik pomiaru ma być w miarę możliwości tłumiony.
Efekty ruchu w trakcie pomiaru 3D powodują pojawienie się artefaktów w profilu powierzchni, które symulują fałszywe informacje o rzeczywistym profilu powierzchni i, podczas wykonywania pomiarów chropowatości, znacząco wpływają na wynik poprzez "symulację" wysokości profili, które faktycznie nie są obecne. Potężny system pomiarowy 3D oparty na technologii projekcji pasków zazwyczaj wymaga, aby artefakty nie występowały w mierzonym profilu 3D. Analogicznie do stosowania mechanicznych systemów pomiarowych, pomiar bez artefaktów jest również podstawowym kryterium stosowania optycznych systemów pomiarowych 3D.
Prędkość pomiaru dla optycznych pomiarów 3D jest określana metodą projekcji brzegowej oraz wykorzystywaną technologią przetwarzania sygnału (kamera, chwytak ramki).
W przypadku optycznych systemów projekcji pasków 3D firmy GFMesstechnik GmbH, prędkość pomiaru można zmieniać podczas akwizycji danych pomiarowych, przy czym najkrótszy czas akwizycji danych pomiarowych lub projekcji paska wynosi 17 ms/paskowy wzór w przypadku kamery 60 Hz pełnoklatkowej i 33 ms/paskowy wzór w przypadku kamery 30 Hz pełnoklatkowej.

**rozdzielczość systemu pomiarowego**

Podstawowymi parametrami dla działania stacji pomiarowej 3D opartej na technice projekcji paskowej są rozdzielczość pionowa (rozdzielczość wysokości profilu) i rozdzielczość boczna. Rozdzielczość pionowa wynika z zastosowanego kąta triangulacji $\alpha$i dokładności pomiaru fazowego algorytmu użytego do oceny taśmy. Rozdzielczość boczna wynika z liczby pikseli kamery CCD zastosowanej w stosunku do zastosowanego pola pomiarowego.

**Rozstrzygnięcie sporu bocznego**

Szczególnie w odniesieniu do wyznaczania parametrów chropowatości na podstawie zmierzonych profili skóry 3D, istotnym kryterium jest rozdzielczość poprzeczna i liczba punktów pomiarowych na jednostkę długości. Jeżeli w przyszłości pomiary skóry optycznej mają być przeprowadzane między różnymi użytkownikami w porównywalny sposób i w oparciu o obowiązujące przepisy ISO/DIN lub UE, nieuchronne jest przestrzeganie obowiązujących przepisów nawet przy użyciu odpowiednich systemów pomiarowych. Fenomenologiczne porównanie zarejestrowanych profili powierzchni zawsze należy rozpatrywać w odniesieniu do procedury pomiarowej. Uzyskane wyniki pomiarów zależą od błędów systemu pomiarowego lub w dużym stopniu od nich. Ponadto, ze względu na możliwe błędne lub błędne podejścia procesowe, możliwe jest, że pożądane efekty w osiągniętej strukturze powierzchni oraz te, które mają być zmierzone, nie są skanowane lub nie są skanowane zgodnie z rzeczywistymi warunkami. W ten sposób możliwe jest, że częściowo kosztowne działania rozwojowe są błędnie interpretowane przez system pomiarowy.

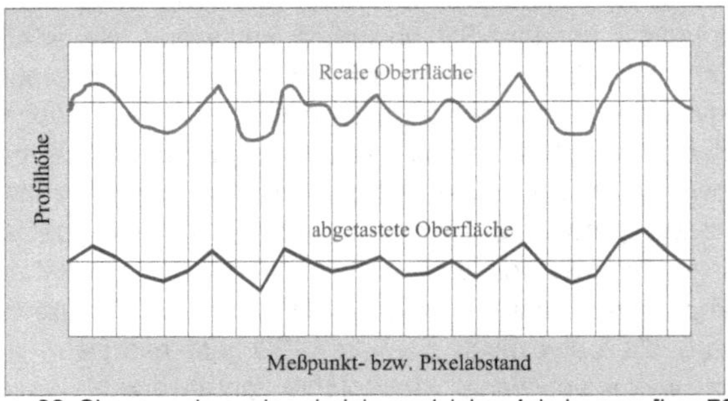

Rys. 22: Skanowanie z odpowiednią rozdzielczością boczną [bez 70].

Dwa podstawowe szkice na rysunkach 22 i 23 pokazują proporcje skanowania powierzchni z prawidłową i zbyt niską rozdzielczością boczną czujnika optycznego, przy czym w każdym przypadku jako podstawę wykorzystano ten sam zakładany profil skóry.

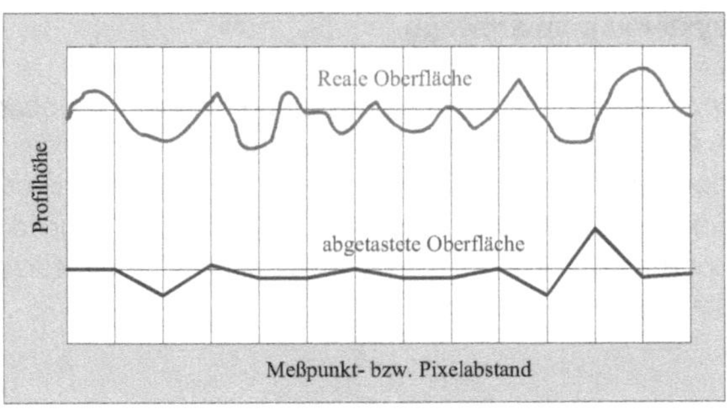

Rys. 23: Skanowanie z nieodpowiednią rozdzielczością boczną [poza 70].

Oszacowanie ewentualnej rozdzielczości bocznej $A_x$ lub $A_y$ optycznego systemu pomiarowego wynika z liczby pikseli (pikseli) Px i $P_y$ kamery CCD używanej w kierunku x- lub y, w odniesieniu do długości pomiarowej lub pola obrazu Mx lub $M_y$ nagranego przez kamerę CCD i może być obliczone w następujący sposób

Oś = Mx/Px lub $A_y$ = My/Py (9)

**Rozdzielczość pionowa (rozdzielczość profilu wysokości)**

Jak w przypadku wszystkich metod triangulacji, rozdzielczość pionowa rzutu odcinka świetlnego lub pasa zależy przede wszystkim od wybranego kąta triangulacji α. W przeciwieństwie do techniki sekcji czystego światła, jednak dzięki zastosowaniu metod Graycode w połączeniu ze strukturami intensywności w kształcie cos2 oraz zastosowaniu metod pomiaru fazowego, informacja o wysokości jest kodowana nie tylko przez pozycję, ale również przez jasność (natężenie). Wyświetlając wzory pasków w kształcie cos2 i oceniając je za pomocą przesunięć fazowych, poziomy szarości wykryte przez kamerę mogą być wykorzystane do dokładniejszego określenia wartości wysokości punktu lub pola punktów.
Przybliżone oszacowanie teoretycznie możliwej rozdzielczości wysokości profilu można dokonać na podstawie równania (3) dla

Δz(x,y) = eff/4□Φ (x,y) (10)

Należy zauważyć, że w przypadku równania (3) efektywna długość fali odnosi się do kąta rzutu 45°.
Rozdzielczość pionowa lub rozdzielczość wysokości profilu jest decydującym parametrem dla oceny optycznych systemów pomiarowych 3D pod kątem praktycznych możliwości zastosowania. Rozdzielczość profilu wysokości jest najmniejszą różnicą wysokości, jaką można jeszcze wykryć za pomocą optycznego systemu pomiarowego i jest określana w praktycznych systemach pomiarowych poprzez odchylenie wartości wysokości powtórzonych pomiarów tego samego obiektu pomiarowego. Wynik tych powtarzających się pomiarów daje następnie wyniki w postaci tzw. dokładności pomiarowej lub, w odniesieniu do konkretnych zastosowań systemu pomiarowego w praktycznej technologii pomiarowej, możliwości urządzenia pomiarowego.

**Dokładność pomiaru i możliwości urządzenia pomiarowego**

Na przykładzie optycznego systemu pomiarowego MikroCAD, określenie dokładności pomiaru i możliwości urządzenia pomiarowego zostanie przedstawione w kolejnych sekcjach. W kategoriach czysto matematycznych, system pomiarowy MikroCAD pracuje z 65.536 poziomami wysokości, które są rozmieszczone w określonym zakresie wysokości. Wielkość kroku można zdefiniować w sposób zmienny. Aby móc mierzyć zarówno z wysoką rozdzielczością, jak i z dużym zakresem wysokości,

możliwe są różne ustawienia dla pomiarów praktycznych. W tych okolicznościach specyfikacja obliczonej rozdzielczości nie ma znaczenia, ale ma miejsce specyfikacja odchylenia standardowego wartości wysokości, które otrzymuje się przy powtarzających się pomiarach.
Seria pomiarowa służąca do określenia dokładności pomiaru z 25 powtarzalnymi pomiarami w celu zarejestrowania rozdzielczości wysokości systemu pomiarowego MikroCAD dla pola pomiarowego o powierzchni ok. 20,3 x 14,7 mm2 jest pokazana na krzywej na rysunku 24 poniżej.

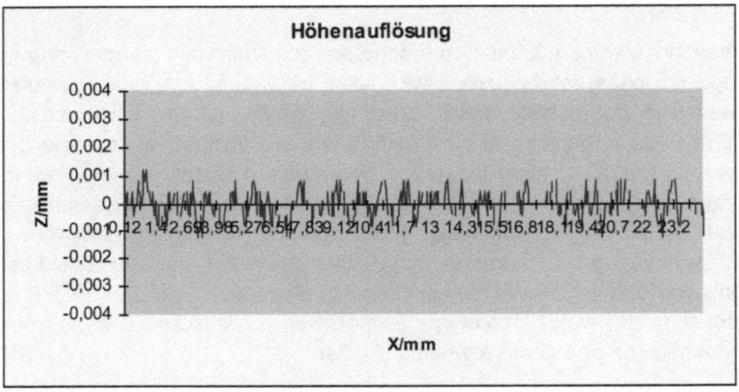


Rys. 24: Określenie rozdzielczości wysokości dla systemu pomiarowego MikroCAD, uzyskanej z 25 pomiarów indywidualnych (pole pomiarowe: 20,3 x 14,7 mm2) [na 70].

Dokładność pomiaru jest ważną deklaracją dla oszacowania możliwości monitorowania danej tolerancji rysunkowej za pomocą stosowanego systemu pomiarowego. W celu monitorowania tolerancji, zakres tolerancji podzielony jest na 5 podzakresów.

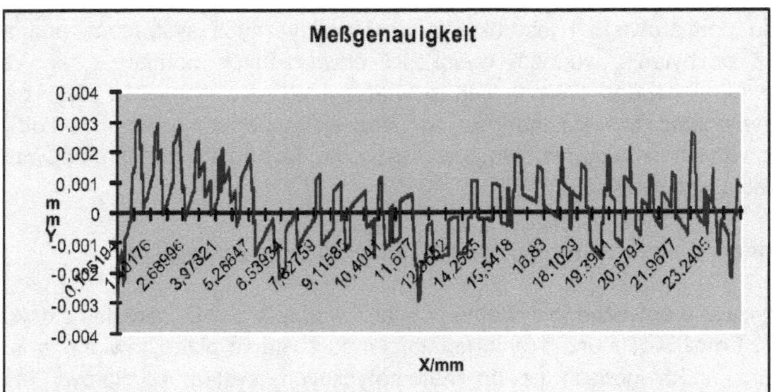


Rys. 25: Określenie dokładności pomiaru dla systemu pomiarowego MikroCAD, uzyskanej z 25 pomiarów indywidualnych (pole pomiarowe: 20,3 x 14,7 mm2) [od 70].

Położenie mierzonej wartości musi mieścić się w zakresie częściowym z dostatecznie wysokim stopniem pewności. Sytuacja ta jest opisana za pomocą następującego wzoru:

Cg Capability Index, Cg > 1,33 (11)

Poniższa krzywa pomiarowa na rysunku 26 pokazuje możliwość monitorowania tolerancji w oparciu o powyższe wartości i pokazuje, że przy takiej konfiguracji systemu pomiarowego, tolerancje 40 µm mogą być monitorowane za pomocą pola pomiarowego 20,3 x 14,7 mm2 . Jeżeli tolerancje zgrubne lub drobne mają być monitorowane za pomocą optycznego systemu pomiarowego MikroCAD, warunki muszą być dostosowane zgodnie z powyższą reprezentacją. Powszechnie wiadomo, że standardy fabryczne różnych firm określają ogólny zakres rozproszenia dla rejestrowania lub sprawdzania tolerancji rysunkowych elementów, które mają być produkowane w różny sposób, w zależności od ich specyficznych wymagań. Jeżeli na przykład tolerancja jest ustawiona na 6-krotność odchylenia standardowego powtarzanych pomiarów, możliwe jest monitorowanie tolerancji >120 µm w przypadku dostępnego systemu pomiarowego 20,3 x 14,7 mm2 .

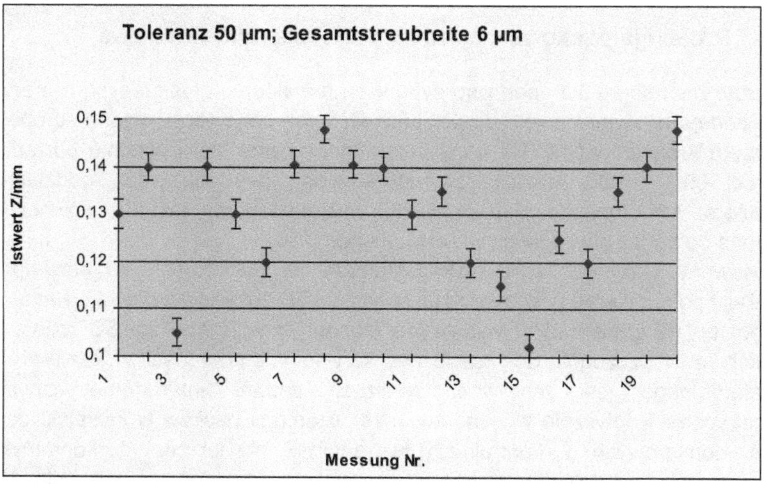


Rys. 26: Wyznaczenie zakresu tolerancji do monitorowania określonych tolerancji za pomocą systemu pomiarowego MikroCAD o polu pomiarowym 20,3 x 14,7 mm2 [na 70].

W tym miejscu należy zauważyć, że poprzez zmniejszenie niepewności pomiaru można zmniejszyć liczbę części, w przypadku których nie można podjąć jasnej decyzji dotyczącej kontroli, a zatem należy odrzucić mniejszą liczbę części, co ostatecznie może oznaczać znaczne oszczędności kosztów dla przedsiębiorstwa. Przy pomiarze wielkości geometrycznych, zazwyczaj stosuje się pomiary na powierzchniach lub liniach, gdzie dostępna jest duża liczba pikseli. Umożliwia to

radykalne zwiększenie dokładności pomiaru za pomocą specjalnych filtrów lub metod statystycznych. W takich przypadkach można wykonać adaptacje oprogramowania dla systemu pomiarowego MikroCAD, które umożliwiają automatyczną ocenę specjalnych mierzonych zmiennych za pomocą środków statystycznych.
W celu praktycznego wykorzystania optycznych systemów pomiarowych należy pamiętać, że często nie tylko rozdzielczość profilu wysokości określa użyteczność systemu pomiarowego, ale również rozdzielczość boczna (odległość punktu pomiarowego) musi być brana pod uwagę. W optycznych systemach pomiarowych rozdzielczość boczna lub odległość punktu pomiarowego jest najpierw określana na podstawie liczby pikseli kamery w stosunku do wielkości pola projekcyjnego. Jako wskazówkę, badana lub mierzona mikrostruktura nie powinna być mniejsza niż rozdzielczość boczna lub odległość punktu pomiarowego. W przypadku czystego pomiaru wielkości bocznych (np. otwory, szczeliny itp.) konieczne jest skanowanie ich z użyciem co najmniej trzech pikseli; w takim przypadku dokładność pomiaru można dodatkowo zwiększyć za pomocą obsługiwanych algorytmów podpikselowych przetwarzania obrazu.
W przypadku, gdy jest to wymagane przez wewnętrzne przepisy firmy, możliwe jest również zweryfikowanie możliwości urządzenia pomiarowego na podstawie badań statystycznych przy użyciu pakietów programów "qs-STAT Measuring Instrument Capability" i "qs-STAT Sample Analysis".

### 2.5.8 **Projekcja paskowa z cyfrową projekcją mikrolustrową**

Optyczna metrologia 3D oparta na cyfrowych projektorach lustrzanych reprezentuje nowe podejście w optycznej metrologii 3D. Cyfrowe projektory świetlne są oparte na matrycy mikrolustrów DMDTM firmy Texas Instruments Inc. i obecnie posiadają co najmniej 800 x 600 mikrolustrów, które mogą być sterowane oddzielnie od komputera. Mikrolusterka z 1024 x 768 mikrolusterkami jest już nowoczesna i dostępna do zadań specjalnych w Texas Instruments.
Zastosowanie projektorów z mikrolusterkami w technologii projekcji pasków umożliwia po raz pierwszy w metrologii optycznej 3D projekcję cyfrową światła. W ten sposób można generować i wyświetlać dla optycznej metrologii 3D różne wzory projekcji, a w szczególności prawdziwe krzywe intensywności w kształcie cos2. Wynikiem tego jest możliwość realizacji badań "interferometrycznych" z geometrycznie i optycznie wygenerowanymi wzorcami pasków w kształcie cos2 do zadań pomiarowych i kontrolnych w analizie powierzchni i konturów 3D, mikrofilometrii, technologii pomiaru chropowatości i zadań pokrewnych. W ten sposób osiągane są parametry systemu pomiarowego i rozdzielczości wysokości profili optycznych systemów pomiarowych, które nie są możliwe w klasycznej technologii projekcji paskowej, np. przy użyciu wyświetlaczy LCD.
Optyczne systemy pomiarowe 3D firmy GFMesstechnik opierają się zasadniczo na wykorzystaniu cyfrowych projektorów świetlnych opartych na mikrolusterkach. Celem zastosowania tych systemów projekcyjnych jest

- zwiększenie rozdzielczości wysokości profilu i dokładności pomiarów

- skrócenie czasu pomiaru.
- rozszerzenie zakresu zastosowań, w szczególności pomiar bardzo gładkich powierzchni.

Poprawa możliwości pomiarowych za pomocą projektorów cyfrowych z mikrolusterkami jest możliwa dzięki bardzo małym stratom światła wynoszącym od 4 do 6 % istniejącego źródła światła.
Lekkie obciążenie powierzchni tych urządzeń jest znacznie krótsze i niższe niż w przypadku urządzeń konwencjonalnych. Obciążenie światłem może być ograniczone wielkością pola pomiarowego (im większe pole pomiarowe, tym mniejsze obciążenie światłem), jak również poprzez zmianę czułości kamery i zmniejszenie strumienia świetlnego.
Natężenie światła, które jest generowane przez zimne źródło światła halogenowego o mocy 270 Watt na najwyższym poziomie i przyniesione na powierzchnię pomiarową przez projektory, wynosi około 20 000 luksów, co odpowiada 1/5 bezpośredniego światła słonecznego. W przypadku zastosowań technicznych czas rejestracji danych pomiarowych, tj. czas, w którym wzorce pasków są rzeczywiście wyświetlane, mieści się w przedziale od jednej sekundy do mniej, czyli od 300 do 1000 ms.

## 2.5.9 **Dostępne urządzenia**

Technika pomiaru projekcji paskowej, zastosowana w metodzie GFM, opiera się na podstawowych algorytmach interferometrycznych i holograficznych. W międzyczasie opracowano i zbudowano różne systemy pomiarowe oparte na tej zasadzie pomiarowej, które opierają się na zastosowaniu kratek projekcyjnych lub systemów LCD. Stosowanie mikrolustrów rozpoczęło się w 1996 roku.
Dwa kompaktowe urządzenia "MikroCAD" i "PRIMOS"125 są nowymi rozwiązaniami, które znacznie odbiegają od parametrów pracy systemów poprzedników UBM.

### **MicroCAD**

Urządzenie MikroCAD jest raczej technicznym urządzeniem pomiarowym do określania mikroprofili i chropowatości różnych powierzchni niż urządzeniem do pomiaru skóry, takim jak urządzenie PRIMOS. Urządzenie MikroCAD zostało opracowane przede wszystkim do pomiarów mikroukładów, mikrokontaktów, głowic magnetycznych HDD, arkuszy mikrostrukturalnych, powierzchni mikrosfery oraz do akwizycji mikrostruktury powierzchni papieru i struktur sitodruku. W porównaniu z urządzeniem PRIMOS charakteryzuje się innymi parametrami technicznymi, a w szczególności metrologicznymi, które są osiągane przez kamery wysokiej rozdzielczości i techniki przetwarzania sygnału.
Oba urządzenia działają jednak w oparciu o cyfrową projekcję grzywki z mikrolustrami (projektor DMD z mikrolustrami 800 x 600 lub 1024 x 768). W

[125] Takie urządzenie znajduje się w Klinice Dermatologii i Wenerologii Uniwersytetu Medycznego w Lubece, D-Lubeka.

przypadku urządzenia MikroCAD konfiguracja metrologiczna jest jednak bardziej dostosowana do wymagań technicznych. Na przykład, MikroCAD wykorzystuje zintegrowaną kamerę CCD o rozdzielczości 1300 x 1024 pikseli (PRIMOS 640 x 480 pikseli). Powierzchnia pomiarowa jest zmienna w zakresie od 0,7 x 0,7 do 40 x 40 mm2.
Natężenie światła, które jest generowane przez zimne źródło światła halogenowego o mocy 270 Watt na najwyższym poziomie i doprowadzone do powierzchni pomiarowej przez projektory, wynosi około 20 000 luksów. W przypadku zastosowań technicznych czas rejestracji danych pomiarowych mieści się w zakresie od jednej sekundy do mniej, od 300 do 1000 ms.
Maksymalna osiągalna rozdzielczość profilu > 0,1 mikrometra jest wyższa w urządzeniu MikroCAD niż w urządzeniu PRIMOS, dlatego MikroCAD jest bardziej odpowiedni do pomiarów mikrotopometrycznych. Rozdzielczość pionowa wynosi od 1/104≥ do 3/104 długości pomiarowej z dokładnością pomiaru ≥1/7000 długości pomiarowej.

Aby utworzyć profil 3D, potrzeba od 2 do 10 sekund.

**PRIMOS** (Phaseshift Rapid Invivo Measurement of Skin)
Urządzenie PRIMOS jest raczej optycznym urządzeniem do pomiaru skóry niż technicznym urządzeniem pomiarowym. Dzięki czasowi akwizycji danych pomiarowych wynoszącemu 68 ms/3D, jest on bardziej dostosowany do akwizycji danych pomiarowych z dużą prędkością. Szybsze czasy nagrywania pozwalają uniknąć małych ruchów powierzchni skóry podczas nagrywania, co oznaczałoby zakłócenia w trójwymiarowym obrazie profilu. Maksymalna osiągalna rozdzielczość profilu urządzenia PRIMOS wynosi > 1 mikrometr, ponieważ tutaj, zgodnie ze specyfikacjami przemysłu kosmetycznego, podane są inne wymagania niż np. w przemyśle mikroelektronicznym, dlatego urządzenie PRIMOS jest bardziej odpowiednie do pomiarów makrotopometrycznych.
W systemie PRIMOS, zarówno w ścieżce zapisu, jak i w ścieżce wiązki świetlnej znajdują się specjalne filtry optyczne (optyka polaryzacyjna), które zapewniają, że światło faktycznie odbijane od powierzchni jest wykorzystywane do pomiaru profilu, a nie część światła, która przenika do skóry.
PRIMOS wykorzystuje halogenowe źródło światła o mocy 270 Watt na najwyższym poziomie. Natężenie światła na tym poziomie wynosi 20 000 luksów, co odpowiada około 1/5 światła słonecznego. Na najniższym poziomie, jest poniżej 500 luksów. Obraz powstaje w czasie krótszym niż 100 ms. Więc tutaj natężenie światła jest dość wysokie, ale krótkie. Długość fali używanego światła jest szerokim spektrum.

### 2.5.10 **Wybór urządzenia**

Jak wspomniano w pkt 2.5.9, ostatecznie dokonano wyboru między instrumentami MikroCAD i PRIMOS, przy czym instrument MikroCAD został wybrany ze względu na wyższe parametry techniczne i metrologiczne wymagane do badań.

## 2.5.11 sekwencja procesu

Obszar pomiarowy jest wybierany i definiowany. Urządzenie jest umieszczone przed badaną próbką. Mikrolustry rzucają kod paskowy na powierzchnię, która ma być mierzona pod kątem projekcji. Ze względu na kąt rzutu, taśmy są odchylane w różnym stopniu na różnych wysokościach. Ugięcie kodu paskowego jest rejestrowane przez kamerę i oceniane za pomocą programu komputerowego. Pomiar bezdotykowy odbywa się następnie przy lekkim obciążeniu 20.000 luksów przez okres od 300 do 1000 ms. Aby utworzyć profil 3D, potrzeba od 2 do 10 sekund.

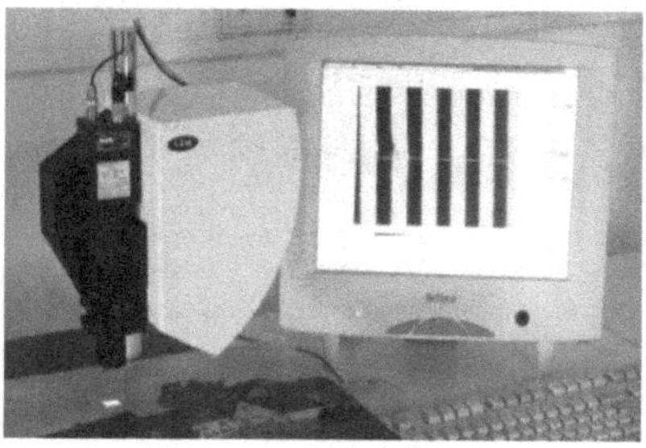

Rys. 27: Używany system MicroCAD (Zdjęcie: GFM, Berlin)

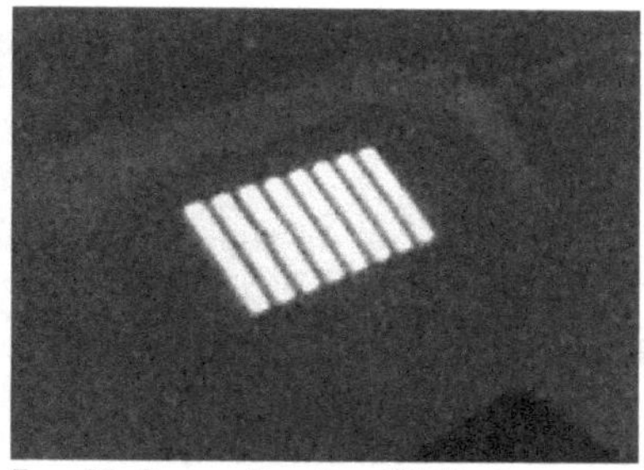

Rys. 28: Szczegóły z Rys. 27: Rzutowane pasy na obrazie (zdjęcie: GFM, Berlin)

Opcją oprogramowania wykorzystywaną w tym przypadku jest poligonizacja zarejestrowanych chmur punktów 3D o bardzo dużej gęstości, ponieważ jest ona faktycznie wykorzystywana do porównania celu/rzeczywistości w dziedzinie techniki oraz do odzyskiwania powierzchni w pomiarze skóry.

## 2.5.12 Obrazy pomiarów projekcji paskowej 3D (GFM)

Istnieją trzy różne możliwości ilustracji. Rozróżnia się obrazy wysokości i fotorealistyczne reprezentacje (są one określane jako .omc po nazwie próbki) oraz obrazy z kamery (są one określane jako .kam po nazwie próbki).

**obrazy z kamer**
Obrazy z kamery ułatwiają użytkownikowi orientację na powierzchni próbki. Używa ich na ekranie roboczym do definiowania pola pomiarowego. Obrazy dają obraz prawdziwej powierzchni z wszystkimi odbiciami materiału próbki. Obrazy z kamery nie są obrazami z pomiarów. W przypadku obrazów z kamer często nie jest możliwe rozróżnienie obszarów obrazu znajdujących się na górze lub na dole. Możliwe są zatem błędne interpretacje. W przeciwieństwie do fotorealistycznych przedstawień i obrazów wysokości, obrazy z kamery nie mogą mierzyć wysokości. Skalowanie kolorów również nie jest możliwe.

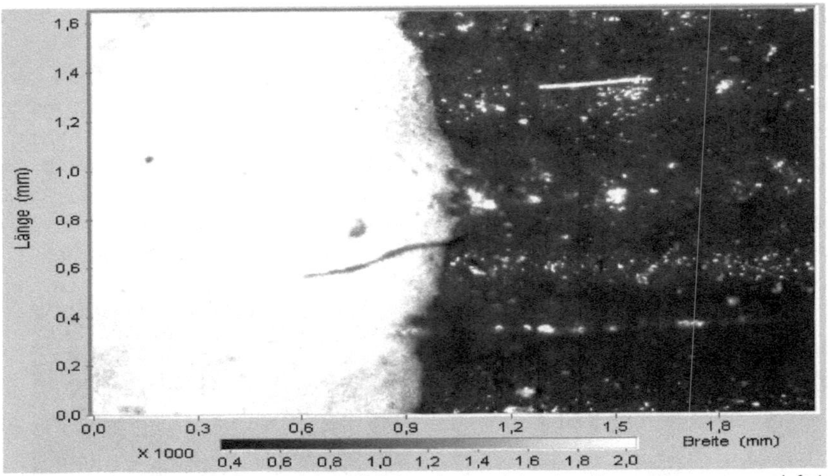


Rys. 29: Obraz z kamery nieoczyszczonej farby akrylowej (po lewej) na nieoczyszczonej farbie olejnej (po prawej) (zdjęcie: GFM, Berlin).

**Fotorealistyczne reprezentacje**

Fotorealistyczne reprezentacje to trójwymiarowe obrazy pomiarowe. Są one bardzo przyjazne dla użytkownika, ponieważ przypominają widzowi znane ujęcia REM. W przypadku tych obrazów nie jest jednak tak łatwo rozróżnić, które obszary obrazu znajdują się na górze, a które na dole. Możliwe są zatem błędne interpretacje. W przeciwieństwie do obrazów wysokości, wysokości nie mogą być obiektywnie skalowane kolorem w fotorealistycznych reprezentacjach. W następujących dochodzeniach różnice wysokości nie były istotne.

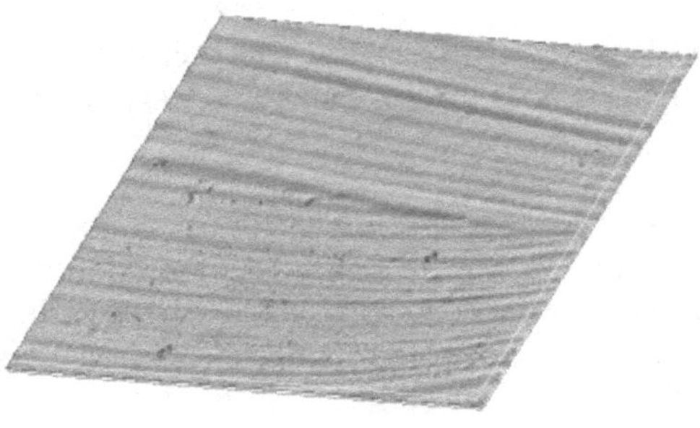

Rys. 30: Fotorealistyczne przedstawienie brudnej powierzchni (zdjęcie: GFM, Berlin)

**zdjęcia elewacji**

Obrazy wysokości są obiektywnymi obrazami pomiarowymi, które mogą być płynnie skalowane w kolorze lub czarno-białym. Poprzez przypisanie określonych kolorów lub wartości szarości do różnych wysokości, które mogą być dowolnie wybierane przez użytkownika, obrazy wysokości mogą być wyraźnie odczytane. Błędy interpretacyjne, podobne do tych, które mogą wystąpić w przypadku obrazów fotorealistycznych, nie są tu więc możliwe, ponieważ precyzyjnie określono, które obszary są widoczne na górze, a które na dole obrazu.

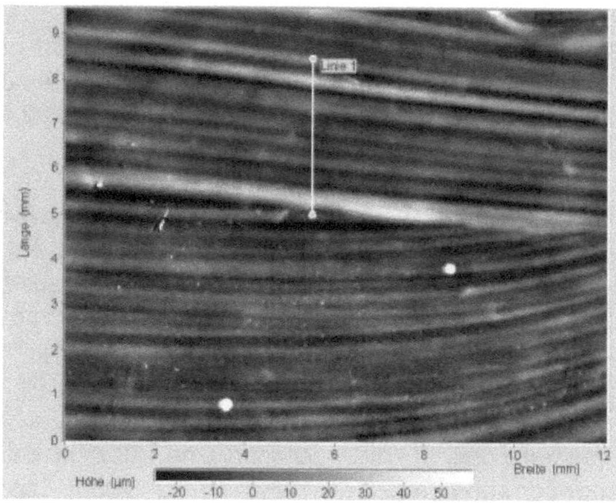


Rys. 31: Wysokość obrazu nieoczyszczonej powierzchni farby olejnej z narysowaną linią pomiarową (zdjęcie: GFM, Berlin)

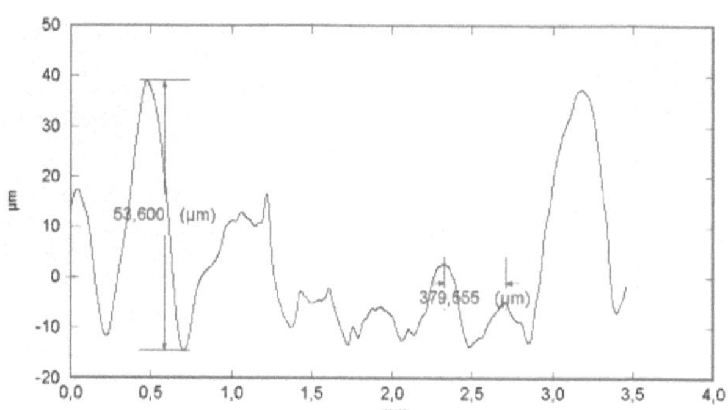


Rys. 32: Sekcja poprzez strukturę kolorów z Rys. 31 (zdjęcie: GFM, Berlin)

# 3. Rezultaty

Ogromne bogactwo materiału zdjęciowego wynikało z różnorodnych badań. Na tej podstawie dokonano ograniczonego wyboru zdjęć. W ten sposób próbuje się udowodnić przykładowo oświadczenia złożone w każdym przypadku. Ze względu na przestrzeń wybrano tylko najbardziej wyraziste ilustracje.

## 3.1 Wyniki badania próbek historycznych farb olejnych przy użyciu skaningowego mikroskopu elektronowego

Historyczna farba olejna z lat 1918-1919 opisana w punkcie 2.1 została poddana obróbce materiałami wymienionymi w punkcie 2.1.1 jak opisano w punkcie 2.1.2. Po obróbce próbki zostały pobrane i zmontowane, jak pokazano w pkt 2.1.3.

**rezultaty**

W przeglądzie, powierzchnie próbek badanych w skaningowym mikroskopie elektronowym początkowo okazały się dość podobne. Widoczna jest makrostruktura powierzchni, spowodowana techniką malarską (pociągnięcie pędzlem), składająca się z wyraźnych wzniesień i depresji (por. rys. 2). Skuteczność czyszczenia wybranych próbek jest wyraźnie widoczna (por. Rys. 33 z Rys. 34).

Przy wyższych powiększeniach (> 1.000x) widać ogromne różnice w jakości poszczególnych powierzchni. Teraz, mechaniczne uszkodzenia pierwotnych powierzchni - spowodowane rodzajem czyszczenia (ślady szlifowania przez zastosowane waciki) - stały się widoczne w przetwarzanych próbkach (por. rys. 34).

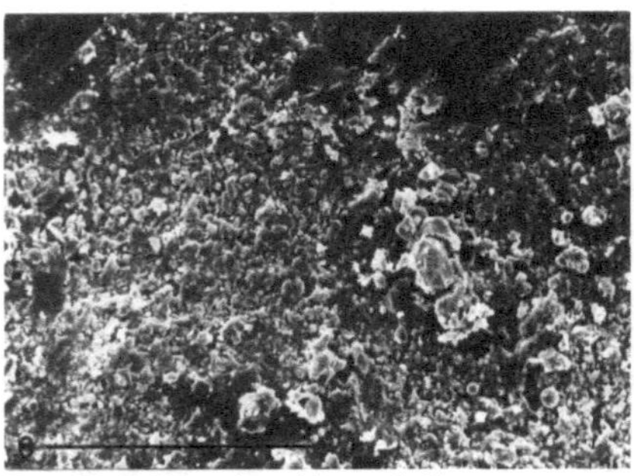

Rys. 33: Próbka niepoddana obróbce z ładowaniem cząstek stałych. Bar = 50 µm [bez 62].

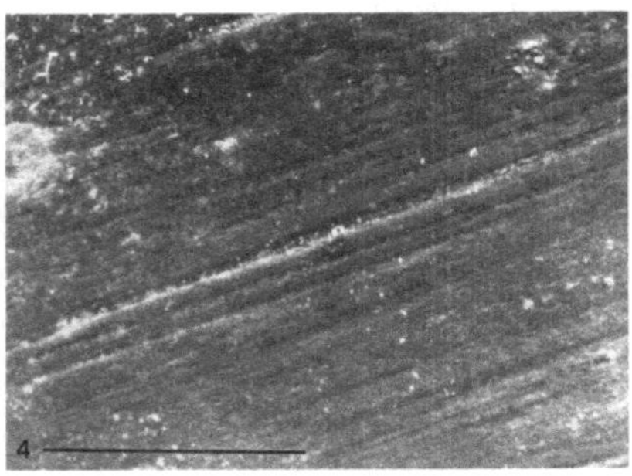


Rys. 34: Czyszczenie SDS. Bawełniane waciki pozostawiają zadrapania na powierzchni. Bar = 50 µm [bez 70].

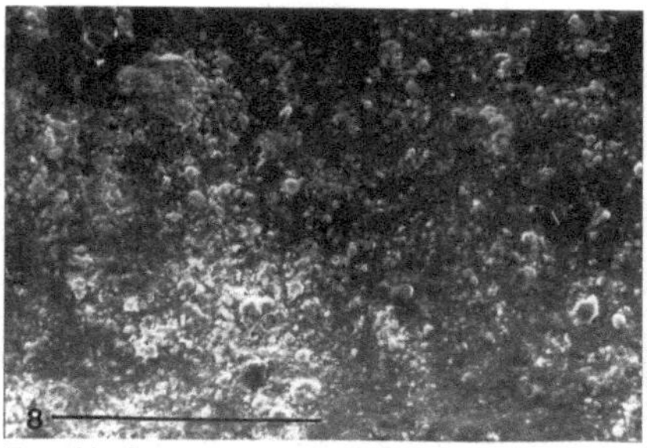



Rys. 35: Czyszczenie śliny. Cząsteczki brudu wydają się "rozmazane" na powierzchni. Bar = 50 µm [bez 62].

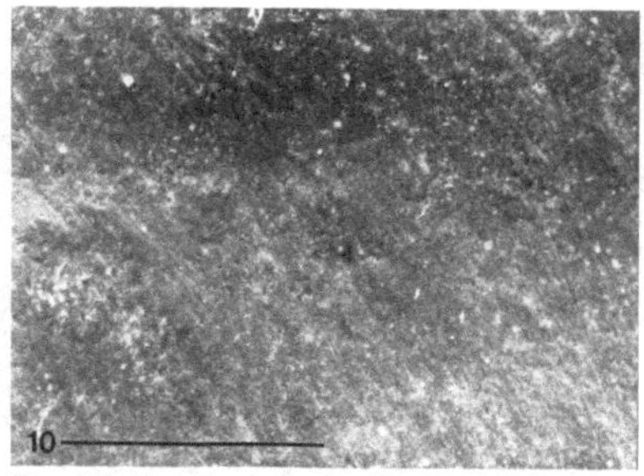



Rys. 36: Czyszczenie Marlipal®1618/25 z czyszczeniem końcowym. Czysta powierzchnia. Bar = 50 µm [bez 62].

Przy maksymalnym powiększeniu (10.000 razy) na wszystkich powierzchniach poddanych działaniu wilgoci można znaleźć wgłębienia w kształcie krateru i mikropęknięcia o rozszerzalności do jednego mikrometra (por. Rys. 37). Zjawiska te pochodzą z dalszych badań procesów suszenia farby olejnej lub próżni wykorzystywanej do badań przy użyciu skaningowego mikroskopu elektronowego SEM 505 firmy Philips lub pewnych interakcji, które mogą wystąpić podczas czyszczenia powierzchni wilgotnych. Jednak dokładne wyjaśnienie faktów nie było możliwe w przypadku REM. Ponieważ powierzchnie nieprzetworzonych próbek są ukryte pod warstwą brudu, nie mogły być badane, tak więc badanie rozpylonych próbek nie mogło wyjaśnić, czy wgłębienia i mikropęknięcia na obrabianych powierzchniach były spowodowane czyszczeniem. W tym przypadku informacje mogą dostarczyć tylko badania, które nie wymagają stosowania próżni i są najlepiej możliwe w przypadku nieokrawanego materiału próbki.

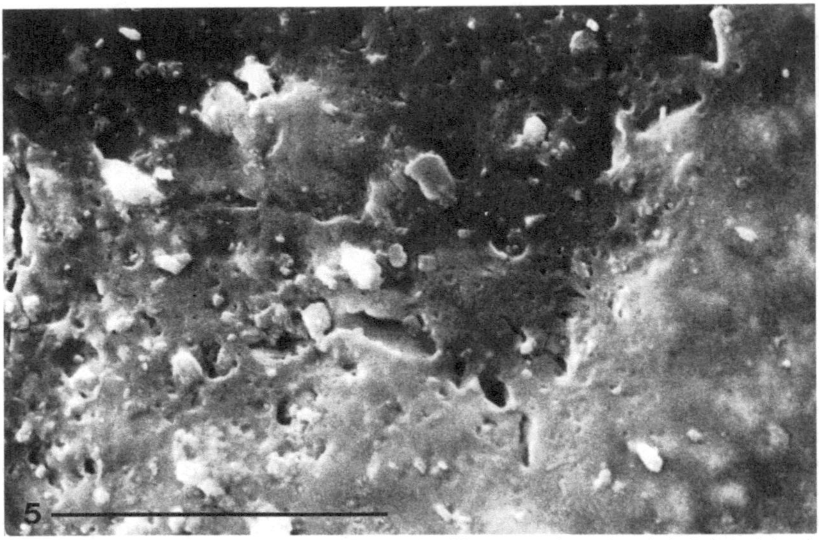

Rys. 37: Mikropęknięcia na oczyszczonych na mokro historycznych powierzchniach farb olejnych. Bar 5 µm [od 60].

Ponieważ uszkodzenie jest wywoływane przez wysoką próżnię stosowaną w SEM, a pierwotne powierzchnie są również zmieniane przez niezbędne powłoki, do dalszych badań wybrano skaningowy mikroskop elektronowy niskociśnieniowy, dzięki któremu można obejść te problemy.

**wyniki czyszczenia**

Ogólnie rzecz biorąc, w celu zbadania powierzchni farb olejnych za pomocą SEM można dokonać następujących ustaleń:

- Czyszczenie na sucho nie jest tak skuteczne jak czyszczenie na mokro.
- Bawełniane waciki niszczą powierzchnię (patrz Rys. 34).
- Słabe środki powierzchniowo czynne i silne środki powierzchniowo czynne nie różnią się pod względem skuteczności czyszczenia (por. rys. 34, 36).
- Wilgotne czyszczenie końcowe jest skuteczne (patrz rys. 36).
- Obiektywna kwantyfikowalność upośledzenia powierzchni próbki nie jest określona przez SEM.

Ze względu na znaczące wyniki tego badania nie przeprowadzono badania współczesnych farb olejnych i olejno-żywicznych przez REM.

## 3.2 Wyniki badań próbek historycznych i współczesnych farb olejnych z niskociśnieniowym skaningowym mikroskopem elektronowym.

Oprócz skuteczności czyszczenia, należy również wyczyścić powierzchnie w kształcie krateru zaobserwowane na wszystkich obrabianych powierzchniach podczas poprzedniego badania SEM.
badane są depresje i mikropęknięcia o wydłużeniu do jednego mikrometra, których jeszcze nie można było zinterpretować.
Historyczna farba olejna z lat 1918-1919 opisana w punkcie 2.1 została poddana obróbce materiałami wymienionymi w punkcie 2.1.1 jak opisano w punkcie 2.1.2. Po obróbce próbki zostały pobrane i zmontowane, jak pokazano w pkt 2.1.3.

### 3.2.1 Historyczna farba olejna

**rezultaty**

Badanie EREM nieokrawanych próbek może wyjaśnić, czy wgłębienia i mikropęknięcia w kształcie krateru na obrabianych powierzchniach zostały spowodowane czyszczeniem.
Ponieważ skaningowy mikroskop elektronowy SEM 505 firmy Philips nie może być używany do badania tych próbek, do dalszych badań użyto niskociśnieniowego skaningowego mikroskopu elektronowego Leica Leo VP 438. W drugim przejściu, próbki były reaktywnie napylane warstwą złota o grubości zaledwie kilku atomów przy niskim poborze energii, aby osiągnąć niezbędną przewodność elektryczną w celu uzyskania obrazu w ogóle przy wysokich powiększeniach 10.000:1. W rezultacie możliwe było wykonywanie prac z większym powiększeniem w kontraście wtórnym. Ten rodzaj kontrastu zawiera znacznie więcej informacji na temat struktury powierzchni i dlatego jest bardziej wartościowy dla oceny wyników czyszczenia.
Dopiero po przebadaniu wszystkich próbek na wspomnianym powyżej VP-REM w niskiej rozdzielczości badano dodatkowy konwencjonalny SEM (JEOL 6400)[126] z pozłacaniem i wysoką próżnią przy lepszej rozdzielczości. Uważa się za pewne, że wszystkie mikropęknięcia i inne szczegóły widoczne na zdjęciach nie zawierają żadnych artefaktów preparatu lub badania, które mogą być związane z badaniem mikroskopowym i że obrazy bardzo dobrze odtwarzają oryginalny stan i efekt metod czyszczenia.
W zależności od zastosowanych napięć przyspieszających uzyskuje się różne obrazy. Przy napięciu 10 kV uzyskuje się bardziej bezpośredni obraz bezpośredniej powierzchni, natomiast przy napięciu 20 kV sygnały z głębszych warstw również przyczyniają się do powstawania obrazu.
Ze względu na rozwój skaningowych mikroskopów elektronowych, które nie wymagają już rozpylania próbek, nie jest konieczne wykonywanie najpierw profili laserowych tych samych próbek, a następnie skanowanie obrazów z mikroskopu

---

[126] Herst..: Fa. Jeol, D-Munich. Jedno z takich urządzeń znajduje się w Instytucie Badań Metali Maxa Plancka w Stuttgarcie w Niemczech.

elektronowego. Ponieważ nowa generacja skaningowych mikroskopów elektronowych to niskociśnieniowe skaningowe mikroskopy elektronowe, które również nie wypalają już "dziur" w badanej powierzchni, możliwe jest również postępowanie w odwrotnej kolejności.

**wyniki czyszczenia**

Suchobieżna gąbka "akapad" zapewnia stosunkowo słabe wyniki czyszczenia powierzchni (por. Rys. 40, 41). Powierzchnie są podobne do powierzchni próbek niepoddanych obróbce (por. rys. 38, 39), ale wyglądają one czystiej na wysokościach pastosities. Pozostała warstwa brudu wydaje się nieco rozmazana i zagęszczona. Ta metoda czyszczenia ma jednak tę zaletę, że nie ma tu żadnych zadrapań, które są spowodowane czyszczeniem wacików. Ze względu na brak wilgotnego podłoża, na powierzchni nie występują również mikropęknięcia. W niniejszym opracowaniu agresywny SDS, z czyszczeniem i bez czyszczenia wtórnego, podlega oczyszczaniu, ale z silniejszym powstawaniem mikropęknięć (por. rys. 44, 45).
Próbki poddane działaniu wody demineralizowanej (por. rys. 42, 43) oraz Marlipala®1618/25 w metylocelulozie dają przeciętny wynik czyszczenia. Co dziwne, w tym badaniu próbki dodatkowo oczyszczone wodą demineralizowaną wykazują gorszy wynik czyszczenia niż próbki, które nie zostały poddane obróbce. Potwierdza się powstawanie mikropęknięć, podobnie jak w przypadku czyszczenia wszystkich wilgotnych powierzchni (por. rys. 43, 45).
Najlepsze wyniki w tym badaniu uzyskano przy czyszczeniu powierzchni śliną, metylocelulozą, karboksymetylocelulozą i Marlipalem®1618/25 w metylocelulozie. Wyraźnie wskazuje się na większe ilości pozostałości celulozy użytej na powierzchni. Celulozy nie wysychają bez napięcia. Mikropęknięcia można również znaleźć na powierzchni tych próbek, ale mniej niż można zaobserwować w niezagęszczonych roztworach wodnych. W związku z tym zaleca się czyszczenie powierzchni uprzednio obrobionych eterem celulozowym za pomocą gąbek mikroporowatych.
Należy zwrócić uwagę na względność wyników badań. Nie można uniknąć niektórych mieszanek pigmentowych i odmian w stężeniu spoiwa, co ma bezpośredni wpływ na wydajność czyszczenia. Skład zabrudzeń powierzchniowych również podlega wahaniom. Różny stopień zabrudzenia powierzchni jest zauważalny.

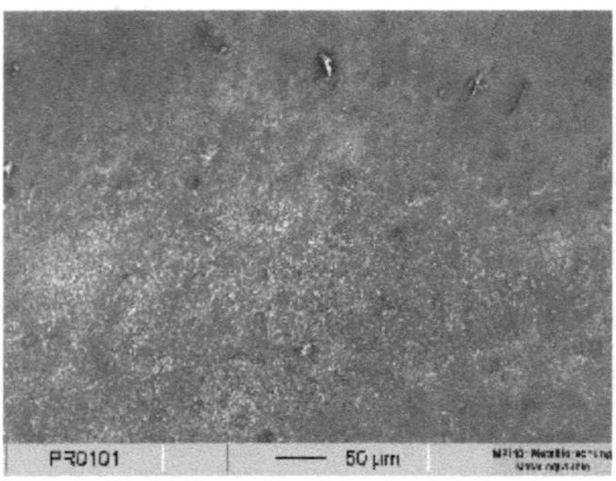


Rys. 38: Próbka historyczna, niepoddana obróbce przy powiększeniu 200x. Powstawanie

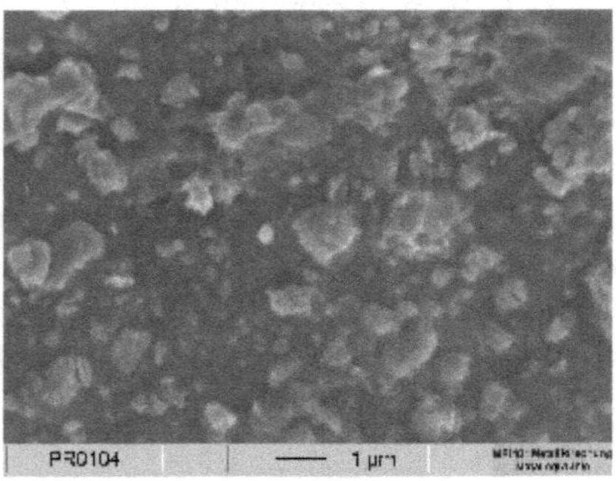


Rys. 39: Próbka historyczna, niepoddana obróbce przy powiększeniu 10 000x. Ciężki

ciężkich cząsteczek zostało usunięte poprzez oczyszczanie jonowe, a niezanieczyszczona powierzchnia jest łatwa do odczytania. Bar = 100 µm [bez 70].

ładunek cząstek został usunięty przez oczyszczanie jonowe, niezanieczyszczona powierzchnia jest zachowana bez mikropęknięć. Bar = 1 µm [bez 70].

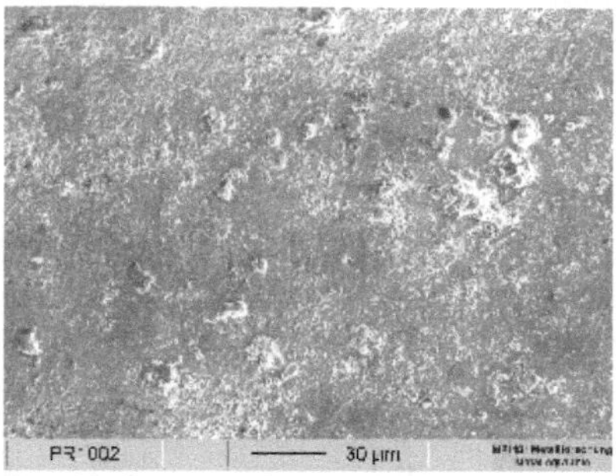


Rys. 40: Czyszczenie na sucho "aka-padem" przy powiększeniu 200x. Powierzchnia wydaje się mniej zabrudzona niż nieprzetworzona próbka. Przy tym powiększeniu, wykrywanie mikropęknięć nie jest możliwe. Bar = 10 µm [bez 70].

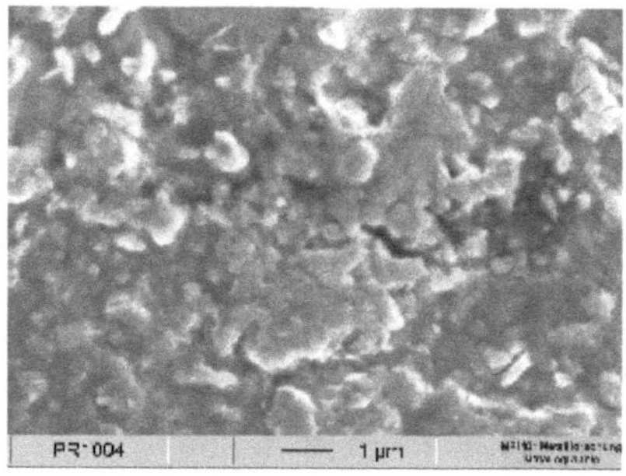


Rys. 41: Czyszczenie na sucho z "akapadem" przy powiększeniu 10 000x. Powierzchnia nadal wykazuje dużo brudu rozpuszczalnego w wodzie, ale jest zachowana bez mikropęknięć.
Bar = 1 µm [bez 70].

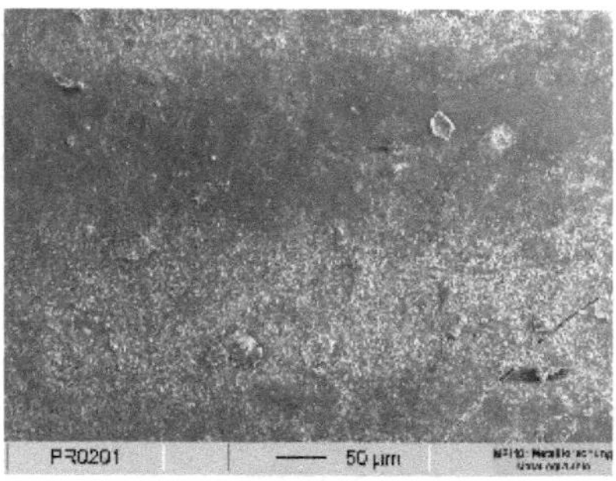


Rys. 42: Czyszczenie gąbki wodą zdemineralizowaną przy powiększeniu 200x. Na szczytach pastosities oczyszczanie jest najbardziej zaawansowane. Bar = 100 µm [bez 70].

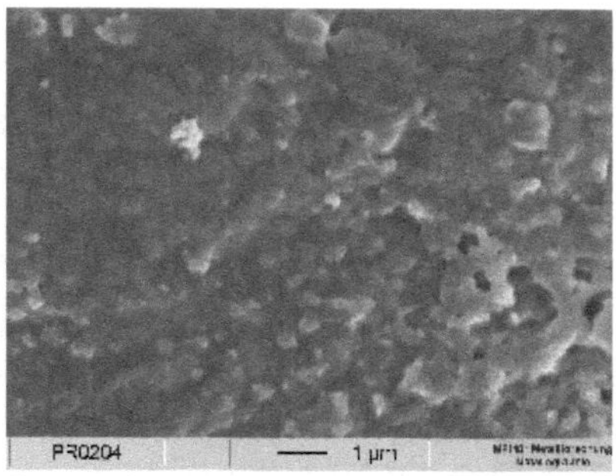


Rys. 43: Czyszczenie gąbki wodą demineralizowaną przy powiększeniu 10.000x. Erodowana powierzchnia z mikropęknięciami.
Bar = 1 µm [bez 70].

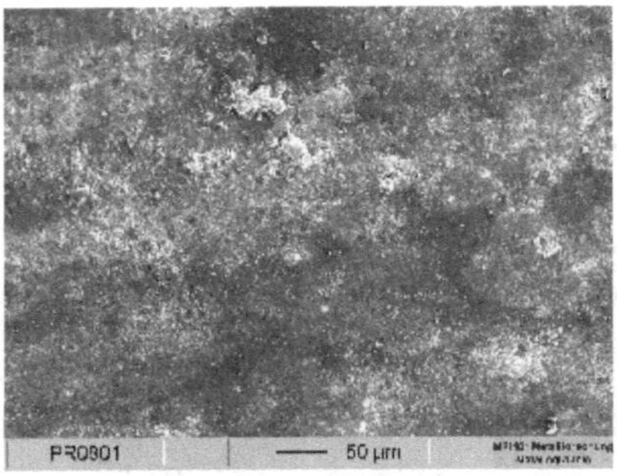


Rys. 44: Czyszczenie gąbki siarczanem dodecylu sodu (SDS) w metylocelulozie po oczyszczeniu wodą zdemineralizowaną przy powiększeniu 200x. Jednorodna powierzchnia z ładunkiem cząsteczkowym. Bar = 1 µm [bez 70].

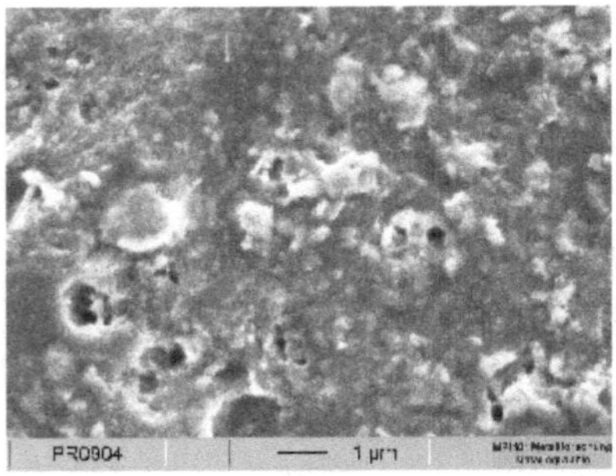


Rys. 45: Czyszczenie gąbki siarczanem dodecylu sodu (SDS) w metylocelulozie po oczyszczeniu wodą zdemineralizowaną przy powiększeniu 10 000x. Erodowana powierzchnia z mikropęknięciami. Bar = 1 µm [z 70].

### 3.2.2 Badanie próbek współczesnej farby olejnej pod niskociśnieniowym skaningowym mikroskopem elektronowym.

Współczesna farba olejna Lukasa opisana w punkcie 2.2 została poddana działaniu materiałów wymienionych w punkcie 2.2.1, jak opisano w punkcie 2.2.2. Po obróbce próbki zostały pobrane i zmontowane, jak pokazano w pkt 2.2.3.

**wyniki czyszczenia**

Wszystkie próbki pozostały stosunkowo mocno zanieczyszczone po oczyszczeniu, z wyjątkiem próbek oczyszczonych wodą demineralizowaną (por. ryc. 47) i śliną. Ale nawet te próbki wykazały tylko przeciętny wynik czyszczenia. Pozostałości metylu i karboksymetylocelulozy były również wykrywalne, gdy zagęszczacze te były stosowane w roztworach środków powierzchniowo czynnych (por. rys. 49, 48).

Przed użyciem ściereczek i gąbek lateksowych na młodych farbach olejnych należy wyraźnie ostrzec, ponieważ w ten sposób brud przedostaje się na powierzchnię.

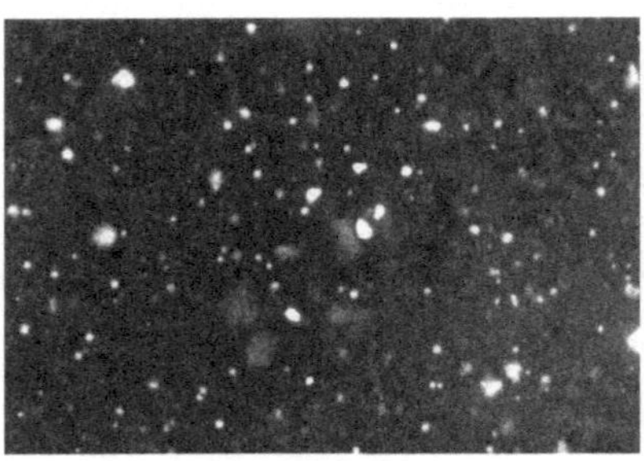

Rys. 46: Farba olejna Lukasa, nieprzetworzona, przy powiększeniu 1000x. (Wstęp: MPI, Stuttgart)

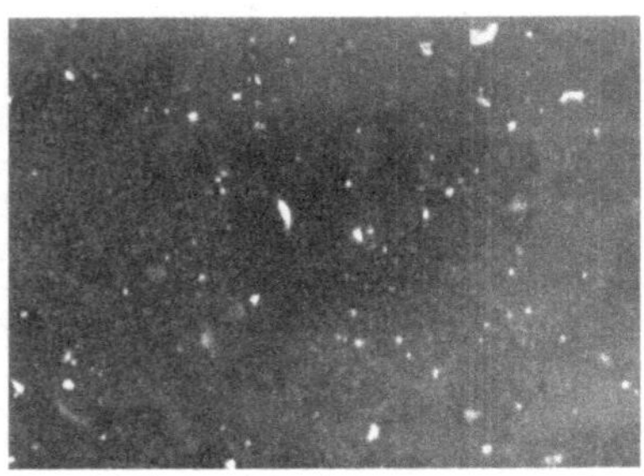

Rys. 47: Farba olejna Lukasa, czyszczenie gąbki wodą demineralizowaną przy powiększeniu 1000x. Znacznie zredukowane obciążenie cząstkami stałymi. (Wstęp: MPI, Stuttgart)

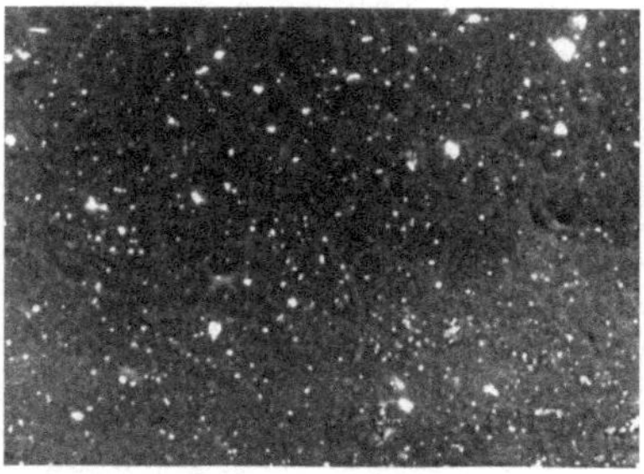

Rys. 48: Czyszczenie gąbki za pomocą Marlipala®1618/25 w metylocelulozie bez czyszczenia wtórnego przy powiększeniu 500x. Pozostałości pasty czyszczącej na powierzchni. (Wstęp: MPI, Stuttgart)

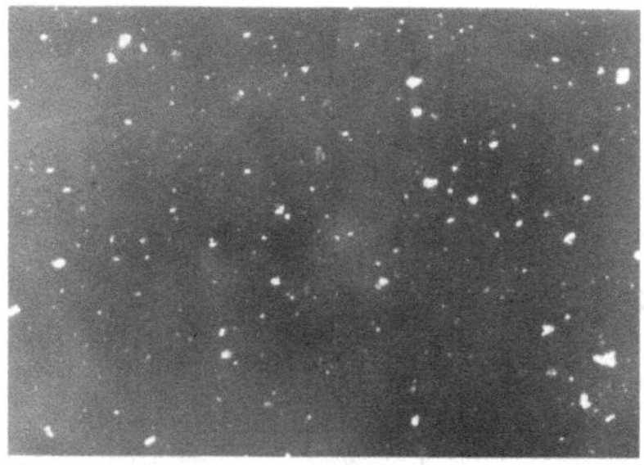

Rys. 49: Czyszczenie gąbki siarczanem dodecylu sodu (SDS) w metylocelulozie po oczyszczeniu wodą zdemineralizowaną przy powiększeniu 500x. Pozostałości pasty czyszczącej na powierzchni. (Wstęp: MPI, Stuttgart)

Współczesne farby olejne (LUKAS, Fa. Schoenfeld) bez dodatków żywicznych są z reguły mniej łatwe do czyszczenia. Wynika to z powolnego procesu suszenia zawartości oleju lnianego. Brud nie tylko lepiej przylega do powierzchni farb olejnych, ale również do pozostałości użytych środków czyszczących powierzchnie, w szczególności eteru celulozowego, które zostały wykryte w większym stopniu.

### 3.2.3 Badanie próbek współczesnej farby olejno-żywicznej przy użyciu niskociśnieniowego skaningowego mikroskopu elektronowego.

Współczesna farba olejno-żywiczna opisana w punkcie 2.2 (Mussini, Schmincke) została poddana działaniu materiałów wymienionych w punkcie 2.2.1, jak opisano w punkcie 2.2.2. Po obróbce próbki zostały pobrane i zmontowane, jak pokazano w pkt 2.2.3.

**wyniki czyszczenia**

Próbki wyczyszczone śliną i, co dziwne, próbki wyczyszczone po zabiegu okazały się gorsze niż się spodziewano.

Pozostałości użytych eterów celulozowych lepiej przylegały do powierzchni farb olejno-żywicznych, które można było wykryć w większym stopniu (por. rysunki 51, 53).

Bardziej zaatakowana powierzchnia może zostać wykryta za pomocą wszystkich wilgotnych oczyszczonych farb olejno-żywicznych, za co odpowiedzialna jest postępująca polaryzacja i kwasowość elementu żywicy, co jest zaskakujące nawet po krótkim czasie schnięcia.

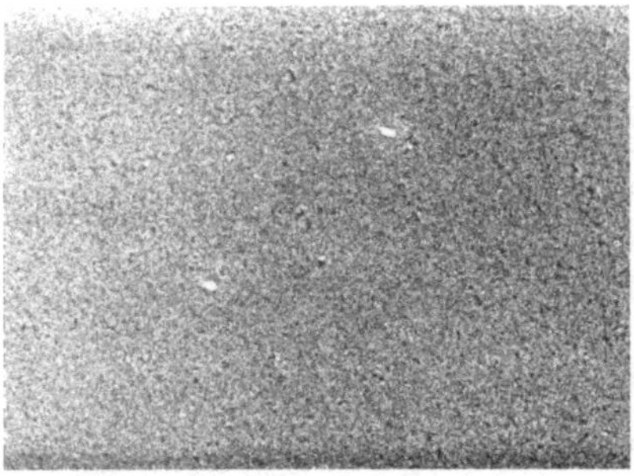

Rys. 50: Farba olejno-żywiczna Schmincke, nieprzetworzona przy powiększeniu 200x. (Wstęp: MPI, Stuttgart).

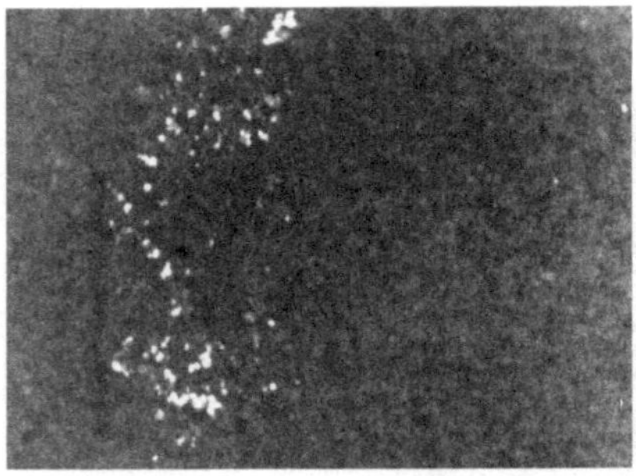

Rys. 51: Czyszczenie gąbki metylocelulozą przy powiększeniu 1000x. Pozostałości pasty czyszczącej (zdjęcie: MPI, Stuttgart)

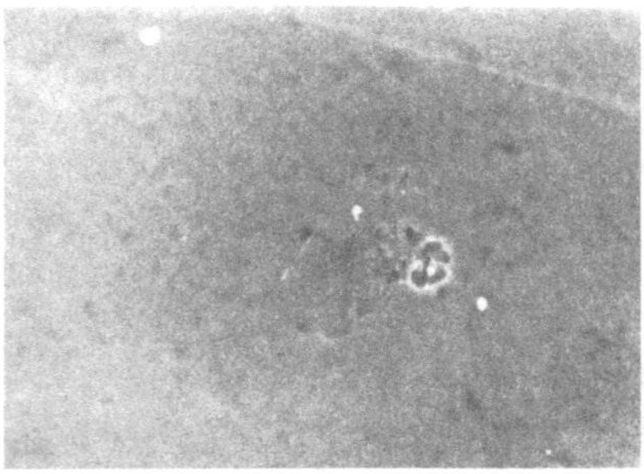

Rys. 52: Czyszczenie gąbki za pomocą Marlipala®1618/25 w metylocelulozie bez czyszczenia wtórnego przy powiększeniu 500x. Minimalne pozostałości pasty czyszczącej na powierzchni. (Wstęp: MPI, Stuttgart)

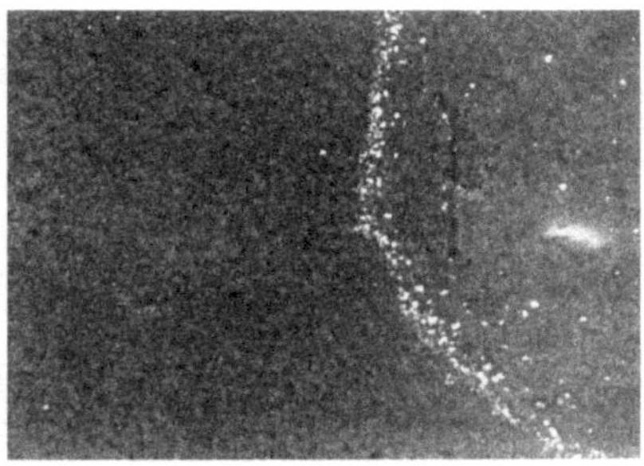

Rys. 53: Czyszczenie gąbki siarczanem dodecylu sodu (SDS) w metylocelulozie bez późniejszego czyszczenia przy powiększeniu 500x. Pozostałości pasty czyszczącej na powierzchni. (Wstęp: MPI, Stuttgart)

Współczesne farby do czyszczenia oleju/żywicy (Mussini, Schmincke) wykazały zasadniczo dobre wyniki czyszczenia przy użyciu niskociśnieniowego skaningowego mikroskopu elektronowego Leica Electronoptics Leo 438 VP oraz, w porównaniu z farbami do czyszczenia oleju Lukasa, lepsze wyniki czyszczenia, ponieważ były one już lepiej wysuszone ze względu na zawartość żywicy.

## 3.3 Wyniki badania próbek za pomocą profilometru laserowego

Historyczna farba olejna z lat 1918-1919 opisana w punkcie 2.1 została poddana obróbce materiałami wymienionymi w punkcie 2.1.1 jak opisano w punkcie 2.1.2. Po obróbce próbki zostały pobrane i zmontowane, jak pokazano w pkt 2.1.3.

### 3.3.1 Wyniki badania próbek historycznych farb olejnych za pomocą profilometru laserowego

W niniejszym opracowaniu zeskanowano już poddane obróbce próbki rozprzestrzeniające farby olejne. Jednakże, skanowanie oryginalnej powierzchni bezpośrednio na obiekcie może być również brane pod uwagę. Jest to jednak możliwe tylko w przypadku bardzo małych formatów (miniatur), ponieważ trudno jest umieścić obiekty wielkoformatowe na scenie obiektu, który przenosi całą próbkę tam i z powrotem pod wiązką laserową.

**rezultaty**

Szczególnie problematyczne przy tworzeniu profilu laserowego są kolory o wysokiej lepkości, ponieważ geometria profilu laserowego może być stosowana tylko w obszarach +/- 0,5 mm, tzn. całkowite różnice wysokości powierzchni większe niż jeden milimetr nie mogą być dłużej wykrywane.
Ciemne kolory są również mniej odpowiednie jako materiał badawczy, ponieważ zbyt silnie pochłaniają wiązkę lasera skaningowego i pojawiają się artefakty.
Silnie błyszczące kolory są również mniej odpowiednie do badania, ponieważ zbyt mocno odbijają wiązkę lasera skaningowego. Punkty świetlne nie są reprezentowane w profilu laserowym, profil laserowy jest obrazem czystej kalkulacji ruchów silnika do ustawiania ostrości.
Seria testów ujawniła skład idealnej próbki do zbadania. To powinno być mniej pastose i najlepiej gładkie. Profilometria laserowa może być stosowana najskuteczniej na jasnych kolorach, które pochłaniają mało światła i nie mają błyszczących powierzchni, tzn. są matowe. Wszystkie te czynniki nie były obecne w niniejszym dochodzeniu. W związku z tym ilościowa deklaracja oparta na parametrach chropowatości DIN nie była dopuszczalna w przypadku badanych powierzchni o wysokiej zawartości pasty, które same w sobie są zbyt nieregularne. Niemniej jednak, wyniki dostarczają cennych informacji na temat zmian w próbkach spowodowanych różnymi rodzajami obróbki powierzchni.
Ponieważ profilometry UBM pracują liniowo, czasami mogą występować niejasności w interpretacji uszkodzeń powierzchni spowodowanych użyciem wacików. Niektóre paski poziome w profilu mogą nie być spowodowane obróbką powierzchni, ale mogą być spowodowane odwzorowaniem liniowo wygenerowanych profili.
Wysoka gęstość punktów pomiarowych z jednej strony zapewnia bardziej dokładne profile, ale okazuje się problematyczna, szczególnie w przypadku długich czasów pracy, ponieważ w tym okresie zakłócenia mogą występować częściej. W tym przypadku sensowne jest wykonywanie przyszłych pomiarów za pomocą urządzeń następnej generacji obecnego profilometru. W przeciwieństwie do poprzednich pomiarów, które skanowały powierzchnię liniowo, nowsze urządzenia dokonują pomiarów powierzchni metodami 3D opartymi na powierzchni. Pomiary mogą być również przeprowadzone[127]zgodnie z normą DIN w ciągu kilku sekund.

[127] Urządzenia takie są opracowywane i dystrybuowane przez firmę GFMesstechnik, D-Teltow/Berlin, http://www.gfmesstechnik.com. F. Makes, Museum Livrustkammeren und Skokloster Museum, Stockholm, do sprawdzania autentyczności oryginału i fałszerstwa oraz do sprawdzania usuwania

**profile laserowe**

Wydruki profili laserowych mogą być wykonywane w kolorze czarno-białym lub kolorowym. Kolory i odcienie jasności są sztuczne i mogą być wybierane lub przypisywane dowolnie. Górna skala przy lewej krawędzi pokazuje te kolory lub odcienie jasności. Zastosowane kolory reprezentują różne poziomy wysokości próbek, podobne do mapy topograficznej. Dolna skala przy lewej krawędzi pokazuje skalę: dla profili niefiltrowanych zwykle 50 µm, dla profili filtrowanych zwykle 20 µm. Filtrowane profile wyglądają na bardziej szorstkie, ponieważ ich skala jest różna.

Jednak interpretacja wydruków kolorowych może być trudna, ponieważ kolory zmieniają się gwałtownie od pewnych różnic wysokości. Wydruki czarno-białe mogą być wykonywane z lub bez siatkowych powierzchni obrazu[128], przy czym w praktyce obrazy siatkowe okazały się mniej czytelne. Profile zostały stworzone z 40 punktami pomiarowymi na mm na powierzchni 8 x 8 $mm^2$ każdy. Punkty są połączone liniami, tworząc siatkę. Im większe powiększenie, tym bardziej zauważalne są linie wynikające z zasady liniowego pomiaru próbki. Jeśli następnie narysuje się więcej linii siatki pomiędzy punktami pomiarowymi, powierzchnia jest bardziej zamknięta i łatwiejsza do odczytania.

Jeśli wysokości są wyświetlane jasno, wynikiem jest łatwy do odczytania profil, co ma jednak tę wadę, że mechaniczne uszkodzenia powierzchni, które wystąpiły na wysokościach, nie są tak łatwe do odczytania, jak w przypadku ciemnego zabarwienia wysokości.

Do filtrowania można stosować filtry górnoprzepustowe lub dolnoprzepustowe. Służą one do usuwania zakłócających częstotliwości, co prowadzi do wygładzenia powierzchni. Niefiltrowane profile mają tendencję do pokazywania stanu pierwotnego, ponieważ filtrowanie usuwa artefakty, które w przypadku powierzchni farb olejnych nie mogą być artefaktami pomiarowymi, ale prawdziwymi artefaktami na powierzchni. Niefiltrowane profile są z pewnością lepiej porównywalne z skaningowymi obrazami elektronowymi.

Tabela w prawym górnym rogu każdej ilustracji przedstawia niezbędne wartości chropowatości. Rz oznacza średnią głębokość chropowatości, a Ra średnią arytmetyczną wartość chropowatości. Podane wartości chropowatości nie mogą być jednak stosowane, ponieważ powierzchnie o gruboziarnistej strukturze są zbyt różne, a wartości różnią się bardzo w zależności od kąta między kierunkiem pomiaru a skokiem pędzla. Liczba, głębokość i regularność fal wywołanych pociągnięciem pędzla odgrywa zazwyczaj większą rolę niż drobne nierówności wywołane kolejną procedurą czyszczenia.

Jeśli na obrazie pojawią się paski, są to artefakty, na których laser nie może być skupiony na powierzchni, np. z powodu obszarów odbijających zbyt silnie lub zbyt mało lub zbyt dużych różnic wysokości.

---

powłok białkowych i glutynowych na powierzchniach malarskich ([88], 1-7; [158], 1-66; [159], 47, 51, 53, 55, 57).

[128] Podobne obrazy na większą skalę mogą być tworzone przy użyciu sprzężonej tandemowej mikroskopii skaningowej 3D ([127], 258).

Jeśli na obrazie pojawiają się białe kropki, są one również artefaktami. Oznacza to, że błyszczące plamy, ciemne i bardzo chłonne obszary nie pozwalają na pomiar. Mogą to być jednak również osady (ziarna kurzu) i wgłębienia (kratery, zadrapania). Możliwe jest skanowanie z dokładnością do 1000 punktów na mm, ale mogą również wystąpić artefakty, które wymagają starannej interpretacji. Rozdzielczość profilometrii laserowej wynosi około 1 µm.
Próbki zawsze oglądano prostopadle do skoku pędzla, ponieważ małe odchylenia od kąta 90° mają mniejszy wpływ na parametry chropowatości niż w przypadku pomiaru równoległego.

**wyniki czyszczenia**

Gąbka do pracy na sucho "wishab" zapewnia stosunkowo słabe wyniki czyszczenia powierzchni, ponieważ nie usuwa zanieczyszczeń rozpuszczalnych w tłuszczach i wodzie.
Zmiany obserwowane szczególnie na gładkich powierzchniach próbek czyszczonych środkami powierzchniowo czynnymi są trudne do oceny ze względu na ich niewielkie rozmiary, niską rozdzielczość możliwą do uzyskania przy użyciu profilometrii laserowej oraz siły występujące podczas procesu czyszczenia. Ich pochodzenie można wyjaśnić stosowanymi materiałami i technikami malarskimi oraz procesami ich suszenia lub próżnią wykorzystywaną do badania przy użyciu skaningowego mikroskopu elektronowego SEM 505 firmy Philips lub interakcji ze środkami czyszczącymi, które nie zostały jeszcze szczegółowo opisane. Należy zauważyć, że zaobserwowane mikro zmiany nie występują na nieprzetworzonej próbce, ponieważ są one pokryte warstwą brudu, jeśli taka istnieje. Z tego powodu musiało nastąpić kolejne dochodzenie, a mianowicie dochodzenie w sprawie próbek niepatroszonych, które nie musiały być rozpatrywane w próżni. W tym celu wykorzystano niskociśnieniowy skaningowy mikroskop elektronowy.
Erozja powierzchni farby olejnej spowodowana przez wodę zdemineralizowaną i ślinę, obserwowana gdzie indziej [108, 198], nie została potwierdzona w tej serii doświadczeń. W analizowanych próbkach zaobserwowano nieco lepszą wydajność oczyszczania wody zdemineralizowanej w porównaniu ze śliną.
Szczególnym wynikiem tego badania jest fakt, że oczyszczanie wtórne wodą (zdemineralizowaną) jest niezbędne do skutecznego czyszczenia powierzchni środkami powierzchniowo czynnymi (por. rys. 55). Zmniejsza to nie tylko pozostałości środków powierzchniowo czynnych na powierzchni farby olejnej [302], ale także większe ilości zanieczyszczeń. Za to odpowiada reaktywacja roztworu środka powierzchniowo czynnego, dłuższy czas ekspozycji i większe naprężenia mechaniczne na powierzchni.
Innym ważnym rezultatem tego badania jest fakt, że łagodny środek powierzchniowo czynny Marlipal®1618/25 jest równy agresywnemu SDS w efekcie czyszczenia - po oczyszczeniu wodą.
Zgodnie z ustaleniami poczynionymi tutaj, praca w kierunku pociągnięć pędzla jest ważna dla dokładnego czyszczenia, nawet przy mniej wklęsłym malowaniu. Przy usuwaniu okrągłych zabrudzeń powierzchniowych należy się spodziewać, że pozostałości pozostaną w "dolinach" farby (patrz Rys. 55).

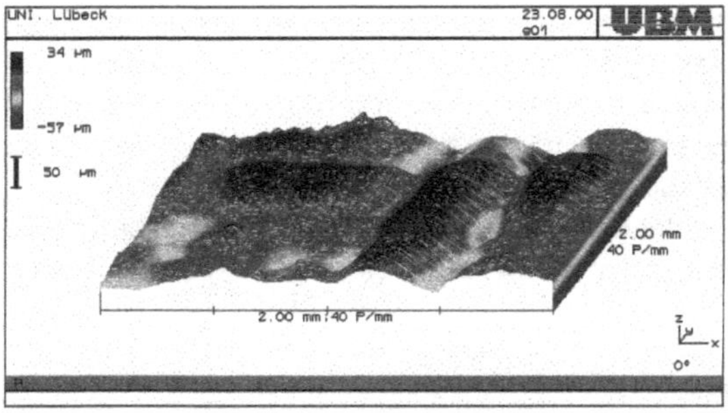


Rys. 54: Próbka historyczna, niepoddana obróbce. Profil niefiltrowany. Silna zawartość cząsteczek została odparowana, nieskażona powierzchnia jest reprodukowana (fot. Uniwersytet Lubecki) [od 70].

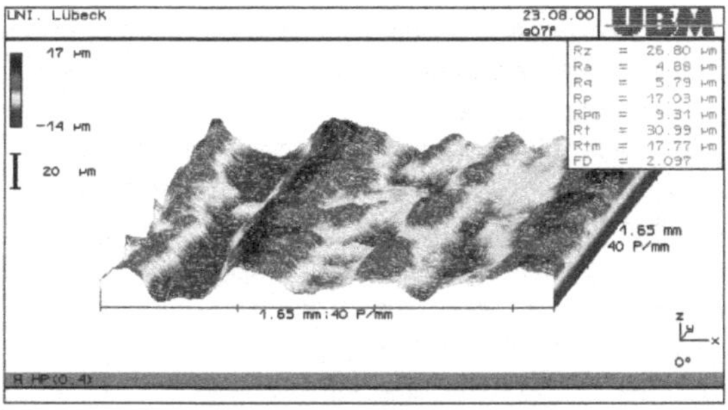


Rys. 55: Próba historyczna. Czyszczenie gąbki za pomocą Marlipala® 1618/25 w metylocelulozie, po oczyszczeniu wodą zdemineralizowaną. Profil niefiltrowany. Bardzo jednorodna powierzchnia o niskim obciążeniu cząsteczkowym (fot. Uniwersytet w Lubece) [na 70].

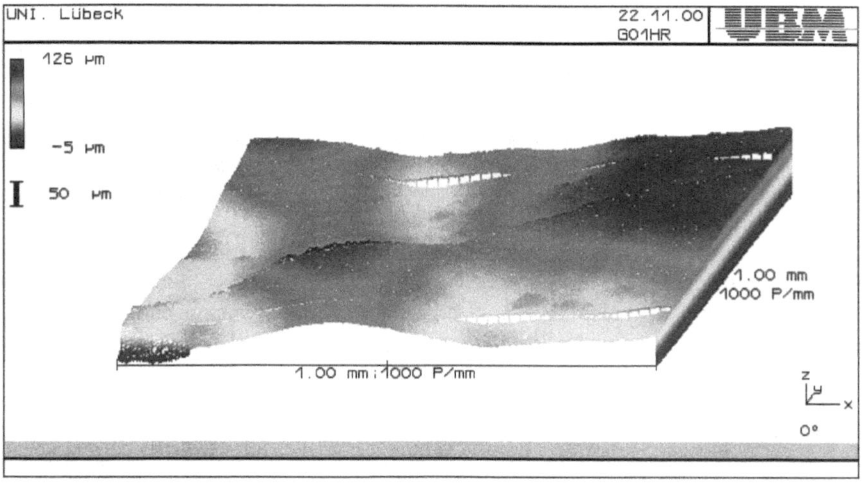


Rys. 56: Próbka historyczna, niepoddana obróbce. Profil niefiltrowany. Brud i cząstki zostały odparowane przed pomiarem z 1000 punktów na milimetr. Powierzchnia jest wyjątkowo jednorodna i nie wykazuje obciążenia cząsteczkami (zdjęcie: Uniwersytet w Lubece) [od 70].

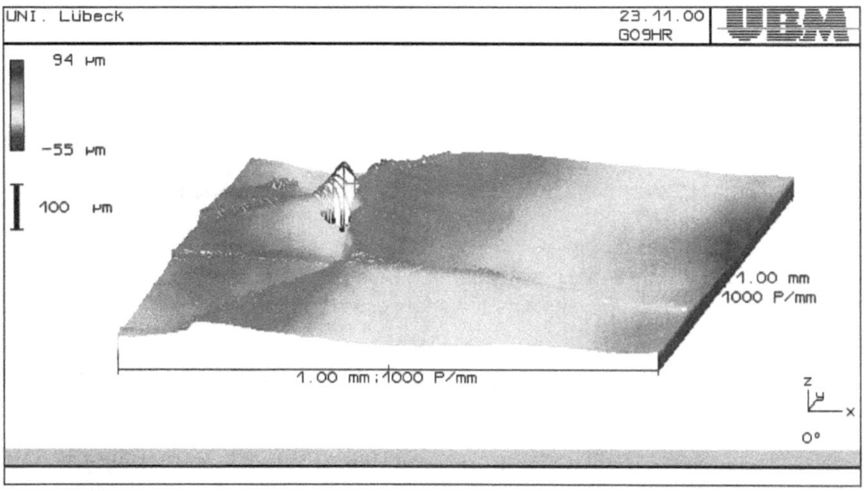


Rys. 57: Próba historyczna. Oczyszczanie gąbki za pomocą siarczanu dodecylu sodu (SDS) w metylocelulozie, po oczyszczeniu wodą zdemineralizowaną. Profil niefiltrowany. Pomiar został wykonany z 1000 punktów na milimetr i pokazuje bardzo jednorodną powierzchnię przy niewielkim obciążeniu cząsteczkami (fot. Uniwersytet w Lubece) [od 70].

Zachowanie zwykłych wacików do czyszczenia powierzchni nie ma sensu, ponieważ wrażliwe powierzchnie farb olejnych są w ten sposób porysowane. Podczas czyszczenia śliny, na suwaku pędzla pojawiają się ślady szlifowania.

Wyeksponowane wysokości skoku pędzla i pastosities są atakowane przez ruchy mielenia wacików używanych do czyszczenia. Chociaż interpretacja profili liniowo

mierzonych próbek nie zawsze jest łatwa, uszkodzenie powierzchni można określić głównie za pomocą włókien wiskozowych, ale w mniejszym stopniu również za pomocą włókien bawełnianych.
W przypadku słabszych zabrudzeń zaleca się stosowanie powierzchni pokrytych farbą olejną z roztworami środka powierzchniowo czynnego z użyciem miękkich mikroporowatych gąbek PVAC. Gąbki nie należy używać zbyt wilgotnej. Czyszczenie powinno być zorientowane na kierunek ruchu pędzla obrazu. Upewnij się, że myjesz odpowiednim strumieniem wody.
W przypadku silnego zabrudzenia zaleca się stosowanie środków powierzchniowo czynnych w postaci pasty z pędzlem w kierunku ruchu pędzla w obrazie. Po upływie czasu ekspozycji, najlepiej usunąć je miękkimi mikroporowatymi gąbkami. Należy upewnić się, że urządzenie jest czyszczone odpowiednią ilością wody.
Pozostałości brudu można znaleźć szczególnie w dolinach skoku pędzla. Powierzchnie czyszczone eterami celulozowymi wymagają dalszego czyszczenia.
Etery celulozowe (MC lub CMC) umożliwiają najbardziej delikatne czyszczenie powierzchni. Ponieważ jednak etery celulozowe przyczepiają się szczególnie do powierzchni farb olejnych zawierających żywicę, należy zadbać o ich oczyszczenie odpowiednią wodą.
Próbki wyczyszczone za pomocą Marlipala®1618/25 wydają się mniej zaatakowane na powierzchni, a zwłaszcza w dolinach uderzenia pędzla niż próbki wyczyszczone za pomocą SDS.
Powierzchnie zabezpieczone środkiem Marlipal®1618/25 są czystsze niż powierzchnie zabezpieczone środkiem ochrony roślin. Oczyszczone próbki są również odtwarzane jako czystsze.

## 3.3.2 Wyniki badania współczesnych kolorów za pomocą profilometru laserowego

Wyniki w dużej mierze pokrywają się z wynikami badania EREM. Szczególnie korzystna okazała się kolorystyka matowa, mniej wklęsła i mniej odblaskowa.

### 3.3.2.1 Wyniki badania współczesnych farb olejnych przy użyciu profilometru laserowego

Schoenfeld Lukas Pariserblau (farby olejne z zawartością wosku pszczelego):
Powierzchnie kolorów Lukasa były problematyczne w ocenie, ponieważ silne efekty połysku tych powierzchni kolorowych osłabiają skanowanie powierzchni wiązką laserową (por. rys. 58).
Nieprzetworzone powierzchnie kolorów Lukasa ukazują stosunkowo jednorodny obraz z częściowymi, różnej wielkości przerwami w równomiernych liniach pociągnięcia pędzla, które należy interpretować jako leżący brud.
Obrobione powierzchnie w kolorach Lukasa pokazują bardziej jednorodny obraz powierzchni. Niemniej jednak, pozostałości brudu są wykrywalne, jak również wyraźne ślady szlifowania, które przebiegają przez suw pędzla. Widać to szczególnie wyraźnie w teście czyszczenia ze śliną (por. 59).

Przy czyszczeniu eterem celulozowym osady środka czyszczącego pozostają na bardzo gładkiej powierzchni (patrz Rys. 59).
Próbki oczyszczone przy użyciu Marlipala®1618/25 wydają się mniej zaatakowane na powierzchni, a zwłaszcza w dolinach kanału szczotkowego niż próbki oczyszczone przy użyciu dodecylosiarczanu sodu.

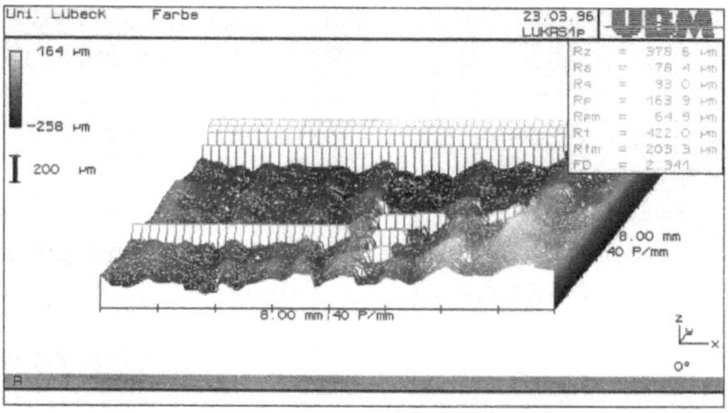


Rys. 58: Schoenfeld Lukas (błękit paryski) nieleczony. Niefiltrowany profil laserowy. Nieregularne obciążenie cząsteczkowe przejawia się w nieregularnych, wysokich strukturach (jasne, białe plamy) na powierzchni (fot. Uniwersytet Lubecki) [na 65].

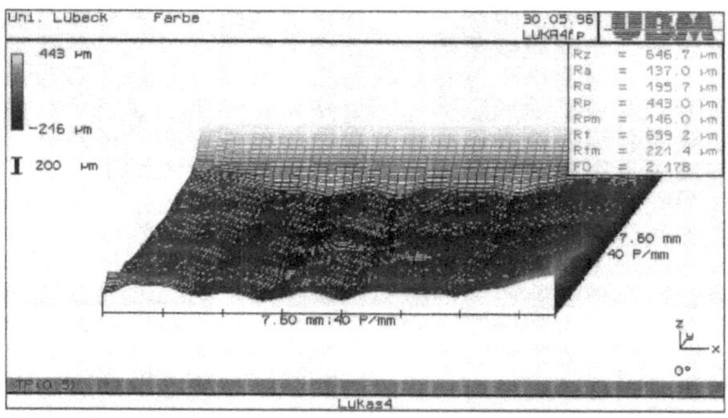


Rys. 59: Schoenfeld Lukas (błękit paryski) leczony MC. Filtrowany profil laserowy. Powierzchnia wygląda bardzo jednorodnie. Minimalne taśmy poprzeczne wynikające z czyszczenia powierzchni za pomocą wacików są łatwe do wykrycia. Niewielkie pozostałości środka czyszczącego (fot. Uniwersytet w Lubece) [od 65].

Zasadniczo farba olejna z zawartością wosku pszczelego (Lukas) jest bardziej odporna na substancje czyszczące powierzchnię niż farba olejna z zawartością żywicy dammar (Schmincke Mussini).

### 3.3.2.2 Wyniki badań współczesnych kolorów oleju/żywicy za pomocą profilometru laserowego

Farby zawierające żywicę wydają się czystsze po zabiegu, ale również bardziej zaatakowane niż wolne od żywicy farby Lukasa. Farby zawierające żywicę wykazują oczywiście bardziej wrażliwą reakcję na czyszczenie powierzchni wodnych, przy czym należy również zauważyć, że zawartość żywicy nie jest jedyną przyczyną bardziej wrażliwej reakcji. Powszechnie wiadomo, że farby olejne i olejno-żywiczne zawierają nie tylko składniki, takie jak pigment, olej, wosk i żywica, ale także inne dodatki, które również mają wpływ na wynik czyszczenia[129].

Makijaż Mussini Phthaloblau (farby na bazie żywicy olejnej):
W przeciwieństwie do oczyszczonych próbek, nieprzetworzone powierzchnie tuszy muślin wykazują nieprawidłowości spowodowane dużym obciążeniem cząstkami (por. Rys. 60).
Szczególnie przy czyszczeniu eterem celulozowym można wykryć drobno rozproszone osady tych środków czyszczących.
Próbki oczyszczone przy użyciu Marlipala®1618/25 wydają się mniej zaatakowane na powierzchni, a zwłaszcza w dolinach uderzenia pędzla niż próbki oczyszczone dodecylo siarczanem sodu (por. rys. 61).

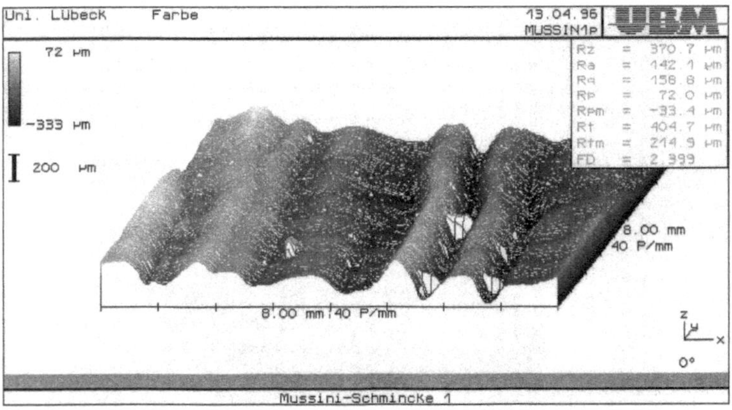

Rys. 60: Makijaż Mussiniego (ftaloblue) nieprzetworzony. Niefiltrowany profil laserowy. Nieregularne obciążenie cząstkami jest widoczne na większych powierzchniach (jasne, białe plamy) (fot. Uniwersytet Lubecki) [od 65].

[129] Nawet po dostosowaniu zawartości oleju i żywicy w ulepszonych mieszankach pigmentowych w 2000 r. nie należy się spodziewać znaczącego wzrostu lub spadku zawartości żywicy. Systemy kolorystyczne zostały zoptymalizowane pod względem kompozycji. Komunikacja pana Kirschnicka (Chem. Labor der H. Schmincke & Co.) z łatwo niezrozumiałą komunikacją w Restauro (1), 2001, 19, zgodnie z którą części z żywicy miałyby zastąpić części olejowe.

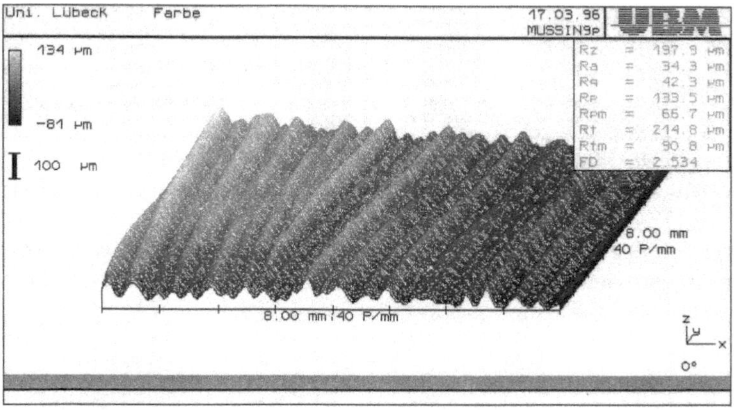


Rys. 61: Schmincke Mussini (ftaloblue) poddany działaniu siarczanu dodecylu sodu (SDS), po oczyszczeniu. Niefiltrowany profil laserowy. W przeciwieństwie do rys. 34, ten profil laserowy pokazuje znacznie bardziej zaatakowaną powierzchnię. Wyraźniej widoczne są też ślady szlifowania (zdjęcie: Uniwersytet Lubecki) [od 65].

W badaniach farba olejna z Dammarharzanteil (Schmincke Mussini), z lepszymi wynikami czyszczenia, podlega farbie olejnej z pszczelim woskiem (Lukas) w zakresie odporności na substancje czyszczące powierzchnię. Wynika to z faktu, że polaryzacja i kwasowość rozwija się wraz z wiekiem powierzchni w kolorze oleju/żywicy.

## 3.4 Wyniki badań próbek zabytkowej farby olejnej metodą projekcji pasków 3D

Historyczna farba olejna z lat 1918-1919 opisana w punkcie 2.1 została poddana obróbce materiałami wymienionymi w punkcie 2.1.1 jak opisano w punkcie 2.1.2. Po obróbce próbki zostały pobrane i zmontowane, jak pokazano w pkt 2.1.3.

**rezultaty**

Ta seria badań historycznych powierzchni farb olejnych wykazuje duże podobieństwa między powierzchniami oczyszczonymi (odparowanymi) i suchymi ("wishab", "akapad") (por. rysunki 62, 63). Powierzchnie czyszczone na mokro wykazują więcej erozji (patrz rys. 64, 65). Szczególnie w przypadku czyszczenia wodą zdemineralizowaną i śliną, powierzchnie wydają się mniej jednorodne, a szczelina jest bardziej rozciągnięta. Doskonałość czyszczenia środkami powierzchniowo czynnymi w połączeniu z metylocelulozą przed czyszczeniem wodą zdemineralizowaną i śliną jest dobrze widoczna. Połączenie eterów celulozy i środka powierzchniowo czynnego umożliwia uzyskanie czystszych i bardziej jednorodnych powierzchni niż czyszczenie, które wykonywano wyłącznie za pomocą eterów celulozy. W tej serii badań można zaobserwować znacznie bardziej agresywny efekt anionowej SDS w przeciwieństwie do niejonowego Marlipala®1618/25.

Powierzchnie, które zostały oczyszczone, robią znacznie bardziej agresywne wrażenie.
Historyczną farbę olejną lub powierzchnię farby olejnej/żywicznej można zasadniczo czyścić na sucho bez niebezpieczeństwa. Ważne jest jednak, aby zastanowić się, czy mniej czysta powierzchnia jest dopuszczalna. Jeżeli stosuje się czyszczenie na mokro, najwłaściwsze wydają się być kombinacje eterów celulozy i niejonowych środków powierzchniowo czynnych. Jednakże w przypadku tego rodzaju czyszczenia powierzchni na mokro z czyszczeniem następującym po czyszczeniu należy rozważyć, czy czy czysta, jednolita powierzchnia z pozostałościami kombinacji detergentu jest bardziej odpowiednia niż powierzchnia bardzo czysta, która może wydawać się lekko zaatakowana przy dużym powiększeniu.

### 3.4.1.1 **Wysokie obrazy stanu przed- i poprodukcyjnego historycznych farb olejnych w naturalnym wieku** (projekcje 3D z paskami, GFM MikroCAD)

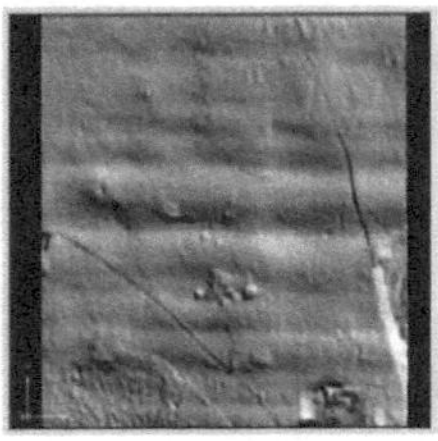

Rys. 62: Próbka historyczna, niepoddana obróbce. Wysoka zawartość cząsteczek została wcześniej odparowana (zdjęcie: GFM, Berlin) [aus 70].

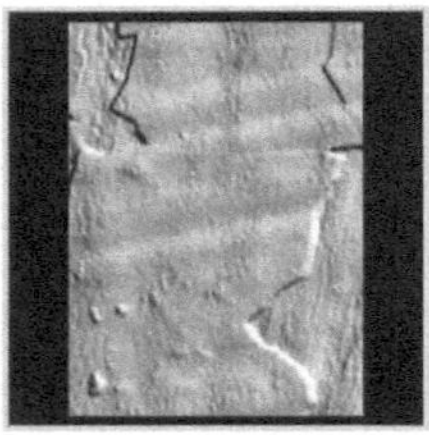

Rys. 63: Czyszczenie na sucho z użyciem akapadu. W przeciwieństwie do poprzedniej próbki, powierzchnia wydaje się czystsza, chociaż nadal występuje jednorodne zanieczyszczenie (zdjęcie: GFM, Berlin) [od 70].

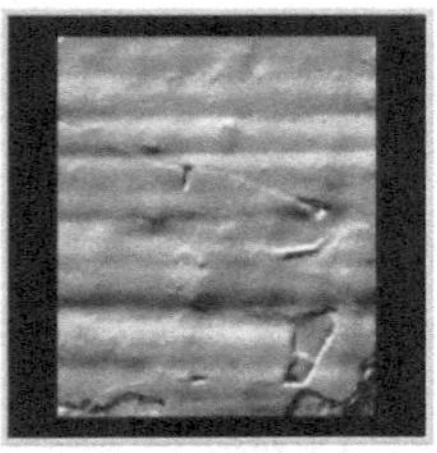

Rys. 64: Czyszczenie gąbki wodą zdemineralizowaną. W przeciwieństwie do poprzedniej próbki po czyszczeniu na sucho, powierzchnia wydaje się czystsza, chociaż nadal występuje jednorodne zanieczyszczenie (zdjęcie: GFM, Berlin) [od 70].

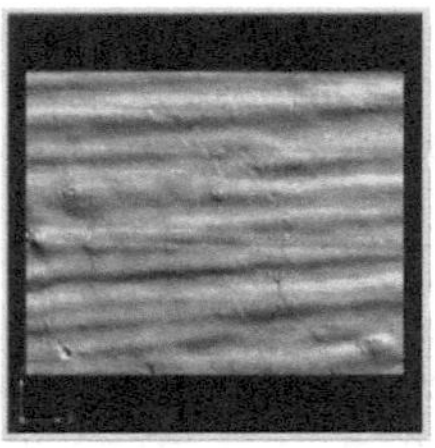

Rys. 65: Czyszczenie gąbki za pomocą Marlipala®1618/25 w metylocelulozie po oczyszczeniu wodą zdemineralizowaną. W przeciwieństwie do próbki, która nie została oczyszczona, powierzchnia ta wydaje się nieco bardziej zaatakowana.
(Zdjęcie: GFM, Berlin) [na 70].

Obrazy wysokościowe tych badań dostarczają stosunkowo podobnych obrazów dla oka niewyszkolonego obserwatora. Umożliwiają one obiektywne skalowanie wysokości.

W przeciwieństwie do próbek nieoczyszczonych (odparowanych), powierzchnie oczyszczone na sucho ("akapad") i próbki oczyszczonej śliny wydają się lekko rozmazane (por. rysunki 62, 63). Oczyszczone na mokro powierzchnie wykazują lekkie zaatakowanie do bardziej erodowanych powierzchni (patrz rys. 64, 65). Na szczególną uwagę w przypadku wszystkich wilgotnych środków czyszczących należy zwrócić uwagę na rozszerzone pęknięcia.

Okazuje się, że historyczna farba olejna lub powierzchnia farby olejno-żywicznej może być czyszczona na sucho bez niebezpieczeństwa. Ważne jest jednak, aby zastanowić się, czy mniej czysta powierzchnia jest dopuszczalna. Jeżeli stosuje się czyszczenie na mokro, najwłaściwsze wydają się być kombinacje eterów celulozy i niejonowych środków powierzchniowo czynnych. Praktyka pokazuje raz po raz kolejny, że właśnie te kombinacje są łatwiejsze w obsłudze niż same izolowane komponenty. Jednak przy tego typu mokrym czyszczeniu powierzchni konieczne jest czyszczenie wtórne, co jest bardziej sensowne w przypadku historycznych farb olejnych lub farb olejno-żywicznych z odpowiednią głęboką wodą lub dopuszczalną wodą z kranu. W przeciwnym razie należy się zastanowić, czy czy czysta, jednorodna powierzchnia z pozostałościami kombinacji detergentów jest bardziej odpowiednia niż bardzo czysta powierzchnia, która jest lekko zaatakowana przy dużym powiększeniu.

### 3.4.1.2 **Fotorealistyczne przedstawienia stanu przed i po historycznej, naturalnie starzejącej się farby olejnej** (projekcje 3D, GFM MikroCAD, wyższa rozdzielczość).

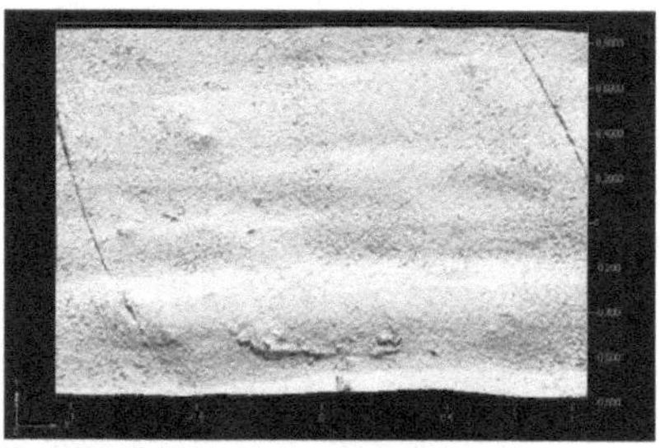

Rys. 66: Próbka historyczna, niepoddana obróbce. Ciężka zawartość cząsteczek została wcześniej odparowana i daje wyraźny obraz nieprzetworzonej powierzchni. Craquelé jest widoczny [od 70].

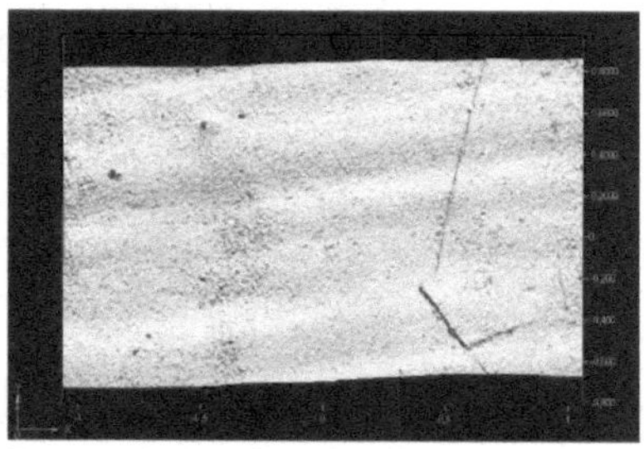

Rys. 67: Czyszczenie na sucho z użyciem akapadu. W przeciwieństwie do poprzedniej próbki, powierzchnia wydaje się czystsza, chociaż nadal występuje jednorodne zanieczyszczenie. Craquelé jest widoczny [od 70].

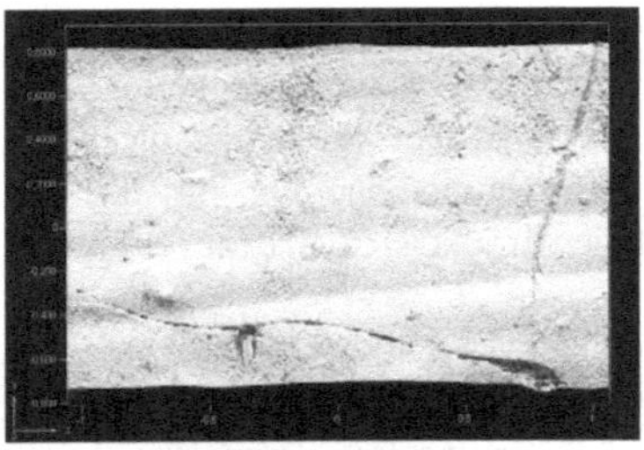

Rys. 68: Czyszczenie gąbki wodą zdemineralizowaną. W przeciwieństwie do poprzedniej próbki, powierzchnia wydaje się bardziej zaatakowana. Jednolite skażenie jest nadal obecne. Krakquelé jest wyraźnie rozszerzony [od 70].

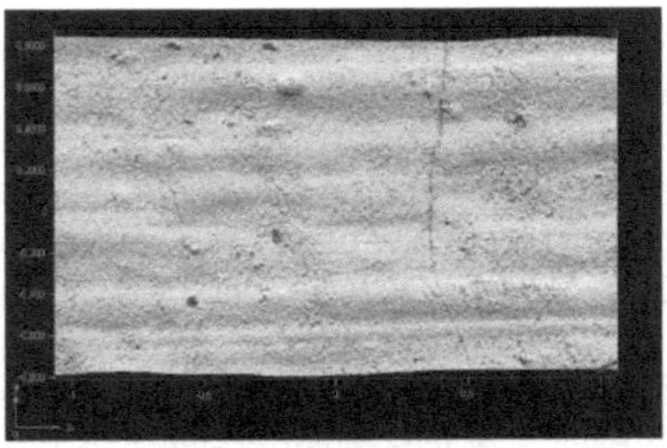

Rys. 69: Czyszczenie gąbki siarczanem dodecylu sodu w metylocelulozie po oczyszczeniu wodą zdemineralizowaną. W przeciwieństwie do wszystkich poprzednich i oczyszczonych próbek, powierzchnia ta jest najbardziej zaatakowana [od [70].

Fotorealistyczne reprezentacje tych badań dostarczają przyjemnych obrazów dla oka niewyszkolonego obserwatora, ponieważ silnie przypominają obrazy znanego REM. Jednak w przeciwieństwie do obrazów wysokościowych, nie pozwalają one na obiektywne skalowanie kolorów.

Ta seria badań historycznych powierzchni farb olejnych wykazuje duże podobieństwa między powierzchniami oczyszczonymi (odparowanymi) i suchymi (akapad) (por. rysunki 66, 67). Powierzchnie czyszczone na mokro wykazują więcej erozji (por. Rys. 68, 69). Szczególnie w przypadku czyszczenia wodą zdemineralizowaną i śliną, powierzchnie wydają się mniej jednorodne, a szczelina jest bardziej rozciągnięta. Doskonałość czyszczenia środkami powierzchniowo czynnymi w połączeniu z metylocelulozą przed czyszczeniem wodą zdemineralizowaną i śliną jest dobrze widoczna. Połączenie eterów celulozy i środka powierzchniowo czynnego umożliwia uzyskanie czystszych i bardziej jednorodnych powierzchni niż czyszczenie, które wykonywano wyłącznie za pomocą eterów celulozy. W tej serii badań można zaobserwować znacznie bardziej agresywny efekt anionowej SDS w przeciwieństwie do niejonowego Marlipala®1618/25. Powierzchnie, które zostały oczyszczone, robią znacznie bardziej agresywne wrażenie.

3.4.1.3 **Fotorealistyczne przedstawienia stanu przed i po historycznej, naturalnie starzejącej się farby olejnej** (projekcje 3D, GFM MikroCAD, wyższa rozdzielczość).

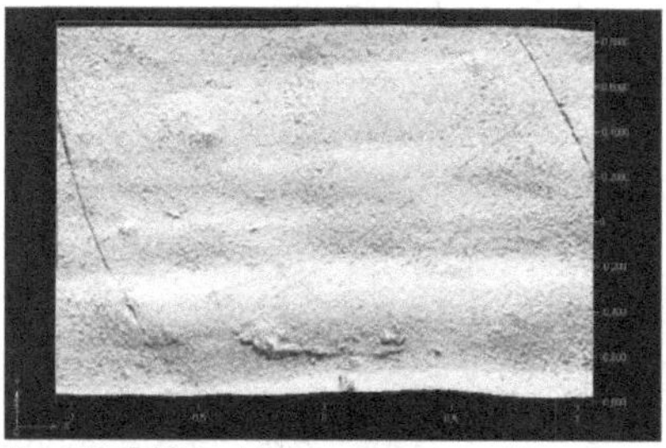

Rys. 66: Próbka historyczna, niepoddana obróbce. Ciężka zawartość cząsteczek została wcześniej odparowana i daje wyraźny obraz nieprzetworzonej powierzchni. Craquelé jest widoczny [od 70].

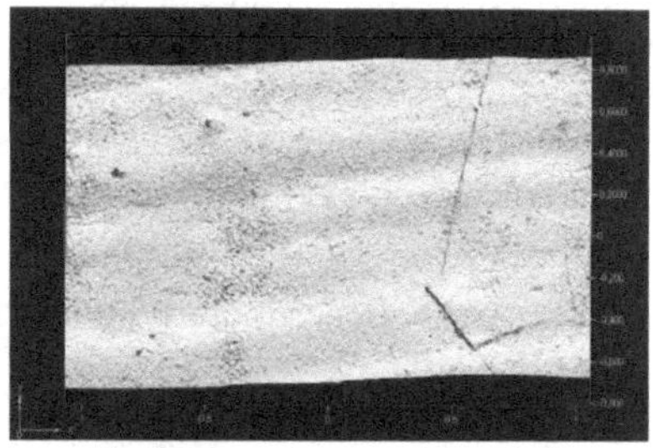

Rys. 67: Czyszczenie na sucho z użyciem akapadu. W przeciwieństwie do poprzedniej próbki, powierzchnia wydaje się czystsza, chociaż nadal występuje jednorodne zanieczyszczenie. Craquelé jest widoczny [od 70].

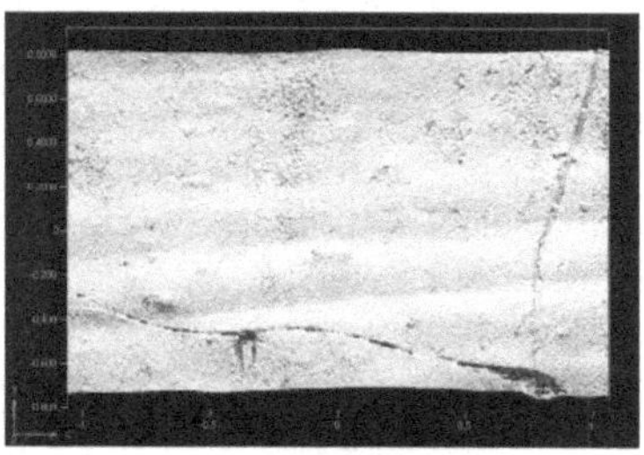

Rys. 68: Czyszczenie gąbki wodą zdemineralizowaną. W przeciwieństwie do poprzedniej próbki, powierzchnia wydaje się bardziej zaatakowana. Jednolite skażenie jest nadal obecne. Krakquelé jest wyraźnie rozszerzony [od 70].

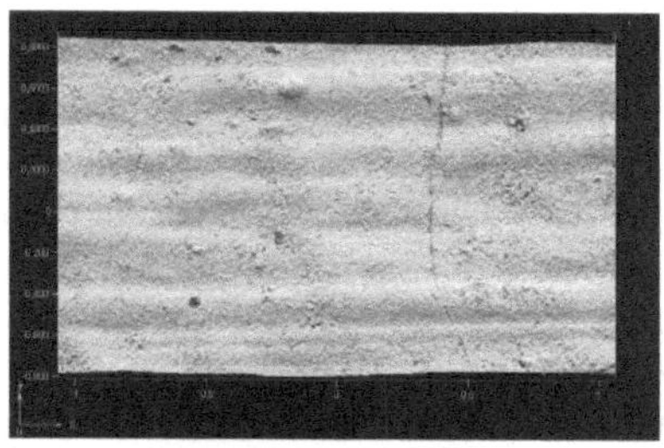

Rys. 69: Czyszczenie gąbki siarczanem dodecylu sodu w metylocelulozie po oczyszczeniu wodą zdemineralizowaną. W przeciwieństwie do wszystkich poprzednich i oczyszczonych próbek, powierzchnia ta jest najbardziej zaatakowana [od [70].

Fotorealistyczne reprezentacje tych badań dostarczają przyjemnych obrazów dla oka niewyszkolonego obserwatora, ponieważ silnie przypominają obrazy znanego REM. Jednak w przeciwieństwie do obrazów wysokościowych, nie pozwalają one na obiektywne skalowanie kolorów.

Ta seria badań historycznych powierzchni farb olejnych wykazuje duże podobieństwa między powierzchniami oczyszczonymi (odparowanymi) i suchymi (akapad) (por. rysunki 66, 67). Powierzchnie czyszczone na mokro wykazują więcej erozji (por. Rys. 68, 69). Szczególnie w przypadku czyszczenia wodą zdemineralizowaną i śliną, powierzchnie wydają się mniej jednorodne, a szczelina jest bardziej rozciągnięta.

Doskonałość czyszczenia środkami powierzchniowo czynnymi w połączeniu z metylocelulozą przed czyszczeniem wodą zdemineralizowaną i śliną jest dobrze widoczna. Połączenie eterów celulozy i środka powierzchniowo czynnego umożliwia uzyskanie czystszych i bardziej jednorodnych powierzchni niż czyszczenie, które wykonywano wyłącznie za pomocą eterów celulozy. W tej serii badań można zaobserwować znacznie bardziej agresywny efekt anionowej SDS w przeciwieństwie do niejonowego Marlipala®1618/25. Powierzchnie, które zostały oczyszczone, robią znacznie bardziej agresywne wrażenie.

### 3.4.1.4 **Wysokie obrazy przed- i postpaństwowych historycznych farb olejnych** (projekcje 3D w paski, GFM MikroCAD, wyższa rozdzielczość)

Obrazy wysokości powinny pokazywać stan przed- i postpaństwowy tego samego pola pomiarowego w celu jak najbardziej obiektywnego udokumentowania zmian w poszczególnych próbkach.
Aby wykonać pomiary, obiekty zostały zamocowane na stole pomiarowym (jak widać na craquelé), tak aby tylko minimalne przesunięcia pola pomiarowego powstały w wyniku przetwarzania próbek. Poniższe profile to 12 x 9,5 mm2 przekrojów historycznych próbek kolorów[130]. Użyta kamera CCD miała rozdzielczość 1280 x 1024, czyli 1,5 miliona pikseli. Odległość punktu pomiarowego wynosiła 8 mikrometrów w rozdzielczości bocznej na piksel (rozdzielczość x-, y-) i 1 mikrometr w rozdzielczości pionowej, tj. wysokościowej (rozdzielczość z). Podobnie jak w przypadku poprzednich pomiarów dokonywano za pomocą opraw z zimnym światłem (włóknem szklanym). Czas pomiaru wynosił 1-3 sekundy, natychmiast po obliczeniu danych 3D 10 sekund. Po zarejestrowaniu poprzedniego stanu chorobowego próbka została poddana obróbce zgodnie z opisem podanym w pkt 2.1.1. Po przetworzeniu i wysuszeniu próbek przeprowadzono analizę następującą po analizie.
Gotowe profile to 2 x 1,5 mm2 dużych przekrojów historycznych powierzchni barwnych. Jest to obecnie najmniejsze możliwe pole pomiarowe. Zastosowana kamera CCD miała rozdzielczość 1300 x 1030, czyli 1,5 miliona pikseli. Odległość punktu pomiarowego wynosiła 1,5 mikrometra w rozdzielczości bocznej na piksel (rozdzielczość x, y) i 0,3 mikrometra w rozdzielczości pionowej, tj. wysokości (rozdzielczość z).
Obrazy imponują dokładnym odwzorowaniem powierzchni, chociaż nawet przy tak wysokiej rozdzielczości nie ma być prowadzona detekcja mikropęknięć. Ta technika nagrywania nie tylko przyczyniła się do znacznego postępu w wykrywaniu uszkodzeń w zakresie mikroskopowym, ale także w kwantyfikacji takich uszkodzeń [75].

**rezultaty**

Historyczna farba olejna z lat 1918-1919 opisana w punkcie 2.1 została poddana obróbce materiałami wymienionymi w punkcie 2.1.1 jak opisano w punkcie 2.1.2. Po obróbce próbki zostały pobrane i zmontowane, jak pokazano w pkt 2.1.3. W zasadzie

[130] Próbki pochodzą z białego, nielakierowanego olejnego malowania górnej krawędzi pokrywy obrazu Inv. No. DBZ 44/WVD 337: "Pauker", z lat 1918-1919, olej na płótnie, 215 x 164 cm, autorstwa Augusta Deussera (1870-1942).

jednak pobieranie próbek nie jest już konieczne do pomiarów; mogą być one również przeprowadzane bezpośrednio na obiekcie. Po obróbce powierzchni próbki, powierzchnie zostały zmierzone za pomocą MicroCAD. Linie pomiarowe są następnie rysowane na komputerze do utworzonych obrazów pomiarowych (każdej nieprzetworzonej i poddanej obróbce próbki). Nie zawsze możliwe jest umieszczenie linii pomiarowych dokładnie w tym samym punkcie na drugim zdjęciu, dlatego profile rzadko są absolutnie zbieżne. Następnie program ocenia pomiary odległości od krakietu.

Ta seria badań historycznych powierzchni farb olejnych wykazuje duże podobieństwa między powierzchniami nieoczyszczonymi (odparowanymi) (por. rys. 70) i suchymi (por. rys. 71). Minimalne wydłużenie pęknięcia podczas czyszczenia na sucho można wytłumaczyć działaniem sił mechanicznych występujących podczas ścierania powierzchni lakieru gąbkami lateksowymi (patrz rys. 72, 73). Jednak te ekspansje craquelé są tak małe, że nie można ich porównać z tymi, które występują przy czyszczeniu na mokro.

Powierzchnie czyszczone na mokro wykazują więcej erodowanych powierzchni. Szczególnie w przypadku czyszczenia wodą zdemineralizowaną i śliną, powierzchnie wydają się mniej jednorodne, a szczelina jest bardziej rozciągnięta. Poszerzanie się szczeliny w wilgotnych czystkach nawet w wysokich obrazach, które nie wydają się tak ostre dla niewyszkolonego obserwatora, wydaje się wprost dramatyczne i bardzo wyraźne w bezpośrednim zestawieniu. Podczas gdy w stanie nieprzetworzonym pęknięcia kostek mają szerokość od 10 do 20 mikronów, po obróbce na mokro mają szerokość 20-50 mikronów.

Najmniejsze zmiany w tym badaniu zaobserwowano w czyszczeniu wodą z kranu (por. ryc. 79), karboksymetylocelulozą i Marlipalem®1618/25, a przede wszystkim w połączeniu 0,2% Marlipal®1618/25 / 2% metylocelulozy w wodzie.

Dramatycznie słabe wyniki uzyskano w przypadku śliny (por. rys. 75), wody zdemineralizowanej (por. rys. 83), metylocelulozy (por. rys. 87), SDS (por. rys. 103) oraz kombinacji SDS/metylocelulozy w wodzie (por. rys. 107).

Powierzchnia oczyszczona tylko za pomocą MC wykazuje bardziej rozszerzoną szczelinę (por. Rys. 86-89), która wykazuje łagodniejsze działanie czyszczące MC w połączeniu z łagodnym niejonowym środkiem powierzchniowo czynnym (por. Rys. 98-101).

Powierzchnia oczyszczona tylko za pomocą CMC wykazuje niewielkie zmiany pękania w przeciwieństwie do powierzchni oczyszczonej tylko za pomocą MC (por. Rys. 90-93).

Efekt oczyszczania wody zdemineralizowanej (por. Rys. 83), wody z kranu (por. Rys. 79) i karboksymetylocelulozy (por. Rys. 91) jest stosunkowo niski.

Doskonałość czyszczenia środkami powierzchniowo czynnymi w połączeniu z metylocelulozą przed czyszczeniem wodą zdemineralizowaną i śliną jest dobrze widoczna. Połączenie eterów celulozy i środków powierzchniowo czynnych umożliwia uzyskanie czystszych i bardziej jednorodnych powierzchni niż czyszczenie, które wykonywano wyłącznie za pomocą eterów celulozy.

W tej serii badań znacznie bardziej agresywny efekt anionowej SDS (por. rys. 103) można zaobserwować w przeciwieństwie do niejonowego Marlipala®1618/25 (por.

rys. 95). Powierzchnie, które zostały oczyszczone, robią znacznie bardziej agresywne wrażenie.

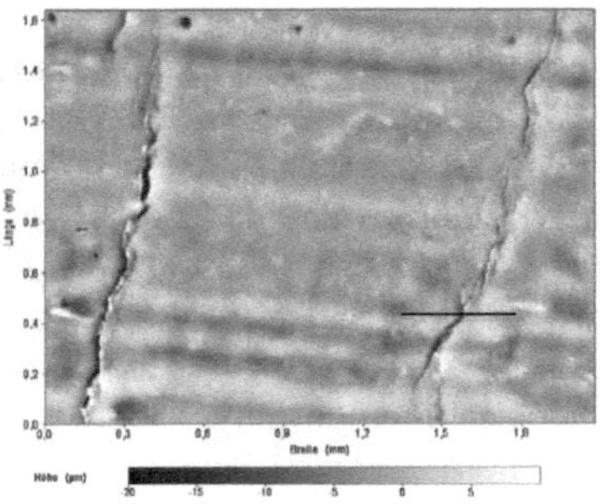

Rys. 70: Próbka historyczna, niepoddana obróbce [od 71].

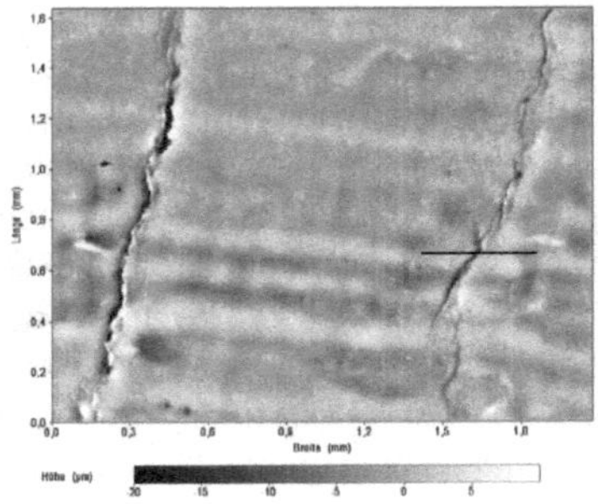

Rys. 71: Tak jak w przypadku poprzedniej próbki, ale oczyszczone na sucho "akapadem". W przeciwieństwie do poprzedniej próbki, powierzchnia wydaje się czystsza, chociaż nadal występuje jednorodne zanieczyszczenie. Cykl jest prawie niezmieniony [z 71].

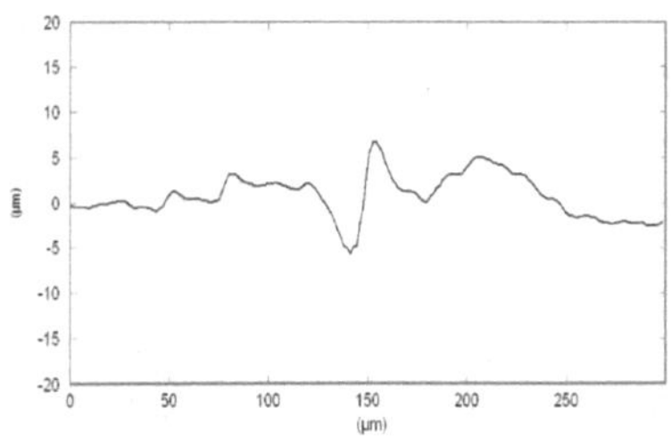

Rys. 72: Szeroki pomiar craquelé przed zabiegiem (niebieski) (zdjęcie: GFM, Berlin)

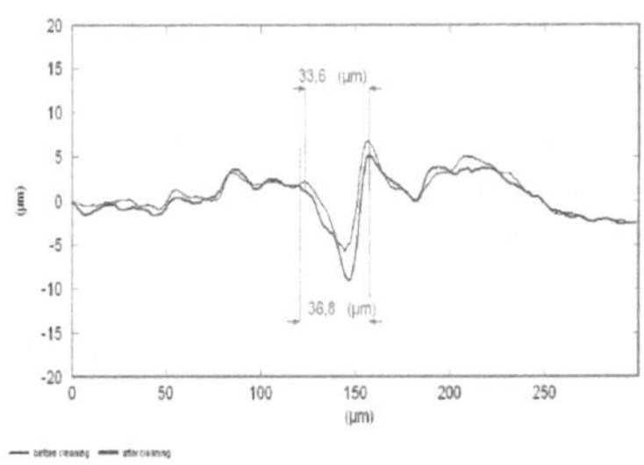


Rys. 73: Szeroki pomiar szczelin po obróbce (czarny) (zdjęcie: GFM, Berlin)

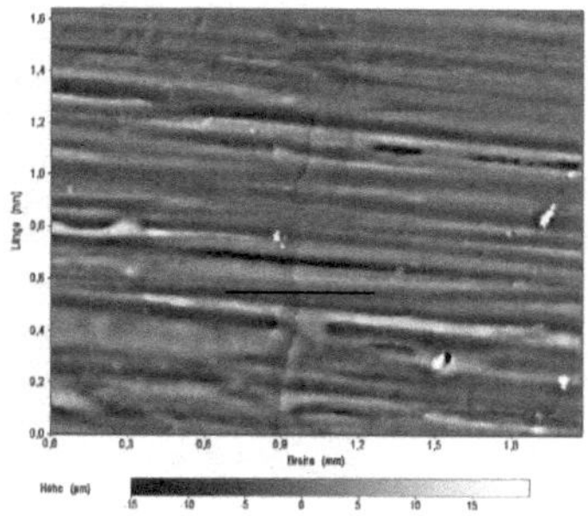

Rys. 74: Próbka historyczna, niepoddana obróbce
[od 71].

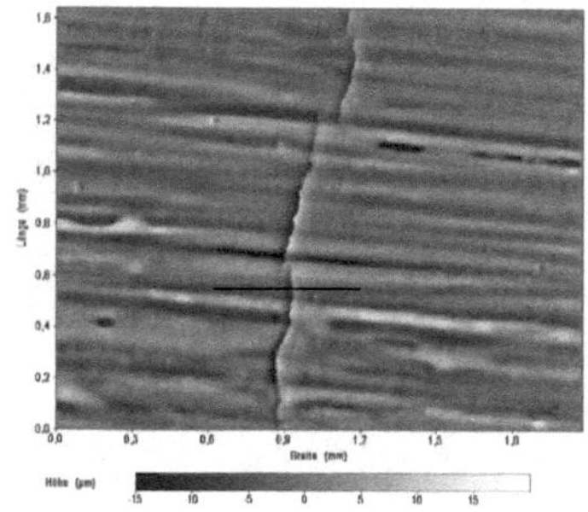

Rys. 75: Tak samo jak w przypadku poprzedniej próbki, ale czyszczenie wacika za pomocą śliny. W przeciwieństwie do poprzedniej próbki, powierzchnia wydaje się czystsza, chociaż nadal występuje jednorodne zanieczyszczenie. Krakquelé jest wyraźnie rozszerzony i rozciągnięty w górę [od 71].

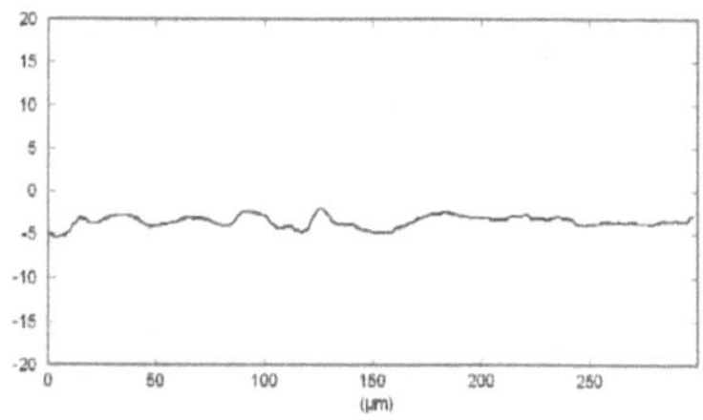


Rys. 76: Szeroki pomiar krakietu przed zabiegiem (niebieski) (zdjęcie: GFM, Berlin)

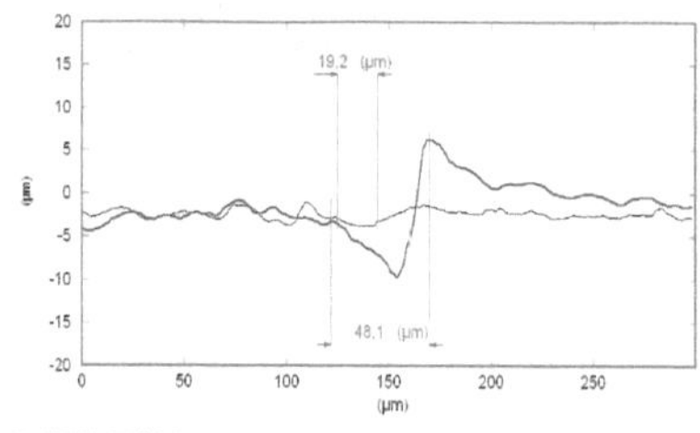


Rys. 77: Szeroki pomiar pęknięcia po obróbce (czarny) (zdjęcie: GFM, Berlin)

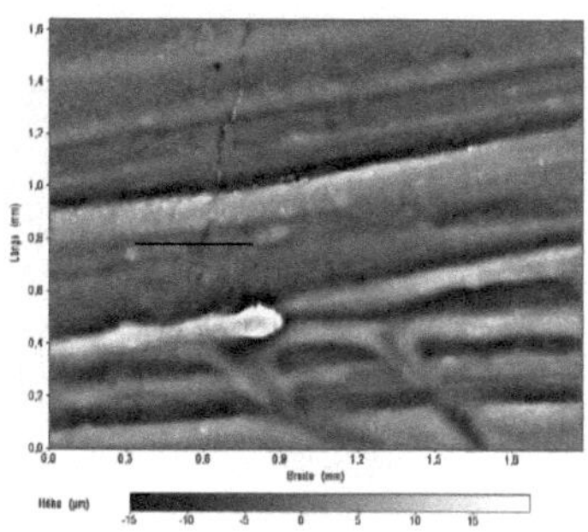

Rys. 78: Próba historyczna, niepoddana obróbce [od 71].

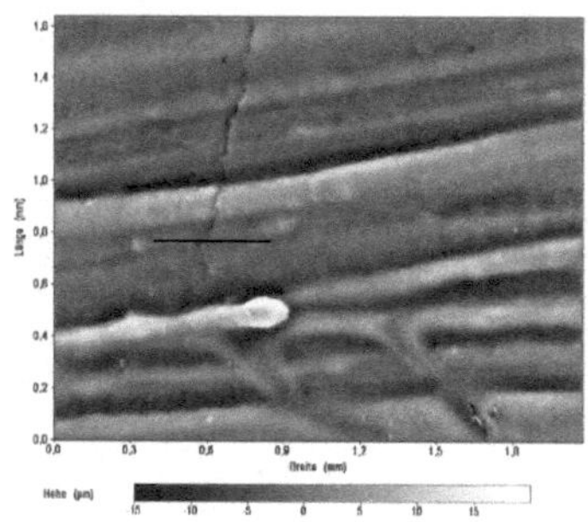

Rys. 79: Tak jak w przypadku poprzedniej próbki, ale czyszczenie gąbki wodą z kranu. W przeciwieństwie do poprzedniej próbki, powierzchnia wydaje się bardziej zaatakowana. Jednolite skażenie jest nadal obecne. Krakquelé jest tylko nieznacznie rozszerzony [na 71].

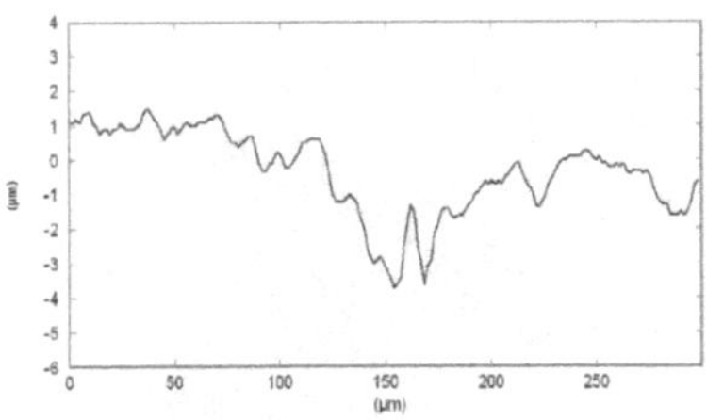

Rys. 80: Szeroki pomiar krakietu przed zabiegiem (niebieski) (zdjęcie: GFM, Berlin)

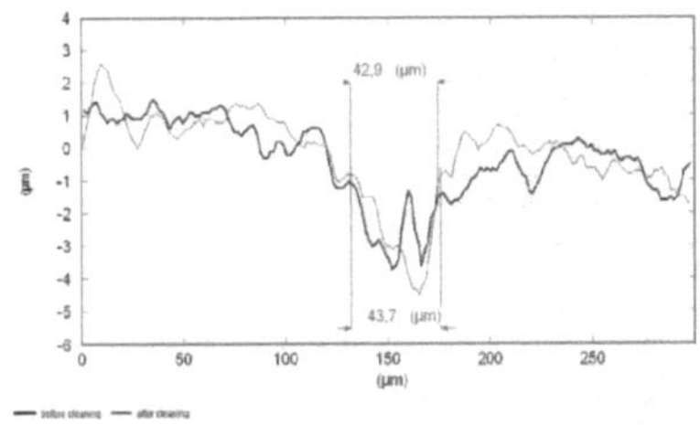


Rys. 81: Dalekosiężny pomiar szczeliny po obróbce (czarny) (zdjęcie: GFM, Berlin)

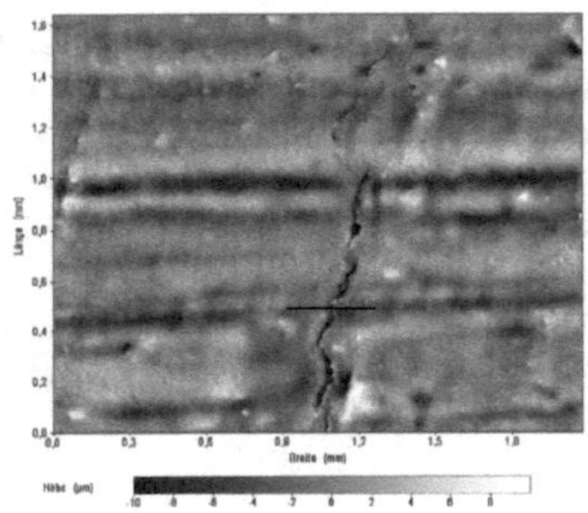

Rys. 82: Próba historyczna, niepoddana obróbce [od 71].

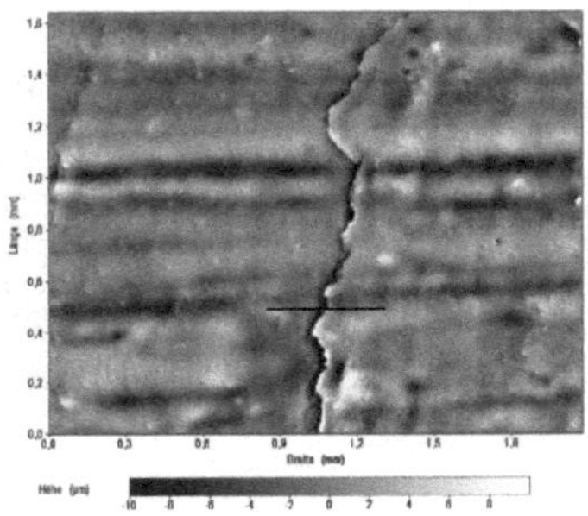

Rys. 83: Tak jak w przypadku poprzedniej próbki, ale czyszczenie gąbki wodą zdemineralizowaną. W przeciwieństwie do poprzedniej próbki, powierzchnia wydaje się bardziej zaatakowana. Jednolite skażenie jest nadal obecne. Krakquelé jest wyraźnie rozszerzony [od 71].

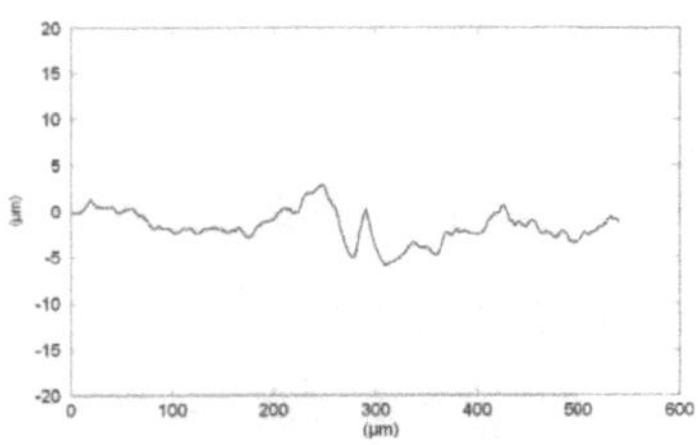

Rys. 84: Szeroki pomiar krakietu przed zabiegiem (niebieski) (zdjęcie: GFM, Berlin)

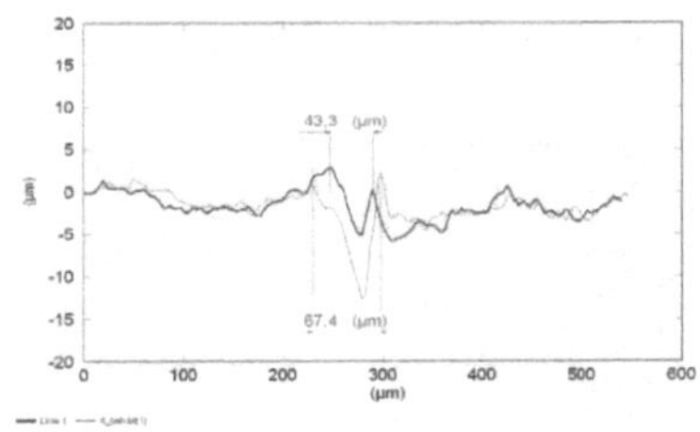


Rys. 85: Szeroki pomiar szczelin po obróbce (czarny) (zdjęcie: GFM, Berlin)

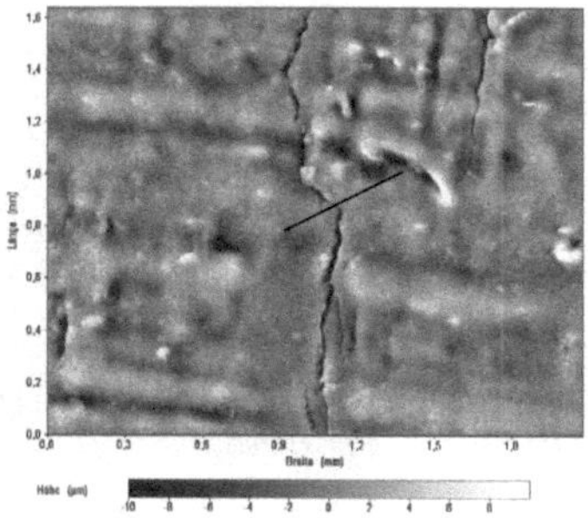

Rys. 86: Próba historyczna, niepoddana obróbce [od 71].

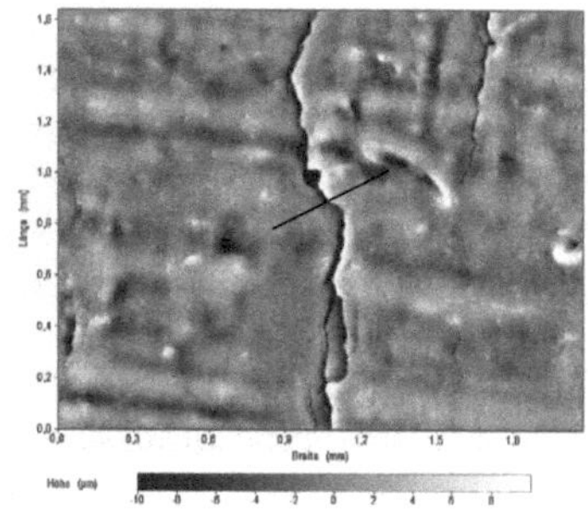

Rys. 87: Tak jak w przypadku poprzedniej próbki, ale czyszczenie gąbką z użyciem metylocelulozy. W przeciwieństwie do poprzedniej próbki, powierzchnia tej próbki wydaje się czystsza. Krakquelé jest wyraźnie rozszerzony [od 71].

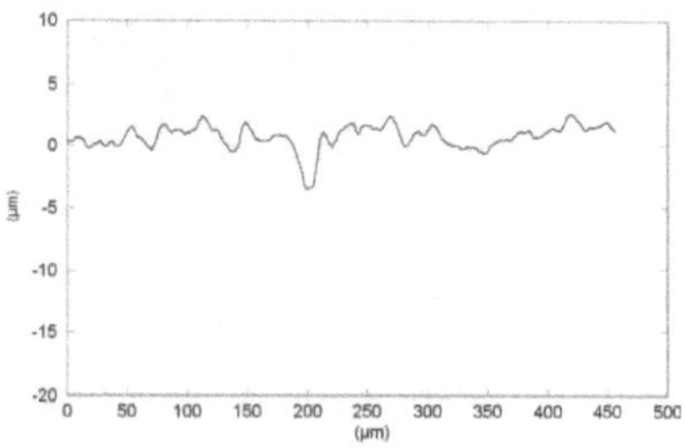


Rys. 88: Szeroki pomiar krakietu przed zabiegiem (niebieski) (zdjęcie: GFM, Berlin)

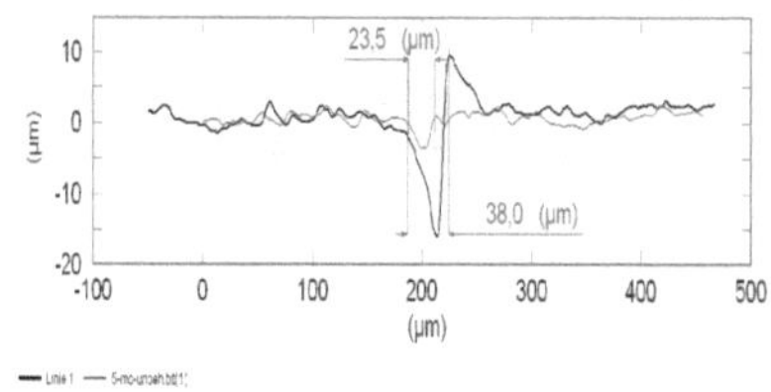


Rys. 89: Szeroki pomiar szczelin po obróbce (czarny) (zdjęcie: GFM, Berlin)

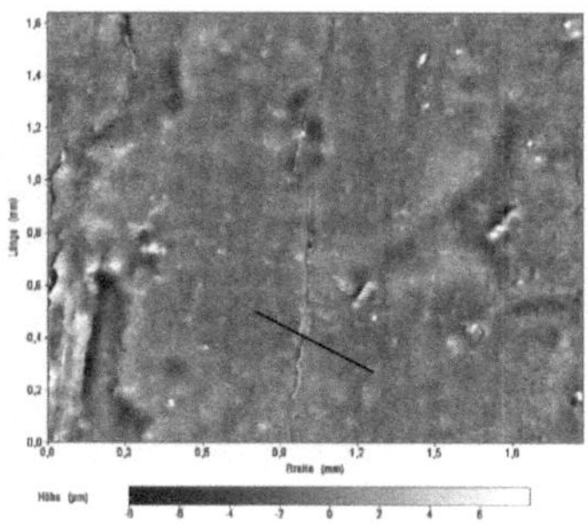

Rys. 90: Próbka historyczna, niepoddana obróbce
[od 71].

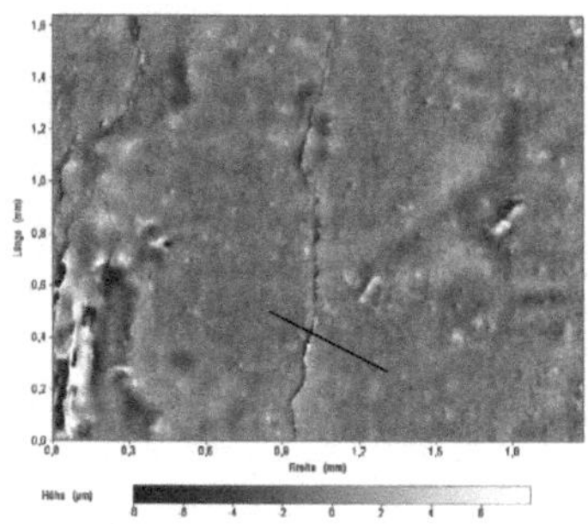

Rys. 91: Tak jak w przypadku poprzedniej próbki, ale czyszczenie gąbką z użyciem karboksymetylocelulozy. W przeciwieństwie do poprzedniej próbki, powierzchnia tej próbki wydaje się czystsza. Craquelé jest znacznie mniej rozcieńczony niż w przypadku stosowania metylocelulozy [od 71].

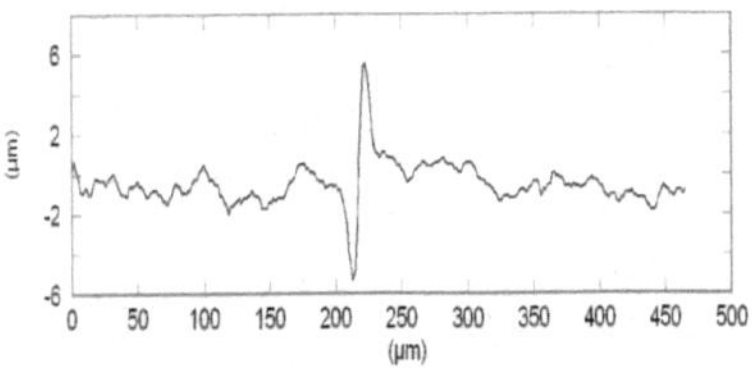


Rys. 92: Szeroki pomiar krakietu przed zabiegiem (niebieski) (zdjęcie: GFM, Berlin)

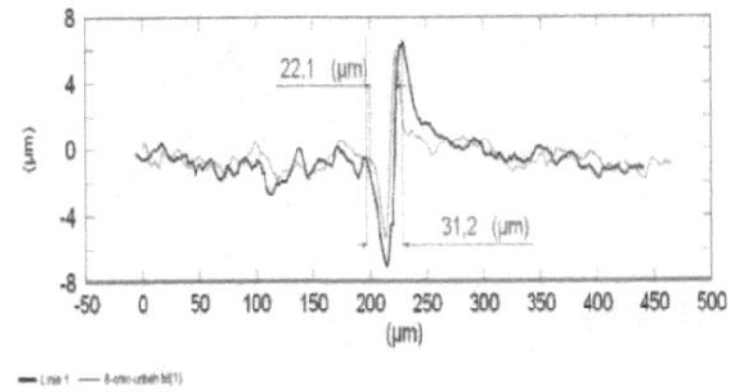


Rys. 93: Szeroki pomiar pęknięcia po obróbce (czarny) (zdjęcie: GFM, Berlin)

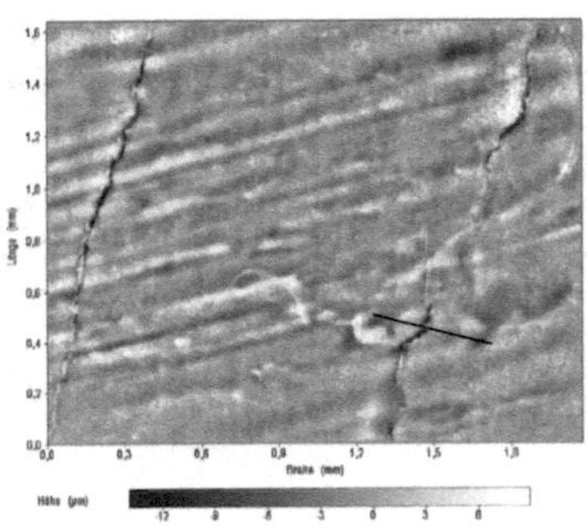

Rys. 94: Próbka historyczna, niepoddana obróbce [od 71].

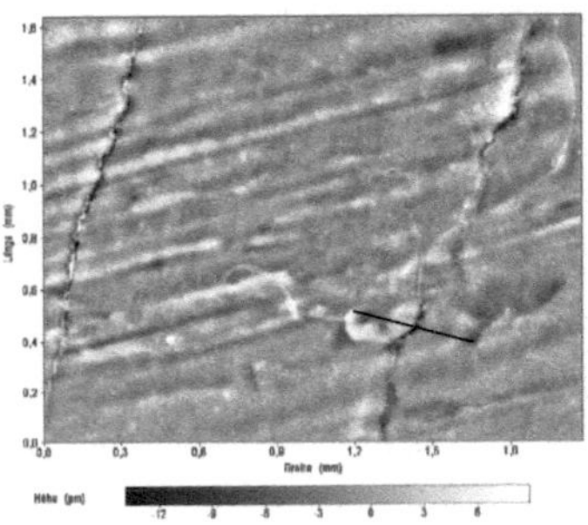

Rys. 95: Tak jak w przypadku poprzedniej próbki, ale czyszczenie gąbką za pomocą Marlipala®1618/25. Ta projekcja paska pokazuje czystą i jednorodną powierzchnię. Krakquelé jest tylko minimalnie rozcieńczony [na 71].

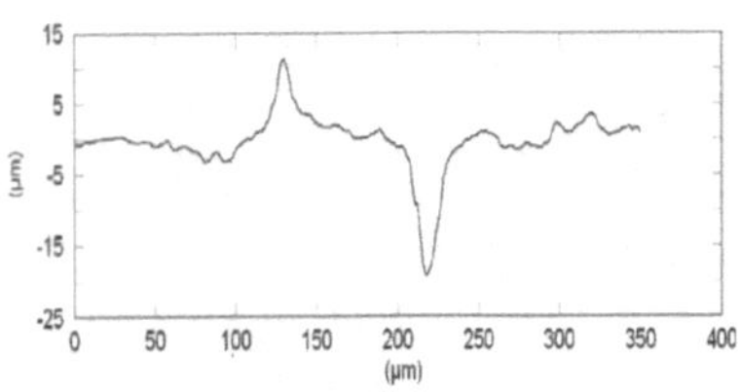


Rys. 96: Szeroki pomiar krakietu przed zabiegiem (niebieski) (zdjęcie: GFM, Berlin)

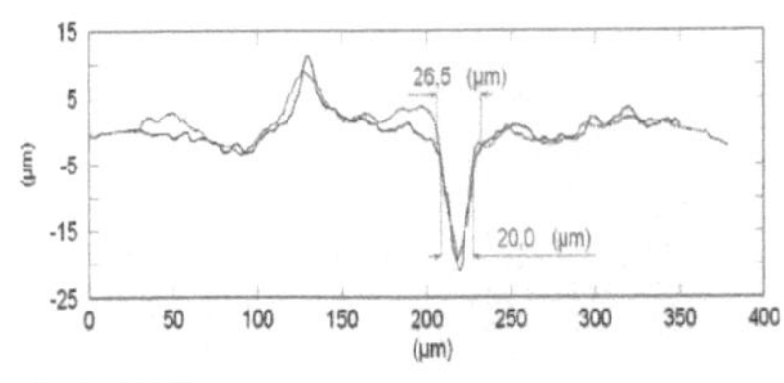


Rys. 97: Dalekosiężny pomiar szczeliny po obróbce (czarny) (zdjęcie: GFM, Berlin)

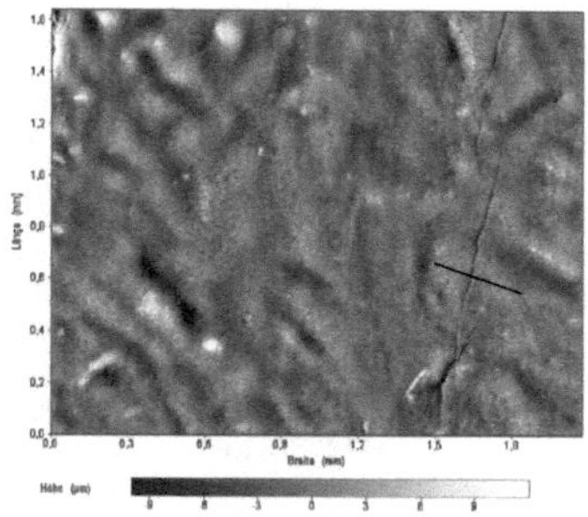

Rys. 98: Próbka historyczna, niepoddana obróbce
[od 71].

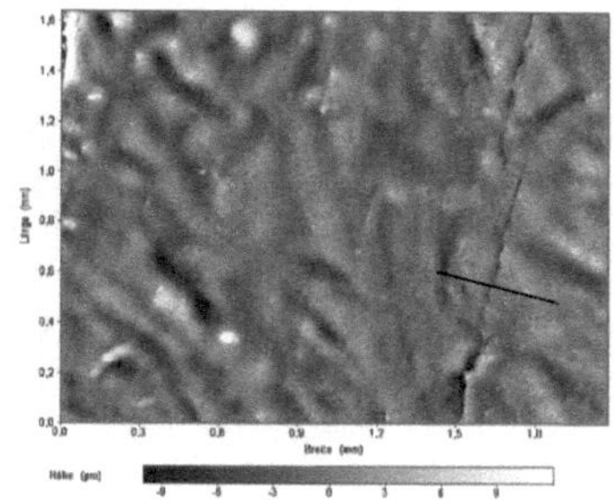

Rys. 99: Podobnie jak w przypadku poprzedniej próbki, ale czyszczenie gąbką za pomocą Marlipala®1618/25 w metylocelulozie z późniejszym czyszczeniem za pomocą wody zdemineralizowanej. W przeciwieństwie do próbki, która nie została oczyszczona, powierzchnia ta wydaje się nieco bardziej zaatakowana. Krakquelé jest tylko nieznacznie rozszerzony [na 71].

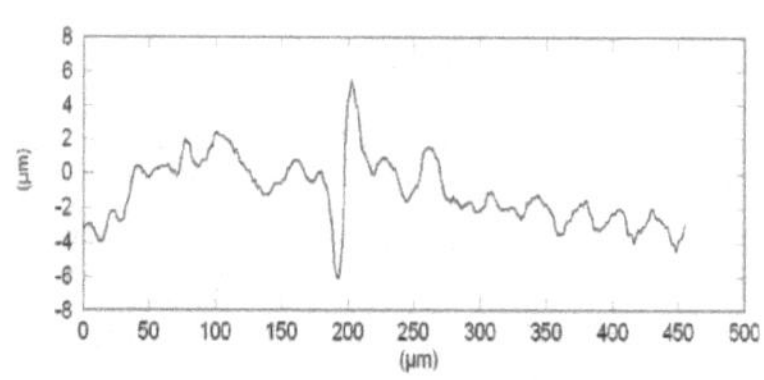


Rys. 100: Szeroki pomiar krakietu przed zabiegiem (niebieski) (zdjęcie: GFM, Berlin)

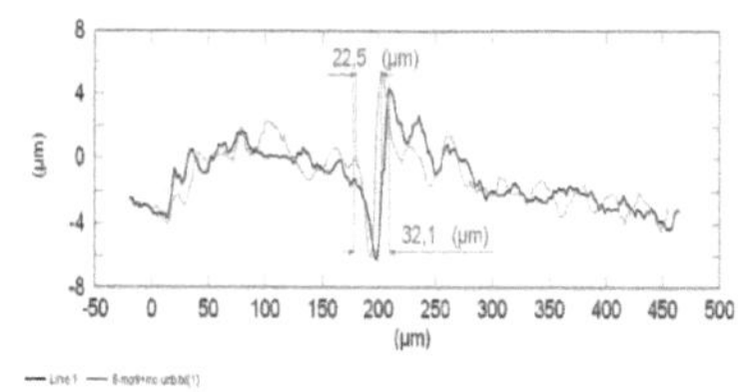


Rys. 101: Pomiar szerokości kostki brukowej po obróbce (kolor czarny)
(Zdjęcie: GFM, Berlin)

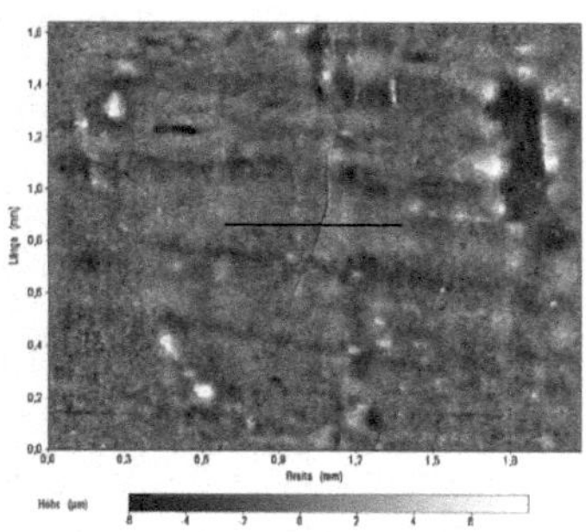

Rys. 102: Próbka historyczna, niepoddana obróbce
[od 71].

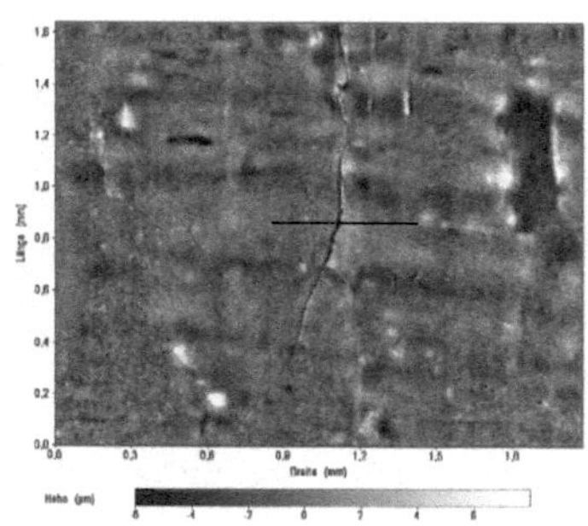

Rys. 103: Tak jak w przypadku poprzedniej próbki, ale czyszczenie gąbką siarczanem dodecylu sodu. Ta projekcja paska pokazuje czystą i jednorodną powierzchnię. Krakquelé jest silnie rozszerzony [od 71].

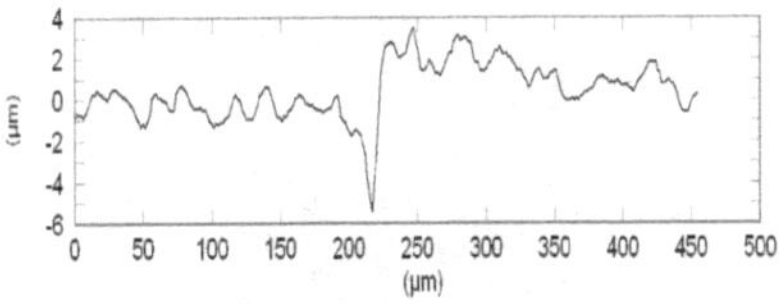


Rys. 104: Szeroki pomiar krakietu przed zabiegiem (niebieski) (zdjęcie: GFM, Berlin)

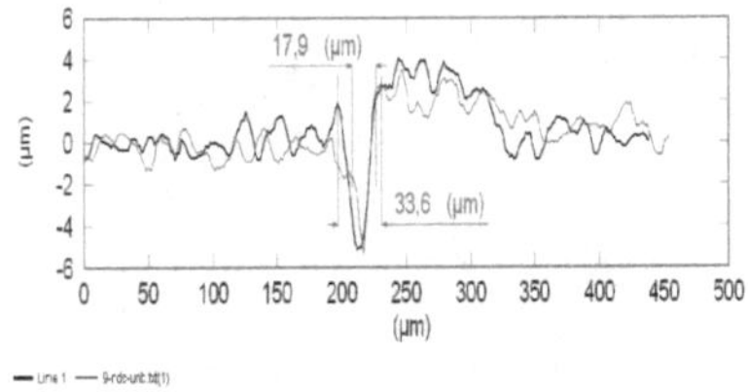


Rys. 105: Szeroki pomiar szczelin po obróbce (czarny) (zdjęcie: GFM, Berlin)

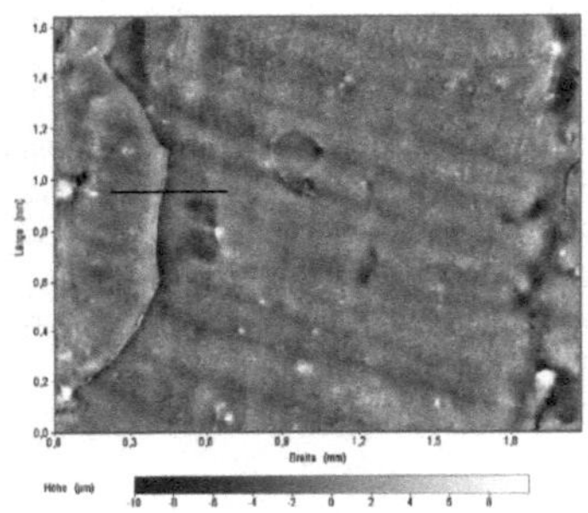

Rys. 106: Próbka historyczna, niepoddana obróbce
[od 71].

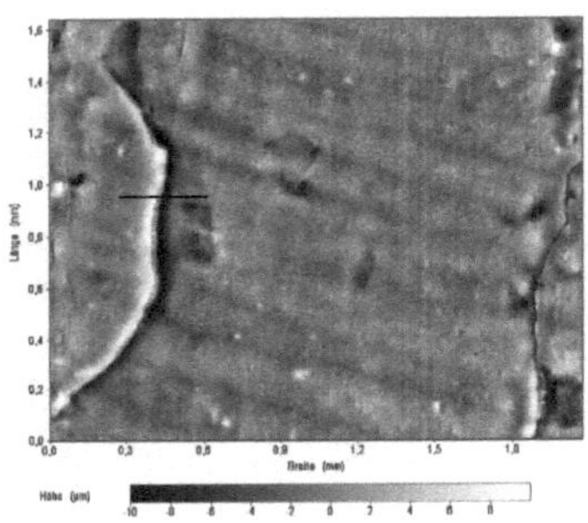

Rys. 107: Podobnie jak w poprzedniej próbce, ale czyszczenie gąbką siarczanem dodecylu sodu (SDS) w metylocelulozie po oczyszczeniu wodą zdemineralizowaną. W przeciwieństwie do wszystkich poprzednich próbek, które również zostały oczyszczone, powierzchnia ta jest najbardziej zaatakowana. Krakquelé jest bardzo silnie rozszerzony [od 71].

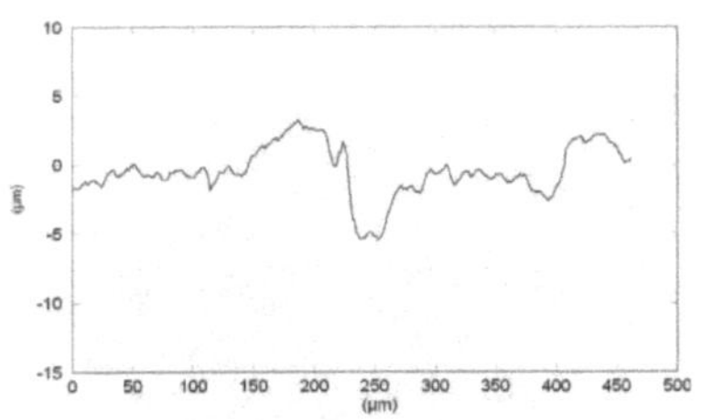


Rys. 108: Szeroki pomiar krakietu przed zabiegiem (niebieski) (zdjęcie: GFM, Berlin)

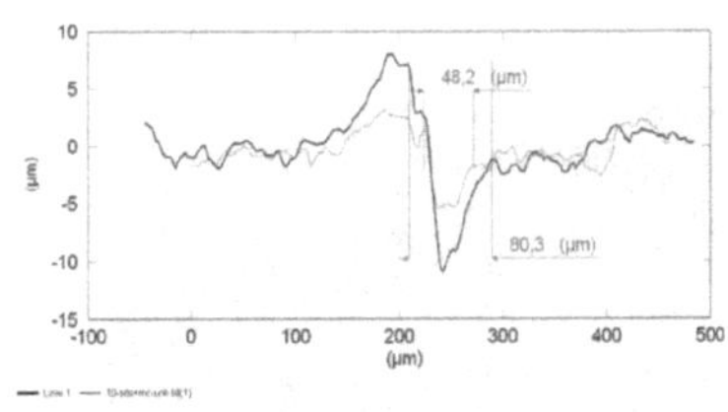


Rys.109: Pomiar szerokości szczeliny po obróbce (czarny) (zdjęcie: GFM, Berlin)

W zasadzie historyczna farba olejna lub powierzchnia farby olejno-żywicznej może być czyszczona na sucho bezpieczniej niż młode farby. Ważne jest jednak, aby zastanowić się, czy mniej czysta powierzchnia jest dopuszczalna. Jeżeli stosuje się czyszczenie na mokro, najwłaściwsze wydają się być kombinacje eterów celulozy i niejonowych środków powierzchniowo czynnych. Jednakże w przypadku tego rodzaju czyszczenia powierzchni na mokro z czyszczeniem następującym po czyszczeniu należy rozważyć, czy czy czysta, jednorodna powierzchnia z pozostałościami kombinacji detergentów jest bardziej odpowiednia niż bardzo czysta powierzchnia, która może wydawać się lekko zaatakowana przy dużym powiększeniu.

### 3.4.2 Wyniki badań próbek współczesnych farb olejnych i olejno-żywicznych metodą projekcji 3D striptizu.

W tej serii badań, lepsze właściwości czyszczące farb olejno-żywicznych, które wyschły szybciej (Mussini, Schmincke) w porównaniu do farb olejnych, które wyschły wolniej (Lukas, Schoenfeld) są szczególnie widoczne.

**rezultaty**

Powierzchnie czyszczone na sucho wydają się nie mniej czyste niż powierzchnie próbek czyszczonych na mokro.
W przypadku stosunkowo świeżych kolorów, zwłaszcza farb olejnych, ważne jest ostrzeżenie przed użyciem gąbek lateksowych, ponieważ mogą one matowieć powierzchnię i pozostawić okruchy, które mogą czasami przykleić się do powierzchni i zostać w nią wrobione (patrz rys. 110).
W zasadzie stosunkowo młoda farba olejna lub powierzchnia farby olejno-żywicznej może być czyszczona bezpieczniej wilgotną szmatką niż suchą szmatką (patrz rys. 111, 115). Jednak wraz z wiekiem powierzchni koloru, sytuacja ta odwraca się. Zwiększa się również wrażliwość starszych warstw farby na wodę zdemineralizowaną.
Podczas czyszczenia na mokro za pomocą gąbek mikroporowatych należy zwrócić uwagę na to, aby zamiast agresywnej wody zdemineralizowanej stosować wodę odkamienioną, co ma tę zaletę, że nie pozostawia się po niej żadnych plam z wody. Normalna woda z kranu zawierająca wapno może również pozostawiać resztki po natychmiastowym wyschnięciu (patrz Rys. 113).

#### 3.4.2.1 **Wysokie obrazy współczesnych farb olejnych** (projekcje 3D w paski, GFM MikroCAD)

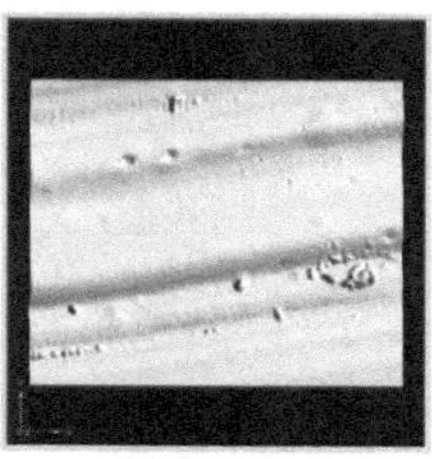

Rys. 110: Schoenfeld Lukas (błękit paryski) traktowany "akapad". Dzięki tym farbom olejnym o wysokiej zawartości oleju, nadmiar oleju jest łatwo widoczny na powierzchni. Czysty wygląd z okruchami. Powierzchnia wydaje się nie mniej czysta niż powierzchnia próbek oczyszczonych

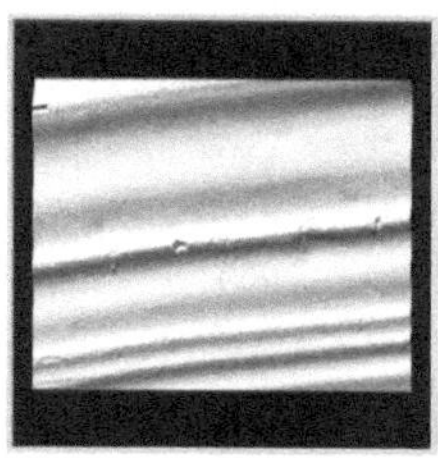

Rys. 111: Schoenfeld Lukas (błękit paryski). Czyszczenie gąbki wodą zdemineralizowaną. Czysty wygląd [z 70].

na mokro [od 70].

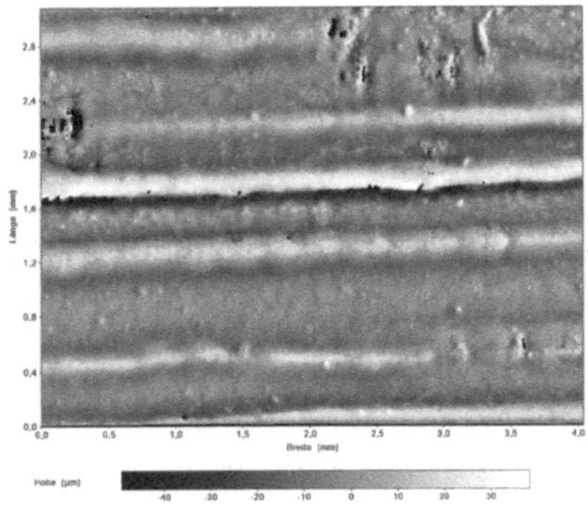

Rys. 112: Współczesna farba olejna Lukasa malowana wodą namagnesowaną. (Zdjęcie: GFM, Berlin).

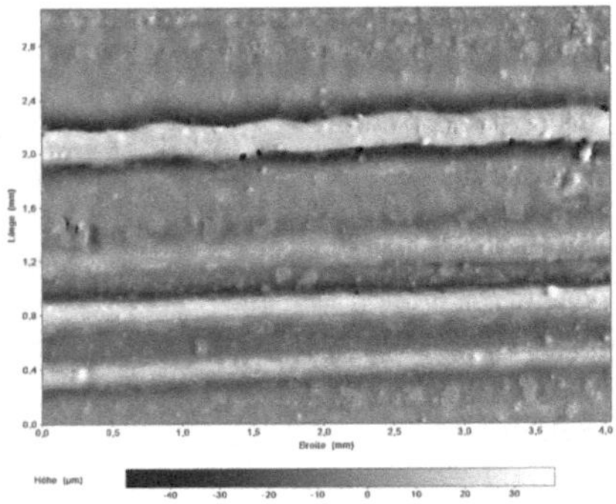

Rys. 113: Współczesna farba olejna Lukasa malowana wodą z kranu. Osady kamienia na powierzchni (zdjęcie: GFM, Berlin).

### 3.4.2.2 **Wysokie zdjęcia współczesnych kolorów oleju/żywicy** (projekcje 3D w paski, GFM MikroCAD)

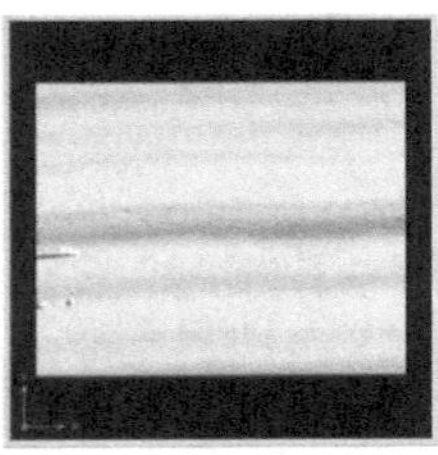

Rys. 114: Schmincke Mussini (ftaloblue) poddane działaniu "akapadu". Bardzo czysty wygląd. Powierzchnia wydaje się nie mniej czysta niż powierzchnia próbek oczyszczonych na mokro [od 70].

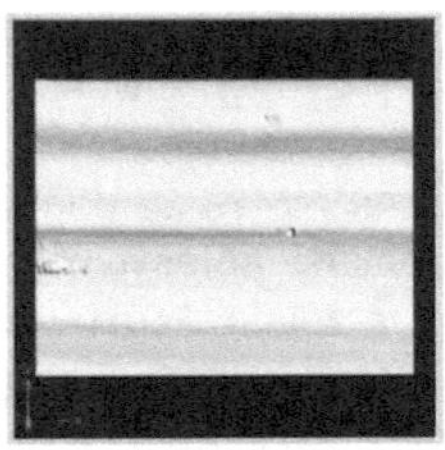

Rys. 115: Makijaż Mussiniego (ftaloblue). Czyszczenie gąbki wodą zdemineralizowaną. Bardzo czysty wygląd [z 70].

## 4. Omówienie

Literatura renowacyjna na temat czyszczenia powierzchni jest bardzo ograniczona. Tradycyjne rzeczy są często przekazywane bez refleksji [por. 12, 288, 289], osobiste więzi między uczniami i nauczycielami, hierarchiczne zależności od przełożonych oraz fakt, że osoby zaangażowane należą do różnych pokoleń [264, 265] praktycznie uniemożliwiają neutralny dyskurs naukowy wśród konserwatorów. To poważnie ogranicza dyskusję w tym momencie.
Ze względu na fakt, że sytuacja wyjściowa nie jest zbyt obiektywna, nie dziwi fakt, że bogactwo przedstawionych wyników badań wyraźnie krystalizuje wyniki, które są sprzeczne z wcześniejszymi nawykami w zakresie sprzątania.

**"wishab"- lub "akapad"-sponge**
Przydatność gąbki lateksowej [68, 290] potwierdzają dostępne badania. Konfliktowe analizy [22, 68, 132] ostatecznie ustaliły te gąbki jako najdokładniej przebadane i najłagodniej pracujące gąbki do czyszczenia na sucho [65, 70]. Jeśli ich wydajność czyszczenia jest niewystarczająca, są one jednak warunkiem dalszego czyszczenia na mokro (patrz Rys. 70-73) [71].

Do czyszczenia na mokro zaleca się zasadniczo stosowanie gąbek mikroporowatych wykonanych z alkoholu poliwinylowego [131] (np. "Blitzfix") zamiast popularnych wacików ze względu na redukcję wilgoci działającej na powierzchnię [70]. Płaskie, miękkie bloki gąbczaste gwarantują szybszą i ograniczoną pracę na powierzchni.

**ślina**
Skuteczność oczyszczania śliny przesłaniała dotychczas widok jej rzeczywistego działania [96, 206, 221]. Ślina nie jest w żaden sposób tak nieszkodliwa, jak wcześniej zakładano. Jego skutki uboczne były ostatnio przedmiotem krytyki [179, 198]. Przede wszystkim badania z projekcją pasków 3D wykazują zbyt silny wpływ na powierzchnie farb olejnych (por. Rys. 75) [70, 71]. Stosowanie sztucznych produktów ze śliny [139, 200] można również uznać za przestarzałe.

**Woda zdemineralizowana**
Jak wynika z literatury, stosowanie normalnej wody może już prowadzić do powstawania mikropęknięć w warstwie farby drukarskiej, do niszczenia spoiwa w zakresie mikro [165] oraz do wymywania powierzchni - co ilustrują obrazy SEM [62, 70, 108], profile laserowe [63, 64, 70], a także pomiary projekcji pasków 3D [70, 71]. Woda zdemineralizowana zachowuje się jeszcze bardziej agresywnie, a mimo to jest popularna w odbudowie [112]. Ale może, na przykład, spowodować nieodwracalne białe zasłony na powierzchniach malarskich, nawet przy jak najkrótszym dotyku. To potwierdza jego "wycofujący" charakter. Nawet w roztworach wzbogaconych środkami powierzchniowo czynnymi, woda zdemineralizowana jest zbyt agresywna do czyszczenia farb olejnych. Jak udowodniono (por. rysunki 83, 87, 91, 99, 103,

[131] W nowszym źródle, poliuretan jest cytowany jako materiał bazowy tych gąbek ([200], 146).

109), używanie wody zdemineralizowanej do prania historycznych tekstyliów i papierów, a nawet rzeźb z kamienia jest zasadniczo błędem i nieodpowiedzialne [70].

**woda z kranu**

Badania potwierdzają, że konserwatorzy papieru są już zaznajomieni z tematem [279]. Szczególnie projekcja paska 3D pokazuje łagodniejszy efekt tych wód (patrz Rys. 79) [70]. Jeśli nie zawierają one jonów żelaza, miedzi lub manganu, zwykle rozsądniej jest użyć przynajmniej częściowo odkamienionej wody z kranu. Dopiero w trakcie tej pracy pojawiły się wody namagnesowane i były badane przede wszystkim w przypadku farb akrylowych [74]. Ze względu na wciąż nierozstrzygnięte badania nad wpływem namagnesowanej wody z kranu na powierzchnie farb olejnych, nie są jeszcze możliwe do zweryfikowania wyniki tych badań.

**eter celulozowy**

Izolowane stosowanie składników detergentów: metylocelulozy (MC) i karboksymetylocelulozy (CMC) sprawia, że oczyszczanie wtórne z wodą jest absolutnie konieczne w celu usunięcia bogatych w napięcie [166, 253] pozostałości MC, które można było wykryć przede wszystkim na powierzchni farb olejno-żywicznych (por. rys. 51, 53). Silne działanie MC i CMC (por. rys. 87, 91) spowalnia dodatek niejonowego środka powierzchniowo czynnego (por. rys. 99), a w przypadku MC jest wzmacniane anionowymi środkami powierzchniowo czynnymi (por. rys. 107) [70, 71]. Jeśli anionowe środki powierzchniowo czynne są dodawane do past celulozowych, późniejsze czyszczenie jest również łatwiejsze. Wykazano również, że stosowanie past celulozowych może zminimalizować wszelkie niezbędne dodatki środków powierzchniowo czynnych.
Lepsze wyniki czyszczenia niż w przypadku rozwiązań, które zawsze dostarczają pasty o wysokiej lepkości. Zastosowanie pasty umożliwia wydłużenie czasu kontaktu bez powodowania większych naprężeń mechanicznych na powierzchni.
Należy zachować ostrożność w tym kontekście przy dodawaniu metylohydroksyetylocelulozy (np. odmiany Tylose MH) jako środka zagęszczającego, ponieważ produkty Tylose MH zawierają do 2% soli. Ponadto zastosowanie produktów Tylose MH może spowodować powstanie na powierzchni farby olejnej trudnej do usunięcia warstwy smaru i tłuszczu. Metyloceluloza (MC) i karboksymetyloceluloza (CMC), jak również odmiany bezsolne Thylopur są bardziej odpowiednie do produkcji pasty[132].

**Marlipal®1618/25**

Ten środek powierzchniowo czynny ugruntował swoją pozycję od odniesień w literaturze specjalistycznej [59, 62, 63, 64, 65, 69, 70, 71, 225]. Po tym jak niejonowe etoksylaty alkoholi tłuszczowych, do których należy Marlipal®1618/25, zostały błędnie przedstawione w literaturze technicznej w trybie ich działania [200], w kolejnych latach miały miejsce podnoszące świadomość argumenty na temat produktów gotowych [115] i produktów do pielęgnacji ciała [264, 265]. Marlipal®1618/25 oferuje najłagodniejszy dotychczas sposób czyszczenia

[132] Komunikacja od dr C.-D. Hagera (SASOL, D-Marl) do pana Dipl.-Rest. U. H. Vielhaber, Mainz.

powierzchni farb olejnych (patrz Rys. 94-101). Fakt, że inne środki powierzchniowo czynne nie zostały dokładnie zbadane i obawiam się, że wysoki koszt sprzętu do badania innych możliwych odpowiednich substancji pozostawi ten środek powierzchniowo czynny bez zastrzeżeń na arenie międzynarodowej po piętnastu latach.

Jeżeli zastosowanie środków powierzchniowo czynnych jest brane pod uwagę przy czyszczeniu powierzchni farb olejnych, łagodniejszy Marlipal®1618/25 powinien być zawsze stosowany przed SDS. Stężenie roztworu powinno wynosić 0,2% i nie powinno znacznie przekraczać tego stężenia, ponieważ w tym stężeniu powstają już micele i powierzchnie mogą być w ten sposób zwilżane. Należy unikać, jak podano gdzie indziej, podwajania CMC w celu uzyskania wiązania cząstek zanieczyszczeń [229]. Spoiwo, w sensie ponownego zwilżania cząstek zanieczyszczeń oraz ich zatrzymywania i usuwania w roztworze do prania, można założyć jedynie w przypadku bardzo dużych ilości płynu, np. podczas prania bielizny domowej.

Podczas czyszczenia lub suszenia po użyciu Marlipala®1618/25 nie należy stosować ściereczek z celulozy, ponieważ ściereczki te ulegają silnemu filcowaniu pod wpływem niejonowych środków powierzchniowo czynnych, co z kolei prowadzi do gromadzenia się na powierzchni farby olejnej pozostałości włókien, które czasami są trudne do usunięcia[133].

## SDS

Przydatność siarczanów alkilowych opiera się na ich niskiej higroskopijności. SDS jest agresywnym środkiem powierzchniowo czynnym, ponieważ posiada tylko dwanaście atomów C. Grupa siarczanowa związana z alkoholem laurylowym - typowym dla siarczanów laurylowych - poprzez mostek tlenowo-siarkowy ma zdolność rozpuszczania stałych i ciekłych kwasów tłuszczowych w roztworach wodnych [309], a także zdolność do nierozerwalnego wiązania się z białkami[134], co jest również wykorzystywane w różnych procesach separacji polipeptydów [44, 81, 106, 164, 216, 218]. Efekt SDS może zostać zniwelowany poprzez[135]wydłużenie łańcucha C[136], zainstalowanie mostków eterycznych[137] lub połączenie łańcucha eterycznego pomiędzy łańcuchem C a solnym lub zastąpienie grupy siarczanowej. W tym momencie kontynuowano poszukiwania bardziej odpowiednich, łagodniejszych białek i mniej wiążących środków powierzchniowo czynnych do czyszczenia powierzchni farb olejnych. Niska higroskopijność pozostaje ważnym czynnikiem przy wyborze. Odrzucono możliwość dodania kwasu tłuszczowego[138]w celu złagodzenia silnego wpływu SDS na barwne spoiwa, podobnie jak dodanie łagodnego

---

[133] Własne obserwacje i komunikacja autorstwa dr C.-D. Hagera (SASOL, D-Marl).

[134] Komunikacja Pani Dipl.-Biol. A. Pietsch, House Lüttinghof, D-Gelsenkirchen-Hassel.

[135] Komunikacja od Prof. Dr. B. Fell (Instytut Chemii Technicznej i Petrochemii, D-Aachen).

[136] od C16 (kwas palmitynowy) w górę.

[137] Jak siarczan eteru laurylowego. Eteryfikacja wytwarza dioksyny, których nie można usunąć z substancji myjącej.

[138] Np. kwasy alkanowe, wyższe kwasy karboksylowe, kwas stearynowy, kwas palmitynowy. Dodatek ten likwiduje jednak efekt mycia i dodaje nową (niepożądaną) substancję do mikrostruktury.

anionowego, niejonowego lub amfoterycznego środka powierzchniowo czynnego w celu osłabienia działania SDS.

Ponieważ Lukasfarben Schoenfelda zawiera silny wosk pszczeli, stosowanie SDS na bardzo silnie zabrudzonych powierzchniach wydaje się być dopuszczalne z ograniczeniami. Jednak nawet podczas czyszczenia, tylko bardzo niewielka ilość rozpuszczonego środka powierzchniowo czynnego powinna wejść w kontakt z powierzchnią malowania tylko przez krótki czas, co jest gwarantowane przez zastosowanie gąbek "Blitzfix" [120], na przykład dlatego, że należy się spodziewać uwalniania białek z oleju lnianego zawartego w farbach. Modyfikacja procesu czyszczenia wydawała się bardziej sensowna niż zastosowanie środka powierzchniowo czynnego, który był lepszy niż wcześniej stosowane produkty gotowe, ale nadal zbyt mocny i dlatego nie jest idealny do tych celów.

Od 1992 roku SDS [139] nie jest również idealny dla Wolberów do czyszczenia powierzchni farb olejnych. W jego literaturze sprzed 1992 roku nadal istnieje receptura o bardzo wysokim stężeniu SDS [299]. Wolbers zauważa wysoką wartość HLB (im wyższa wartość HLB, tym bardziej stabilna emulsja i silniejsze właściwości zwilżające, a także powinowactwo do mediów zaolejonych) oraz niskie stężenie CMC. Obawia się on przechowywania cząsteczek wody i ekstrakcji olejów z górnych warstw lakieru i farby. W systemie wodnym proponuje połączenie anionowego lub niejonowego środka powierzchniowo czynnego z HLB > 13-15 i CMC pomiędzy 10 a 50 mM (im wyższa CMC, tym mniejsza zdolność penetracji roztworu). Jeśli pożądany jest kompleks, można dodać czynnik kompleksujący, np. kwas cytrynowy (daje cytrynian, 10 mM), aby obniżyć pH i w ten sposób zwiększyć skuteczność, np. kwas octowy lub kwas solny i zwiększyć konsystencję, np. Według Wolbera wartość pH nie powinna przekraczać 8,5, ponieważ w przeciwnym razie istnieje ryzyko pęcznienia i zmydlania warstw olejowych. Pokazuje to, że HLB i CMC są niewystarczające jako jedyne kryterium oceny wyboru środka powierzchniowo czynnego. Aby zamknąć po HLB, niesuszący się Triton X-100 z 13,5 byłby odpowiednim środkiem powierzchniowo czynnym, po CMC z 0,0158 byłby nieodpowiedni. Wolbers nie różnicuje systemu HLB, którego używa dalej. Ponadto, nie zajmuje się higroskopijnością środków powierzchniowo czynnych. Wydaje się to jednak niezwykle ważne przy doborze odpowiednich środków powierzchniowo czynnych w celu uniknięcia uszkodzeń spowodowanych przez użyty materiał i uszkodzenia farby olejnej przez wilgoć.

SDS jest pół-estrem kwasu siarkowego. Wiązania estrowe nie są stabilne w dłuższej perspektywie czasowej. katalizatory (np. metale ciężkie, które występują w wielu kolorach) mogą powodować długotrwałą hydrolizę SDS w ciągu miesięcy i lat oraz w zależności od warunków przechowywania. Produktem końcowym jest bardzo reaktywny i bardzo higroskopijny czysty kwas siarkowy. Można jednak założyć, że w zagruntowanym nośniku obrazu materiału włókienniczego znajduje się wystarczająca ilość wolnych kationów, aby zbuforować każdy utworzony kwas siarkowy. W przypadku stosowania SDS, minimalne ilości węglanu magnezu (MgCO3) lub wodorowęglanu wapnia (CaHCO3) mogą być dodawane do wody zdemineralizowanej podczas czyszczenia po zakończeniu procesu, w

[139] Wiadomość od pana R. C. Wolbersa, doktorat.

celu[140]buforowania dowolnego utworzonego kwasu siarkowego. Ponieważ SDS jest bardzo skutecznym środkiem powierzchniowo czynnym, nie powinien być stosowany do czyszczenia pigmentów i środków gruntujących związanych z białkami i klejem. SDS przylega z łańcuchem alifatycznym do łańcuchów alifatycznych aminokwasów (zwłaszcza leucyny) bardzo mocno, a mniej do peptydów [141] niż do polipeptydów/białek o masie cząsteczkowej powyżej 5000 Dalton. SDS powoduje, że wcześniej nierozpuszczalne białka, tj. pigmenty i primery związane z białkami i klejem są rozpuszczalne [180, 181, 254, 255], które są następnie rozpuszczane podczas procesu czyszczenia, pozostawiając oryginalną powierzchnię kruchą [90, 294, 295]. Niemniej jednak procesu wymywania nie da się porównać z procesem spowodowanym użyciem rozpuszczalników [por. 108, rys. 10]. Należy jednak dokładnie rozważyć zastosowanie karty charakterystyki substancji niebezpiecznej (SDS). SDS może być stosowany w przypadku siemienia lnianego, orzecha włoskiego, maku, soi, konopi i powłok gruntujących [142] na bazie oleju słonecznikowego, biorąc pod uwagę powyższe, zwłaszcza jeśli krótsze czasy kontaktu nie pozwalają na dłuższą ekspozycję na łagodne środki powierzchniowo czynne.
Marlipal®1618/25 może być mieszany z SDS, ale nie neutralizuje właściwości SDS. Przy stosowaniu 0,2% roztworów SDS, według Hagera, powinny one być stosowane tylko w mediach alkalicznych z dodatkiem śladowych ilości węglanu sodu (soda, Na2CO3) lub siarczanu wapnia (CaSO4; alabaster, gips)[143].
Według Stegemanna, po zastosowaniu 0,2% roztworów SDS w fazie po czyszczeniu, należy dodać wodę zdemineralizowaną w minimalnych ilościach węglanu magnezu (MgCO3) lub wodorowęglanu wapnia (CaHCO3) w celu buforowania ewentualnego kwasu siarkowego. W przypadku stosowania większych ilości należy zachować ostrożność: Mogą wystąpić białe osady (zmętnienie) na powierzchni oraz ablacja (ścieranie) powierzchni. Przede wszystkim zaleca się czyszczenie wtórne roztworem anionowego środka powierzchniowo czynnego (np. Marlipal® [144] 1618/25) w celu usunięcia pozostałości cząsteczek SDS odwracalnie przylegających do powierzchni farb olejnych.
Należy zawsze dokładnie rozważyć zastosowanie karty charakterystyki substancji niebezpiecznej (SDS). Należy wyczerpać możliwości redukcji roztworu działającego na powierzchnię farby olejnej145.

---

[140] Powiadomienie od prof. dr H. Stegemanna, D-Braunschweig.
[141] Peptydy mają zbyt krótką długość łańcucha. SDS również nie przyczepia się do peptydów poprzez swoją grupę siarczanów jonowych. Byłoby to hydrolitycznie łatwo rozpuszczalne wiązanie jonowe, które można by utworzyć tylko poprzez słabą grupę aminową lub w najlepszym przypadku poprzez średnio silną grupę guanidino. H. Stegemanna, D-Braunschweig (patrz [181], 5; [254], 313-336; [255], 55, 59-61).
[142] Chociaż dzisiejsze farby wykorzystują mieszaniny zimno-miażdżonych i rafinowanych olejów do farb olejnych, udział zimno-miażdżonych olejów jest bardzo niski, tak więc zawartość białka w mieszaninach również nie ma znaczenia. Czy tak było również w przypadku kolorów używanych w przeszłości, można to wyjaśnić jedynie poprzez kosztowne analizy.
[143] Komunikacja od dr C.-D. Hagera (SASOL, D-Marl).
[144] Powiadomienie od prof. dr H. Stegemanna, D-Braunschweig.
[145] Stężenie roztworu nie powinno przekraczać 0,2%. Zaleca się stosowanie mikroporowatych gąbek

Łatwa dostępność i wysoka wydajność czynią z SDS popularny środek powierzchniowo czynny. Ale jak już wspomniano [59, 62, 64, 65], SDS jest ostatecznie lepszym środkiem powierzchniowo czynnym niż wiele tysięcy innych, przede wszystkim jest mniej szkodliwy niż niezliczone, bardzo złożone produkty gotowe, które są nadal używane przez restauratorów. Nie dotyczy to jednak stosowania tuszy białkowych, z którymi SDS nieodwracalnie wiąże i rozpuszcza wcześniej nierozpuszczalne składniki, dlatego też jest ona niekiedy odrzucana co do zasady [200]. Chociaż w ostatnich badaniach stwierdzono, że zdolność rozpuszczania oleju w SDS jest znacznie mniejsza niż w przypadku innych środków powierzchniowo czynnych[146], wybór łagodnego środka powierzchniowo czynnego w połączeniu z modyfikacją procesu czyszczenia obiektu wydaje się bardziej sensowny niż użycie zbyt silnego środka powierzchniowo czynnego, a zatem nie zawsze idealnego [70].

**Inne dotychczas stosowane środki powierzchniowo czynne**

Jak już wspomniano (por. rozdział 1.2), obecnie stosowane substancje nie spełniają wymogów delikatnego czyszczenia. Środki czyszczące, które nie były badane, nie powinny być stosowane do działań naprawczych, nawet jeśli są one rozmnażane [264, 265].

Statystyczne obliczenie efektów działania różnych "środków czyszczących" powoduje poważne problemy dla próbek historycznych i współczesnych. Poprzez pewną radość eksperymentowania malarzy z ich już niejednorodnym materiałem malarskim, materiał egzaminacyjny reprezentuje wyalienowany materiał podstawowy. Bez analizy poszczególnych odcieni kolorów nie jest możliwa dokładna specyfikacja. Bardziej wiarygodne wyniki gwarantują nowoczesny rozkład próbek. Jednak historyczne powierzchnie kolorystyczne byłyby wtedy niedostatecznie reprezentowane. Bardziej sensowna jest identyfikacja środka czyszczącego o pewnym "efekcie szerokopasmowym", którego sposób działania może być wzmocniony przez konkretne modyfikacje aplikacji.

Zwłaszcza dzisiaj, w czasach coraz bardziej ograniczonych zasobów, w których często tylko ograniczone działania mogą być realizowane na obiektach, które w większości przypadków mają przynieść tylko wizualnie efektywne rezultaty, użytkownik może polegać na szeroko zbadanych i przetestowanych zasobach i procedurach [66].

**Zastosowane metody dochodzeniowe**

Dzięki zastosowanym metodom badawczym możliwe było bezpieczne wykluczenie środków i metod, które restauratorzy nadal lubią się przyzwyczajać. Po wykryciu mikropęknięć podczas czyszczenia na mokro za pomocą SEM lub EREM należało przeprowadzić obiektywny pomiar powierzchni i określenie ilościowe uszkodzeń.

---

"Blitzfix", które składają się z polioctanu winylu i nie są odporne na kwasy i alkohole, lub produkcję past z MC, CMC, HPC, HPMC, Thylopur.

[146] W badaniu spektroskopii rentgenowskiej (XPS) przeprowadzonym przez Canadian Conservation Institute (CCI) określono większą zdolność rozpuszczania oleju Synperonic A7 w porównaniu z SDS (Restauro (1), 2002, 14).

Początkowo projekcja pasków 3D była stosowana tylko w uzupełnieniu do już stosowanej profilometrii laserowej. Jednak wyższość tego systemu szybko uwidoczniła się dzięki łatwej obsłudze, szybkości i dokładności obrazowania. Złożone i niszczące obiekty pobieranie próbek i ich przygotowanie są w związku z tym przestarzałe. Bardziej znaczące, zatwierdzone stwierdzenia in situ można teraz składać w możliwie najkrótszym czasie dla każdego odcienia koloru lub stopnia spoiwa[147]. Jeśli restauratorzy niechętnie inwestują w sprzęt, wyniki omawianych tu badań stanowią podstawę informacji, na których użytkownicy mogą się oprzeć (por. rozdział 4.6).

## 4.1 Wnioski z wyników badań przy użyciu skaningowego mikroskopu elektronowego

Czyszczenie na sucho nie jest tak skuteczne jak czyszczenie na mokro. Nie należy używać wacików z bawełny. Powinno się go obrabiać w kierunku ruchu pędzla. Słabe środki powierzchniowo czynne i silne środki powierzchniowo czynne nie różnią się pod względem skuteczności czyszczenia, dlatego należy preferować łagodne środki powierzchniowo czynne. Wilgotne czyszczenie końcowe jest skuteczne.

## 4.2 Wnioski z wyników badań z użyciem niskociśnieniowego skaningowego mikroskopu elektronowego

Czyszczenie na sucho przy użyciu gąbek lateksowych nie daje wystarczających efektów, ale jest delikatne dla powierzchni. Mikropęknięcia nie powstają podczas czyszczenia na sucho.

Wilgotne środki czyszczące są obojętne same w sobie i częściowo sprzeczne (silniejsze środki powierzchniowo czynne podlegają czyszczeniu, środki czystości po czyszczeniu są nieefektywne).

Tworzenie się mikropęknięć jest potwierdzane poprzez wszelkie wilgotne czyszczenie powierzchni.

Ślina, metyloceluloza, karboksymetyloceluloza i Marlipal®1618/25 w metylocelulozie wykazują pozytywne tendencje.

## 4.3 Wnioski z wyników badania z użyciem profilometru laserowego

Przed wyborem środka powierzchniowo czynnego do użycia, próbki należy pobrać na odpowiednim materiale lub oryginalnym obiekcie za pomocą profilometru laserowego.

W przypadku badań sensowne jest wykonywanie próbek do czyszczenia powierzchni bezpośrednio na powierzchniach badanych wcześniej przy użyciu profilometrii laserowej, ponieważ bardzo różne powierzchnie na poziomie utrudniają interpretację

---

147 Autor w szkole z internatem. Konferencja "Lacona VI", Wiedeń, 22.9.2007 r. [75].

profili laserowych. Badanie przed i po badaniu dałoby bardziej wiarygodne wyniki ze względu na ten zakres zmian. Oznacza to jednak, że przedmiot, na którym ma się odbyć kontrola nieoczyszczonej i oczyszczonej powierzchni, musi zostać przetransportowany do urządzenia w celu przeprowadzenia testów czyszczenia na miejscu. Należy zauważyć, że obiekt nie może być większy niż miniaturka.
Tworzenie możliwych pasków testowych, które są obrabiane po wyschnięciu i wysyłane w celu utworzenia profilu laserowego, nadaje się tylko do gładkich, matowych i lekkich powierzchni.

W związku z tym zaleca się następującą procedurę dla oryginału:
1.) Utworzenie pierwszego profilu laserowego nieoczyszczonej powierzchni próbki.
2.) Czyszczenie obszaru pobierania próbek
3.) Utworzenie drugiego profilu laserowego oczyszczonej powierzchni próbki.
4.) ocenianie

Kontrole wpływu środków powierzchniowo czynnych na powierzchnie mogą być zatem przeprowadzane na małych oryginałach lub na powłokach testowych. Badanie oryginalnej powierzchni z pewnością zawsze będzie skutkowało bardziej precyzyjnymi i obiektowymi wynikami, ponieważ źródła błędów, takie jak te, które mogą wystąpić w przypadku domieszek materiałów, są od początku eliminowane. Nie należy zapominać, że niektóre materiały malarskie, takie jak lakiery, w procesie starzenia się stają się coraz bardziej polarne, tzn. rozwijają tendencję, której nie da się wiarygodnie wykryć za pomocą nowych powłok testowych.
Nawet ostrożna interpretacja pokazuje, że bardziej skuteczne środki powierzchniowo czynne mogą również mocniej atakować powierzchnie kolorowe.
Staje się również jasne, że podczas czyszczenia powierzchni ważne jest, aby pracować w kierunku ruchu pędzla.
Ilościowe określenie na podstawie parametrów chropowatości DIN jest niedozwolone w przypadku powierzchni, które same w sobie są nieregularne, np. mają silne pastosity. Czyszczenie powierzchni farb olejnych zgodnie z DIN można było przeprowadzić tylko na stosunkowo gładkich, lekkich i matowych powierzchniach przy użyciu obecnie dostępnych środków technicznych. Jak już wspomniano, przed i po porównaniach, powtarzające się pomiary sąsiednich obszarów obrazu i pomiary na różnych obszarach powierzchni farby olejnej nadają się do powierzchni o wysokiej pastowatości, ponieważ rodzaj skoku pędzla ma już duży wpływ na parametry chropowatości. Należy zapewnić standaryzację pomiarów (prostopadle do skoku pędzla, płaska powierzchnia).
Tworzenie się mikropęknięć w czyszczeniu powierzchni na mokro można założyć, ale nie zweryfikować za pomocą profilometrii laserowej ze względów technicznych.
W zasadzie należy zauważyć, że profilometria laserowa jest gorsza od projekcji pasków 3D ze względu na długi czas trwania pomiaru i wysokie koszty urządzeń. Ponadto urządzenie jest mniej łatwe w obsłudze i może być używane głównie do pobierania próbek lub wycisków. Rozmiar próbek do pobrania jest do czterech razy większy niż w przypadku projekcji paskowej 3D. Obrazy są mniej dokładne niż w przypadku projekcji paskowej 3D.

## 4.4 Wnioski z wyników badań metodą projekcji paskowej 3D

Czyszczenie na sucho nie jest tak skuteczne jak czyszczenie na mokro. Powinno się go obrabiać w kierunku ruchu pędzla.
Woda z kranu czyści się delikatniej niż woda zdemineralizowana.
Nie należy stosować wody zdemineralizowanej i śliny.
Łagodne środki powierzchniowo czynne mają taką samą skuteczność czyszczenia jak silne środki powierzchniowo czynne, dlatego też powinny być preferowane. Idealne jest połączenie niejonowego środka powierzchniowo czynnego Marlipal®1618/25 i metylocelulozy. Wilgotne czyszczenie końcowe jest skuteczne, ale uszkadza powierzchnię.
Pozytywne tendencje wskazują na karboksymetylocelulozę i Marlipal®1618/25 w metylocelulozie.

Wykazano, że procesy czyszczenia można stale sprawdzać za pomocą metody projekcji pasków 3D oraz że materiały i metody czyszczenia stosowane w obiekcie mogą być szybko sprawdzane i w razie potrzeby zmieniane. Seria testów dostarcza informacji na temat tego, która woda w kombinacjach eteru celulozowego i środków powierzchniowo czynnych jest idealna dla jakich zabrudzeń na niektórych odcieniach kolorów. Specyficzny wpływ lepkości czynników, wartości pH, temperatury i czasu kontaktu eteru celulozy/środka powierzchniowo czynnego oraz magnetyzmu roztworu na powierzchni może być zintegrowany.
Obrazy 3D dostarczają informacji o tym, która substancja czyszcząca ma mniej lub bardziej szkodliwy wpływ na olej, olej i żywicę. Im starsza warstwa tuszu, tym dokładniejsze wyniki.
Wykrywanie mikropęknięć nie jest możliwe.

## 4.5 Spójne wyniki wszystkich dochodzeń

Im starszy materiał próbki, tym precyzyjniej można sformułować stwierdzenia.
W przypadku nielakierowanych powierzchni, czyszczenie na sucho powinno być poprzedzone czyszczeniem na mokro tylko w razie potrzeby. Należy zawsze pracować w kierunku ruchu pędzla.
W zasadzie nie należy stosować wacików, ponieważ zwiększają one powierzchnię poprzez szorstkowanie, a tym samym przyspieszają zabrudzenie powierzchni (por. rys. 4).
Stosowanie gąbek mikroporowatych jest obowiązkowe.
Zawsze należy stosować odpowiednią wodę, buforowaną w zależności od wartości pH zanieczyszczeń.
W zasadzie nie należy stosować agresywnej wody zdemineralizowanej. Pozostałości substancji rozpuszczonych w wodzie na czyszczonych powierzchniach powinny być raczej akceptowane niż dalsze zanieczyszczanie powierzchni poprzez późniejsze czyszczenie wodą (zdemineralizowaną).

Jeżeli konieczne jest zastosowanie środków powierzchniowo czynnych, lepiej jest użyć niejonowych środków powierzchniowo czynnych.
Marlipal®1618/25 pasta lub roztwór metylocelulozy może być uważany za najbardziej delikatną, prawie idealną substancję czyszczącą do powierzchni farb olejnych.
W miarę możliwości (jeżeli nie stosuje się eterów celulozy), nie należy przeprowadzać czyszczenia wtórnego. Jeśli konieczne jest czyszczenie, lepiej jest to zrobić za pomocą odpowiedniej wody niż za pomocą wody zdemineralizowanej.
Zgodnie z dzisiejszym stanem wiedzy, na podstawie przedstawionych tu badań można określić optymalną procedurę czyszczenia.

## 4.6 Procedura czyszczenia powierzchni lakierowanych olejem

Kolejny etap powinien być przeprowadzony tylko wtedy, gdy wcześniej nie osiągnięto zadowalającego rezultatu. Poszczególne etapy należy oczywiście najpierw wykonać tylko na powierzchniach testowych (np. na krawędziach obrazu w obszarze wrębu ramy dekoracyjnej), aby zaoszczędzić na obiekcie kilka zabiegów. Po pobraniu próbek i potwierdzeniu przydatności, powierzchnię należy podzielić na obszary, które są zorientowane na malownicze granice (np. liście, kwiaty, drzewa, twarze, ramiona, chmury itp.) i nie wystają ponad powierzchnię jak wyimaginowany wzór szachownicy. W malarstwie pastelowym obszary są oczywiście mniejsze niż w malarstwie gładkim. W miarę możliwości obszary poddane działaniu środka nie powinny się na siebie nakładać. Zaleca się rozpoczęcie od jednej strony, a następnie stopniowe przesuwanie frontu czyszczącego na cały obiekt. Również suszenie wtórne oraz, w razie potrzeby, niezbędne czyszczenie wtórne z późniejszym suszeniem wtórnym powinno być zorientowane na obszary czyszczenia.

**przepływ pracy**

**1.** sprawdzenie kolorów pod kątem wystarczającego wiązania w spoiwach i ich dobrej przyczepności do podłoża.

**2. w** przypadku dostatecznej przyczepności, odpylania powierzchni, za pomocą płótna i obrazów z płyt drewnopochodnych bezkontaktowych z lekkim sprężonym powietrzem (np. sadzą świeżą) lub szczotkami do włosów z wiewiórką i jednoczesnym odsysaniem pyłu, również bezkontaktowe na odwrotnej stronie za pomocą sprężonego powietrza lub szczotek ze szczotką.

**3.** używaj suchych, miękkich gumek (np. "akapad") i/lub proszków do gumek, jeżeli warstwa farby olejnej ma co najmniej dziesięć lat, a warstwa farby nie jest miękka i/lub lepka. Obrazy na płótnie muszą być podtrzymywane od tyłu, aby uniknąć rozciągania nośnika tekstylnego z powodu wywierania nacisku. Szczególnie w przypadku obrazów na płótnie nie można zapomnieć o odwrotnej stronie, ponieważ powstają tam warunki do zarażenia drobnoustrojami. Ponadto, w przypadku późniejszego czyszczenia na mokro, cząsteczki brudu mogą przedostać się do przodu urządzenia. Jeśli zostanie osiągnięty zadowalający wynik: Koniec czyszczenia.

**4.** sprawdzanie rozpuszczalności w wodzie nielakierowanych powierzchni malarskich. Sprawdzenie kolorów pod kątem stabilności w kompleksie spoiwa i tendencji kolorów do "wykrwawiania się". Sprawdzenie wartości pH zanieczyszczeń powierzchniowych (np. za pomocą pasków wskaźnika pH firmy Merck) w celu doboru lub regulacji odpowiedniej ilości wody.

**5.** stosowanie mediów wilgotnych (unikanie stosowania wody zdemineralizowanej, która sama się nie oczyszcza). W przypadku bardzo wrażliwych powierzchni można stosować japońskie przekładki papierowe, które są następnie powlekane i ponownie usuwane po pewnym czasie naświetlania. W przeciwnym razie kierunek czyszczenia musi opierać się na skoku pędzla; w przypadku dużych przedmiotów należy je przeprowadzać w obszarach częściowych, aby uniknąć zbyt długiego czasu ekspozycji. Tak długo, jak wilgotne media nie są stosowane w postaci pasty, powinny być stosowane wyłącznie z gąbkami mikroporowatymi w normalnej temperaturze pokojowej. W przypadku zanieczyszczenia powierzchni wodą o niskim pH, zamiast wody zdemineralizowanej należy stosować wodę stołową gazowaną (najlepiej wodę głęboką jako wodę mineralną) lub wodę kwaśną (maks. pH 6 lub pH 8), w zależności od wartości pH zanieczyszczeń na powierzchni, w celu zneutralizowania wartości pH powierzchni już podczas procesu czyszczenia. Ostrzegać przed wodą o wysokiej zawartości węglanów i wysokim połysku, stosunkowo świeżej farby olejnej, ponieważ może to prowadzić do powstania plam (por. Rys. 113). Ponieważ, jak już udowodniono, samo użycie wody nie może prowadzić do żadnego sukcesu w czyszczeniu, należy wziąć pod uwagę następujące możliwości delikatnego zwiększenia:

**5a** Woda z dodatkiem celulozy powierzchniowo elastycznej (0,2%) przy użyciu gąbek mikroporowatych lub, w przypadku bardzo gładkiego malowania, przy użyciu gotowanej skóry do prania[148]. Bardziej agresywne działanie samej metylocelulozy, bez dodatku Marlipala®1618/25, należy ponownie wyraźnie podkreślić. W przypadku celulozy nie wolno z zasady rezygnować z późniejszego czyszczenia.

**5bWater** z dodatkiem niejonowego środka powierzchniowo czynnego (np. z proszkiem Marlipal®1618/25, 0,2%) przy użyciu gąbek mikroporowatych lub, w przypadku bardzo gładkiego malowania, przy użyciu gotowanej skóry

[148] Skóry piorące wywierają jednak większe obciążenia mechaniczne na powierzchnię ([126]; [259]; [239)], 376). W tym momencie musimy przynajmniej ostrzec przed stosowaniem ściereczek z mikrofibry zamiast myjących skór i mikroporowatych gąbek. Ściereczki z mikrofibry mogą strzępić się i pozostawić na powierzchni trudne do usunięcia pozostałości. Niektóre chusteczki czyszczące (np. Hara®) mają nawet znaczny efekt ścierny i dlatego należy ich unikać. Ściereczki z mikroporowatej gąbki wydają się bardziej odpowiednie niż ściereczki z mikrofibry, które są praktycznie identyczne pod względem struktury z "Blitzfix". Zasadniczo jednak ściereczki takie powinny być stosowane tylko na bardzo gładkich powierzchniach.

do prania.

**5cWater** z dodatkiem celulozy aż do uzyskania pasty (np. z 2% metylocelulozą). Możliwe jest również zastosowanie Carbogelu w celu [149] zapewnienia dłuższego czasu ekspozycji. Nakładanie pędzlem, usuwanie za pomocą gąbek mikroporowatych. Zasadniczo nie należy rezygnować z czyszczenia wtórnego. Bardziej agresywne działanie samej metylocelulozy, bez dodatku Marlipal®1618/25, należy ponownie wyraźnie podkreślić.

**5dWater** z dodatkiem celulozy do czasu otrzymania pasty (najlepiej z 2% metylocelulozy) i dodatku surfaktantu (np. 0,2% Marlipal®1618/25)[150]. W celu zapewnienia dłuższego czasu naświetlania, aplikacja wykonywana jest za pomocą pędzla, a usuwanie za pomocą gąbek mikroporowatych. Ten rodzaj czyszczenia okazał się najbardziej odpowiedni w testach, również w odniesieniu do czyszczenia wtórnego, które można bardzo łatwo przeprowadzić. Zasadniczo nie należy rezygnować z czyszczenia wtórnego. Po przeprowadzeniu eksperymentów wariant ten stanowi najbardziej delikatny i najbardziej udany rodzaj leczenia i dlatego jest zalecany. W przypadku występowania bardzo wrażliwych warstw barwnych, pastę można również nałożyć na japoński papier lub warstwę pośrednią włókniny, którą można usunąć po pewnym czasie naświetlania (przy warstwach pośrednich włókniny czasy naświetlania są dłuższe).

**5a - Jeżeli** wynik czyszczenia jest niezadowalający, zaleca się zwiększenie temperatury do maks. 35°C po wydłużeniu czasu kontaktu. Jednak pasty wymienione w punktach 5c i 5d muszą być grubsze, ponieważ wraz ze wzrostem temperatury stają się cieńsze. Przy silnie woskowatych kolorach może dojść do deformacji powierzchni.

**5a - Jeżeli** wynik czyszczenia jest niezadowalający, zaleca się podwyższenie lub obniżenie wartości pH do maks. pH 6 lub pH 8, w zależności od rodzaju zabrudzenia, oprócz podwyższenia temperatury. Wydano ostrzeżenie przed stosowaniem amoniaku do regulacji pH[151].

**5eDodawanie** rozpuszczalników (w ilościach kroplowych; nadmierne dodawanie może powodować wytrącanie), takich jak izopropanol, alkohol etylowy. Należy zauważyć, że może to prowadzić do powstania roztworów i/lub redukcji środków wiążących lub powłok. Może to być oczywiście również pożądane w przypadku niektórych procesów pracy.

**5f Częściowy** wysiłek większego ciśnienia. Należy pamiętać, że mogą wystąpić odkształcenia i ścieranie powierzchni atramentu.

**5gUżyj** silniejszego środka powierzchniowo czynnego.

---

[149] Carbogel jest zmodyfikowanym kwasem poliakrylowym, który tworzy stabilny żel w roztworach wodnych. Nawet na podłożach porowatych, po oczyszczeniu pastami karbogelowymi (Restauro (4), 2002, 233) nie powinny znajdować się żadne pozostałości tego kwasu poliakrylowego. Dalsze badania pastami powierzchniowo czynnymi z karbogelu nie zostały jeszcze przeprowadzone.

[150] Praktyczna praca pokazała, że bardziej sensowne jest rozpuszczenie środka powierzchniowo czynnego w wodzie, a następnie zagęszczenie płynu celulozami. MC i jednocześnie dodawać je do określonej ilości wody przy ciągłym mieszaniu.

[151] W szkole z internatem. Spotkanie VDR, Düsseldorf, 1.10.2003, ostrzegło panią Dipl.-Rest. S. Tham wyraźnie przed użyciem amoniaku o pH 8, szczególnie w przypadku młodych farb olejnych [262].

**6.** po wyschnięciu bez użycia celulozowych ściereczek, ponieważ są one zwykle mocno filcowane pod wpływem niejonowych środków powierzchniowo czynnych. Może to prowadzić do trudnych do usunięcia pozostałości na powierzchni.

**7)** czyszczenie wtórne w celu usunięcia pozostałości środków powierzchniowo czynnych i/lub celulozy przy użyciu odkamienionej wody i mikroporowatych gąbek. Często lepsze wyniki czyszczenia uzyskuje się przy pracy z nieznacznie podwyższonymi temperaturami podczas czyszczenia wtórnego.

**8.** końcowe suszenie w kierunku skoku pędzla i w niektórych miejscach. Koniec akcji.

**9.** mechaniczne, częściowe czyszczenie wtórne, jeżeli nie można było wcześniej usunąć miejscowych drobnych zabrudzeń (np. starszych zabrudzeń pochodzących od much) (np. skalpel, długopisy z włókna szklanego, urządzenie do czyszczenia strumieniowo-ściernego). Posprzątanie. Koniec akcji.

**10.** dla obiektów lakierowanych: Rozważyć, czy powłoki muszą być zredukowane, czy całkowicie usunięte, próbki i wykonanie np. zgodnie z Haller [104], przy czym nie jest to już "czyszczenie powierzchni", lecz redukcja lub usunięcie powłoki. Koniec akcji.

Opisana tu procedura jest również zalecana w przypadku obiektów lakierowanych w celu usunięcia zabrudzeń z warstwy lakieru, przy czym należy zwrócić uwagę, że czas kontaktu musi być tu krótszy, ponieważ w przeciwnym razie istnieje ryzyko pełzania warstwy lakieru. Środek ten jest również zalecany przed usunięciem lakieru [patrz 9], aby zapobiec wnikaniu cząstek brudu do szczeliny podczas usuwania lakieru.

## 4.7 perspektywa

Dzięki dostępnym wynikom, technika projekcji pasków 3D (GFM MikroCAD) udowodniła swoją wysoką przydatność do wyjaśniania kwestii związanych z wypełnieniem.
Główną zaletą procesu projekcji pasków 3D jest to, że proces czyszczenia może być stale monitorowany, a stosowane środki i metody czyszczenia mogą być zmieniane w obrębie obiektu w różnych zakresach kolorystycznych. Ponadto zastosowanie projekcji pasków 3D umożliwi znacznie szybszy niż dotychczas [152]pomiar zmian wymiarowych powierzchni [275]. Również w niedalekiej przyszłości ujawnią się różnice między EREM z kamerą, za pomocą której można cyfrowo filmować zmiany

[152] Pani B. Rouba w szkole z internatem. Konferencja "Lacona VI", Wiedeń, 23.9.2005 r.; E. Bernikola w "Lacona VII", Madryt, 21.9.2007 r.

próbek, ponieważ jest ona obecnie testowana w Akademii Sztuk Pięknych w Stuttgarcie, a[153]metodą projekcji paskowej 3D.
Wykorzystanie projekcji 3D z paskiem będzie również odpowiednie do badania kwestii historycznych, które obiekt może podnieść. Ślady pracy i techniki malarskiej można więc sprawdzić [72], podobnie jak będzie można dokonywać krytycznych stylistycznie porównań z tą metodą. Wydaje się więc możliwe, że dzięki różnym strukturom powierzchni dzieł sztuki pięknej, możliwe jest dokonywanie atrybucji lub zaprzeczeń, przynajmniej w przypadku obiektów małoformatowych, w różnych rozdzielczościach.
Gdy tylko dostępne będzie odpowiednie oprogramowanie, możliwe będzie połączenie kilku obrazów, tak aby nawet większe obiekty mogły być mierzone z wysoką rozdzielczością i wyświetlane spójnie [231].
Dodatkowo możliwe będzie wykonanie przeglądu stanu obiektu przed i po transporcie w celu sprawdzenia zmian lub utraty pojemności obiektów. Złożona procedura VASARI [23] może zostać zastąpiona tą procedurą. Dzisiejsze etapy wstępne można już znaleźć w systemie FINGaRtPRINT [123][154].
Nowa technologia z pewnością będzie miała swoje ograniczenia. Zakres, w jakim naświetlenie światłem, wielkość pola pomiarowego, rozdzielczość, ograniczenia technologii kamer CCD, a także kompatybilność różnych obrazów mogą prowadzić do upośledzenia lub trudności w pracy praktycznej, należałoby wyjaśnić w kolejnym dokumencie.

Przyszłe badania mogłyby mieć na celu sprawdzenie pozostałości celuloz i środków powierzchniowo czynnych pozostających na oczyszczonej powierzchni, na przykład za pomocą spektroskopii rentgenowskiej (XPS). Ponadto składniki uwalniane z powierzchni przez środki powierzchniowo czynne mogą być wykrywane za pomocą spektrofotometrii UV/Vis.
Wydaje się również możliwe zademonstrowanie zasad standaryzacji na podstawie projekcji pasków 3D, co, jak to już zostało wykazane w poprzednich i ustalonych badaniach z wykorzystaniem profilometrii laserowej, z pewnością może być interesujące dla Niemieckiego Instytutu Standaryzacji.

### 4.7.1 Wyjątki: Czyszczenie powierzchni farb olejnych wiązkami laserowymi.

W zasadzie kwestia tej pracy nie obejmuje zastosowania wiązek laserowych do powierzchni farb olejnych. Ponieważ jednak technologia ta jest również postrzegana jako obiecująca technologia, a w kilku ośrodkach prowadzone są intensywne badania

[153] Pani Dr. Dipl.-Rest. U. Haller w szkole z internatem. Konferencja "Woda" ÖRV, Wiedeń, 10.11.2006 r.
[154] www.fingartprint.org i www.nanofocus.info

nad nią, wydaje się właściwe włączenie tej technologii do leczenia i zbadanie, czy technologia ta może kiedyś stać się standardem w czyszczeniu powierzchni.
Ze względu na duże oczyszczanie chemiczne na mokro i usuwanie lakieru, powodujące uszkodzenia powierzchni malarskich, stosowanie wiązek laserowych do czyszczenia i usuwania warstw lakieru i nadmiaru obrazów jest praktycznie testowane od piętnastu lat i jest przedmiotem gorącej dyskusji [1, 3, 4, 36, 41, 128, 145, 215, Restauro forum 1996]. W porównaniu z dużym postępem praktycznym i rozwojem urządzeń mobilnych w dziedzinie szkła, ceramiki, pergaminu, papieru, tekstyliów, kości słoniowej, kości, muszli, dagerotypii, metalu, malowania ścian i czyszczenia kamieni, czyszczenie malarstwa jest wciąż daleko w tyle ze względu na jego wysoką złożoność i wrażliwość [268, 109, 247].

**Jak to działa**

Światło laserowe jest wytwarzane, gdy fale elektromagnetyczne z zakresu promieniowania ultrafioletowego, widzialnego lub podczerwonego są wzmacniane i wibrują w tym samym pulsie zegara. W zależności od medium używanego do tego procesu, generowane jest światło laserowe o różnych długościach fal.
Fale energetyczne emitowane są ze źródła światła w zbiorniku ciśnieniowym odbijającym światło do wewnątrz. Są one kierowane do kryształu półprzewodnikowego lub mieszaniny gazów, która również znajduje się w obudowie i jest odpowiedzialna za równomierność światła. Wynikiem tego jest dodanie długości fal, co skutkuje wiązką światła. Długość fali może pracować z różnymi prędkościami, przy czym amplituda fali, ale nie jej długość, może zostać zmieniona. Kolejne elementy urządzenia laserowego to pryzmaty, lustra, soczewki i kable światłowodowe, które kierują wiązką laserową i wpływają na jej jakość. W zależności od liczby i jakości luster i kabli światłowodowych, energia wiązki laserowej spada lub laser traci ostrość wiązki światła. W zależności od typu urządzenia laserowego istnieją różne mechanizmy sterowania, za pomocą których sterowany jest czas trwania impulsu (ms, ns, fs), częstotliwość impulsu (Hz), długość fali (nm) oraz przekrój wiązki bez optyki (mm). W zależności od urządzenia, urządzenia chłodzące i urządzenia zabezpieczające różnią się między sobą.

Wiązka światła emitowana przez urządzenie jest odbijana lub pochłaniana w zależności od długości fali lasera, charakteru i właściwego koloru czyszczonych obiektów oraz ich powłok. Ważnym warunkiem wstępnym dla ograniczenia efektu wiązki laserowej jest większa absorpcja usuwanej warstwy w porównaniu z warstwą leżącą u jej podstaw, jak również wystarczający opór cieplny warstwy, która ma być odsłonięta. Poprzez kontrolę energii impulsu, częstotliwości impulsów i ogniskowania wiązka laserowa może być precyzyjnie dostrojona do obiektu. W najlepszym przypadku jednak obca powłoka jest usuwana poprzez odparowanie ("odparowanie"), dzięki czemu energia fotonów zostaje nagle zamieniona w energię cieplną. Napromieniona warstwa jest nagle podgrzewana do takiego stopnia, że odparowuje i/lub jest częściowo przenoszona do stanu plazmy. Ablacja może być również zerwana przez mniej lub bardziej kontrolowane fale uderzeniowe ("spallation" i "ablation"). Powoduje to, że warstwa jest narażona na nagrzewanie się.

Tworzenie parametrów w teście wstępnym jest zatem niezbędne. Oprócz ustawień specyficznych dla danego urządzenia (długość fali, czas trwania impulsu, energia, częstotliwość impulsów itp.) należy uwzględnić parametry specyficzne dla danego obiektu, takie jak współczynniki absorpcji cieplnej powłok obcych (np. zabrudzenia, nadmalowanie), współczynniki absorpcji cieplnej czyszczonej powierzchni (materiał, mocowania, powłoki), kolor właściwy dla danego obiektu, rodzaje spoiw, struktury powierzchni itp.

Ważne jest, aby wiązka laserowa uderzyła w powierzchnię przed punktem ogniskowym, w przeciwnym razie powierzchnia zostanie uszkodzona [182]. Jednak przy wysokiej przyczepności warstwy brudu na wrażliwej termicznie warstwie pigmentu (poniżej 400-500°C), czyszczenie laserowe było do tej pory dość beznadziejne [249][155][156]. Nawet na powierzchniach metalowych, stopione części zostały udokumentowane w profilu wiązki za pomocą obrazów EREM w punkcie uderzenia wiązki laserowej Nd:YAG. Od jesieni 2007 r. testowana jest hybrydowa technologia plazmowego odrzutowca i lasera Nd:YAG. Dzięki temu po raz pierwszy możliwe jest utrzymanie temperatury pracy na poziomie zaledwie 40°C, co umożliwiłoby czyszczenie tuszy niewrażliwych na światło[157].

W Foundation for Research and Technology Hellas (FO.R.T.H.), GR-Heraklion, czyszczenie powierzchni, inspekcje lakierów i nadmalowania ikon z promieniowaniem laserowym excimer [158] w zakresie widm ultrafioletowych są przeprowadzane od kilku lat. Moc szczytowa impulsów lasera mieści się w zakresie megawatów. Długość impulsu wynosi kilka nanosekund (np. 15 ns dla lasera fluorku kryptonu (KrF), $\lambda$ = 248 nm). Aplikacja odbywa się bez dodatkowych mediów płynnych, tj. suchych [85, 86, 116][159]. Prace znajdują się w fazie eksperymentalnej od połowy lat 90., ale odniosły niezwykłe sukcesy jako przykłady ikony Demetriusa z XVIII wieku. Pył, zmieszany z tłuszczem i sadzą, dobrze pochłania światło o używanych długościach fal (193-308 nm). Z fizycznego punktu widzenia prowadzi to

---

155 Pan R. Ostrowski jest w szkole z internatem na długoterminowe impulsy. Konferencja "Lacona VI", Wiedeń, 22.9.2005, przebarwienia pigmentów, kredowanie, oparzenia stałe.

156 Pani M. Pires w szkole z internatem. Konferencja "Lacona VII", Madryt, 20.9.2007.

157 Pani C. Pflugfelder & Pan N. Mainusch w szkole z internatem. Konferencja "Lacona VII", Madryt, 19.9.2007.

158 Lasery Excimer, jak wszystkie urządzenia laserowe, pracują ze światłem, które jest wzmacniane w swojej energii. Ponieważ energia ta wzrasta wraz ze zmniejszającą się długością fali, stosowanie światła krótkofalowego jest korzystne. Zazwyczaj laser excimerowy pracuje na falach o długościach 193, 355, 532, 1064 nm. To światło w zakresie promieniowania ultrafioletowego nie jest widoczne. Jest on wytwarzany przez fakt, że w medium gazowym składającym się z mieszaniny argonu i fluoru gazowego, w przeciwnym razie bardzo obojętny gaz szlachetny argon jest wzbudzany przez wyładowania wysokiego napięcia. Wchodzi w bardzo zmienne "małżeństwo" z fluorem. Powstała w ten sposób cząsteczka, "wzbudzony dimer" (stąd: "excimer"), uwalnia 193 nm promieniowania, gdy wkrótce potem rozpada się, co z kolei ma energię (6,4 elektronowolty na foton) zdolną do rozpadu organicznych związków molekularnych (energia wiązania chemicznego między 2 a 6 elektronowoltami). Powstałe fragmenty wyrzucane są kilkakrotnie szybciej niż dźwięk, a napromieniowana powierzchnia staje się niezwykle gładka.

159 Procedura ta jest również krótko wspomniana w Restauro (4), 1995, 135. W dniach od 4 do 6 października 1995 r. w GR-Heraklionie (zob. Restauro (6), 1995 r., 441 i następne) odbyły się liczne warsztaty na ten temat ("Lasery w konserwacji **dzieł sztuki**"), na podstawie których rozwijały się odbywające się co dwa lata konferencje "Lacona".

do wybuchowego odparowania warstwy brudu na powierzchni obiektu w wyniku mikrofali uderzeniowej wywołanej przez strzał laserowy[160]. Twierdzono, że fale uderzeniowe są związane z bardzo wysokim natężeniem lasera wynoszącym ponad 109 W/cm². Nie są one jednak konieczne do czyszczenia. Ze względu na "efekt odrzutu" usuniętej strugi pary wodnej, jednak w zależności od przetwarzanych substancji może dojść do rozpylenia ewentualnie utworzonej powierzchniowej fazy topnienia lub, w przypadku materiałów kruchych, do rozpryskiwania się mikroczęści w[161] zakresie nano, które podczas wdychania są niezwykle niebezpieczne dla zdrowia[162].

Według innej ilustracji [260], zastosowanie laserów excimerowych powoduje rozszerzanie się podłoża przez ogrzewanie (do 375°C, przez okres 20 nanosekund) (w przypadku brudnych powierzchni lakieru jest to warstwa lakieru, ale w przypadku obrazów nielakierowanych jest to warstwa farby [245], na której leżący na niej brud jest wydmuchiwany i odparowywany. Należy wspomnieć, że pomimo możliwego "efektu buforowania" spowodowanego obecnością kamienia łupanego, może to spowodować uszkodzenie mikroskopijnej gamy struktur malarskich, nawet jeśli proces usuwania nie jest jeszcze w pełni zrozumiały. Niebezpieczeństwa związane z czyszczeniem warstw pigmentowych, przebarwieniami i odwracalnym zaciemnieniem, jednak na przykładzie rzeźb kamiennych są bardzo wyraźnie przedstawione [245].

Grubość warstwy usuwanej na jeden "strzał" jest mniejsza niż jeden mikrometr (od 0,2 do 0,25 µm). Zakładając dodatkowe warstwy lakieru o grubości 20 mikrometrów, leżące pod warstwą brudu powierzchniowego, do pierwotnej warstwy barwnej można powoli podchodzić w kierunku pracy lasera, od góry do dołu. Proces pracy może być monitorowany wizualnie lub spektroskopowo. Dzięki temu użytkownik może sprawdzić, czy znajduje się w warstwie brudu, warstwie lakieru, czy też w warstwie farby. Podkreśla się, że proces ten wymaga dokładnego wstępnego badania każdego dzieła sztuki, nie tylko dlatego, że obróbka laserowa sama w sobie nie musi oznaczać jednolitej ablacji. Gęstość, absorpcja ciepła lub zdolność rozpraszania ciepła, jak również porowatość obiektu muszą być dokładnie zdekodowane, aby móc dokonać precyzyjnego wyboru parametrów wiązki, aby zapobiec ewentualnemu uszkodzeniu obiektu. Porowate warstwy farby (np. kleje i farby gwaszowe) z wtrąceniami powietrza i silną strukturą są zasadniczo zagrożone. Im starsza i bardziej jednorodna jest warstwa malarska, tym większe prawdopodobieństwo powodzenia w leczeniu laserowym [109]. W przypadku malowania powierzchni wiązkami laserowymi nie można jednak[163]wykluczyć efektu blaknięcia wrażliwych

---

[160] Takie urządzenia laserowe o nazwie Artlight (producent: BM Industries, USA, dystrybutor dla Niemiec: Soliton, Laser- und Messtechnik GmbH, D-Gilching) stosowane są głównie do renowacji marmuru, piaskowca, terakoty, gipsu, metali, drewna, papieru i płótna. Soliton Journal 10/1995; N. N., Soliton Laser- und Messtechnik (Ed.), Gilching, o.J., o.S.

[161] Restauro forum Interview, 1996, 98.

[162] Pan R. Ostrowski w szkole z internatem. Konferencja "Lacona VI", Wiedeń, 24.9.2005 r.; pani A. Hahn w "Lacona VII", Madryt, 20.9.2007 r.

[163] Prof. C. Fotakis stwierdził, że nie był w stanie wykryć żadnych efektów blaknięcia. Truyen natomiast zauważa te, które można jednak ponownie wypchnąć przez pocieranie ([268], 11-15). Pan S. Siano wskazuje na szkołę z internatem. Konferencja "Lacona VII", Madryt, 20.9.2007, Efekty

kolorów, zwłaszcza czerwonych, a w szczególności lakierów madder, jak również efektów zaciemnienia, np. na nieogrzewanej Terra di Siena. Udowodniono, że wiązki laserowe atakują białe ołowiane, białe cynkowo-cynkowe, ołowiowo-żółte, żółte Neapol, Terra di Siena, czerwone ołowiane (minium, tlenek ołowiu), lakier pudru, zielony tlenek chromu i malachit [33, 140, 146][164]. Ostatnie badania w ramach projektu badawczego DBU potwierdzają również zanikanie azurytów i masicot. Wermilion (siarczek rtęci, HgS) zmienia się z czerwonego na czarny pod wpływem wiązek laserowych. Czerwony i żółty ochra oraz większość czarnych kolorów jest łatwa do usunięcia [146]. Czułość ochry zależy od zawartości [165] tlenku żelaza zawierającego wodę. Ultramarine i błękit kobaltu odbarwiają się tylko przy wyższych gęstościach energii powyżej 100 mJ/cm² [33]. Kolory zawierające wosk mogą być ogrzewane bardzo niekorzystnie przez zbyt wysokie częstotliwości impulsów [187][166]. Ponadto, oryginalne warstwy lakieru i pierwotnie barwione kolorowe warstwy glazury, które mają te same środki wiążące co kolory bazowe, kolory mastyksu i wosku stwarzają duże trudności dla procesora, chociaż twierdzi się, że obecnie istnieją pewne możliwości usuwania lakieru za pomocą impulsowego lasera ekscymerowego 308 nm [113]. Zaobserwowano jednak powstawanie pęcherzyków w niepigmentowanych powłokach pod obrabianymi powierzchniami[167].

W swoich badaniach Truyen i Cooper odrzucają $CO_2$ (TEA)[168] i urządzenia laserowe [169] Nd:YAG do odsłaniania malowanych ramek i czyszczenia malowanych powierzchni. Nawet urządzenia laserowe pracujące z promieniami podczerwieni nie mogą być wykorzystywane do usuwania nadmiaru farby, ponieważ warstwy znajdujące się pod nadmiarem farby zbyt silnie pochłaniają promieniowanie. Truyen daje bardzo ostrożną "rekomendację" dla urządzeń laserowych excimer[170] (która powinna obowiązywać przez wiele lat) do usuwania bardzo cienkich nadmyć, ale wyraźnie wskazuje, że wybielanie może wystąpić i że technologia laserowa w tym obszarze jest jeszcze w powijakach. Jednak efekt blaknięcia promieni UV w laserach excimerowych może być ograniczony za pomocą promieni impulsowych i krótszego

---

wybielania po.

164 Pan S. Aze w szkole z internatem. Konferencja "Lacona VII", Madryt, 20.9.2007.

165 Sobott, Laser Forum Leipzig, Norymberga (cytowane w: Restauro (8), 2001, 583).

166 Dowody ogrzewania termicznego podłoża można znaleźć również w [260], 3515, 3517 i [268], 11-15. Truyen wykrywa nawet oparzenia w laserach $CO_2$ i Nd:YAG. Shekede ([244], 172-177) ma bardzo krytyczne znaczenie dla stosowania laserów. Jeśli chodzi o termiczne ogrzewanie olejów/wax/żywic, należy zauważyć, że Schoenfeld Lukasfarben, które były używane przez van Gogha (wspomniane w literze [nr 424 lub nr 414] z 1.9.1885 r.), jak również kolory dźwięku i poszczególne kolory "odmiany Pelikan 101", zawierają jasny, niebielony wosk pszczeli w izolowanych przypadkach po II wojnie światowej. Komunikat Pana Beringa, Pana Kussmanna, Pana van Beeka (Chem. Laboratory of Dr. Schoenfeld GmbH & Co., Düsseldorf); Pana Henningera (Dipl.-Chem. ETH i byłego chemika barwnego Schalla, Hohenackera) oraz Pana Horna (Chem. Laboratory of Pelikan PBS-Prod. Ges. m.b.H., Dept. FH-EC, D-Hannover) (patrz [61], [65]).

167 Pani S. Gaspard w szkole z internatem. Konferencja "Lacona VII", Madryt, 19.9.2007.

168 Medium laserowe = gaz: $CO_2$ + He + N2; promieniowanie impulsowe: < 20 kHz; długość impulsu: 1 µs-CW; długość fali: 10,6 µm w środkowym zakresie podczerwieni ([268], 12ff.).

169 Medium laserowe = ciało stałe: Nd + YAG; promieniowanie impulsowe: < 50 kHz; długość impulsu: 20 ns-CW; długość fali: 10,064 µm w zakresie bliskiej podczerwieni ([268], 12ff.).

170 Medium laserowe = gaz: halogen + gaz szlachetny + He; promieniowanie impulsowe: < 200 Hz; długość impulsu: ok. 20 ns; długości fal: 193 lub 248 nm w zakresie UV ([268], 12ff.).

czasu trwania wiązki, dzięki czemu może być stosowany w zakresie promieniowania ultrafioletowego przy długości fali 248 nm przynajmniej z powodzeniem do usuwania pozostałości pasty z podwojenia na tylnej stronie płótna obrazu [252]. Ostrzega on wyraźnie przed stosowaniem długofalowych urządzeń laserowych $CO2$ i Nd:YAG, ponieważ ich promieniowanie jest pochłaniane przez wiele polimerów. W jednym z badań, laser Er:YAG o długości fali 2,94 nm wykazał dobre wyniki. Również za pomocą tego lasera brud jest odparowywany przy wysokim ciśnieniu pary, przy czym warstwy barwne nagrzewają się, jednak rzekomo nie powodując uszkodzeń [41, 113]. Czas trwania impulsu, częstotliwość impulsów i ilość energii, tj. im krótszy impuls, tym zimniejsza ablacja [150, 268], mają duże znaczenie dla pracy z urządzeniami laserowymi. Na przykład, w 2001 roku na Uniwersytecie w Jenie, procesy topnienia były wyzwalane tylko przez energię elektromagnetyczną niezwykle krótkiego pulsującego lasera (100-200 femtosekund) na powierzchni kryształu, bez podgrzewania powierzchni kryształu. Jeśli więc konieczne jest usunięcie niepożądanych warstw farby z obiektu, zastosowanie urządzeń laserowych wydaje się być dość sporną możliwością [145]. Gdyby początkowo wydawało się, że oprócz laserów ekscymerowych KrF o długości fali około 248 nm, lasery na ciele stałym Nd:YAG ustaliłyby się, zwłaszcza jeśli nie pracują z długościami fali poniżej $\lambda$ = 1064 nm [33, 202], dziś jest pewne, że lasery Er:YAG, w szczególności, będą dominować, jeśli pracują z krótkimi długościami fali i z bardzo krótkim czasem trwania impulsu w zakresie femto-sekund. [171] Od jesieni 2007 roku, hybryda laserowa plazmowa / Nd:YAG jest poddawana testom, która działa w zaskakująco niskich temperaturach, około 40°C. Hybryda jest obecnie testowana pod kątem jej skuteczności. Eliminuje to problem ogrzewania powierzchniowego, ale nie problem dużego obciążenia światłem, które jest nieuchronnie częścią wiązki laserowej.

W Niemczech badania prowadzone są w kilku miejscach, między innymi w Laser Zentrum Hannover e.V. oraz w Uniwersyteckim Laboratorium Technologii Laserowych na Uniwersytecie Nauk Stosowanych w Münster[172]. Tam m.in. do czyszczenia średniowiecznych okien używa się urządzeń laserowych KrF excimer i Nd:YAG [187, 188, 150]. Podprojekt unijnego projektu "CRAFT" był poświęcony opracowaniu lasera excimer UV do usuwania warstw lakieru i nadmiaru farby na obrazach o powierzchni roboczej do 3 m². Targowski udowadnia w dokumentacji filmowej, że różne grubości warstw lakierów spowodowane pastositurą koloru powodują trudności w ogniskowaniu wiązki laserowej. Dalej zauważa, że efekt ciepła może spowodować topnienie warstw lakieru dammar, co w związku z tym odpowiada raczej nierównomiernemu zmniejszeniu niż usunięciu[173].

Krótkofalowe, krótkoimpulsowe urządzenia laserowe zapewnią pomocne usługi dla restauratorów w przyszłości [271]. Na przykład, osiągnięto już znaczne sukcesy w usuwaniu nadmiaru farb i sadzy (uszkodzonych przez ogień) powierzchni, które[174]

---

[171] Pani C. Pflugfelder i pan N. Mainusch w szkole z internatem. Konferencja "Lacona VII", Madryt, 19.9.2007.

[172] LFM FH Münster FB 11, D-Steinfurt.

[173] Pan P. Targowski z internatu. Konferencja "Lacona VII", Madryt, 20.9.2007.

[174] Prof. dr W. Kautek, pan H. Hestermann z Internatu. Konferencja "Lacona VI", Wiedeń, 22.9.2007; Prof. C. Fotakis w "Lacona VII", Madryt, 18.9.2007.

trudno jest usunąć mechanicznie lub chemicznie. Niemniej jednak, w ciągu najbliższych kilku lat technologia laserowa będzie w stanie pracować szybciej i delikatniej niż metody mechaniczne i mokro-chemiczne w niektórych dziedzinach, takich jak renowacja kamieni. Mimo spadku, nadal bardzo wysoki poziom cen urządzeń (około 35 000 EUR) oraz czasochłonne tworzenie plików porównawczych [116, 268, 306] ograniczy wdrożenie tej technologii w domach państwowych i prywatnych, a także u zewnętrznych konserwatorów zabytków.

# 5. Wyrostek robaczkowy

Załącznik dotyczy czyszczenia powierzchni farb akrylowych. Ta część niniejszej pracy nie odpowiada pytaniu przedstawionemu na początku. Jednakże, ponieważ autor twierdzi, że również daje pełny przegląd aktualnych technik czyszczenia powierzchni obrazów, w następnym rozdziale zajmiemy się bardzo popularnymi farbami akrylowymi, które są dziś częściej stosowane niż tradycyjne farby olejne. Nie należy odmawiać czytelnikowi tego rozwoju, aby zilustrować podstawowe różnice między kolorami, które dziś często są błędnie traktowane w ten sam sposób.

## 5.1 Czyszczenie farbami akrylowymi

Faktem jest, że większość powierzchni farb akrylowych jest niestety traktowana tak samo jak farby olejne [70, 74, 124]. Oczywiście wynika to również z faktu, że producenci tych farb zawsze starali się, aby były one co najmniej równe farbom olejnym. Często jednak niewiedza i wygoda również prowadzą wykonawców do mało przemyślanych działań. Można tu złagodzić fakt, że chociaż media akrylowe były intensywnie badane, zwłaszcza w ostatnich latach [46, 102, 121, 147, 162, 176], to jednak brakowało w nich praktycznych wskazówek, które ponownie można przypisać złożonej materii. Jednakże, ponieważ zalecenia dotyczące czyszczenia farb olejnych są często dostosowywane przez restauratorów do farb akrylowych, wskazane jest włączenie farb akrylowych do obecnego badania.

Wraz z rozwojem nowych systemów spoiw do[175] farb artystycznych[176] i podłoży malarskich [177] pojawiły się nowe problemy również dla restauratorów, którym powierzono renowację, w szczególności w zakresie czyszczenia takich powierzchni. Ten rozwój nie jest już na korzyść bardziej popularnych restauratorów, ponieważ zazwyczaj bardziej stabilne kolory oleju do [178] odwrócenia. Z punktu widzenia trwałości i możliwości odtworzenia, farby akrylowe nie powinny być w ogóle stosowane. Jednak artyści już dawno temu założyli zaprzysiężoną akrylową społeczność "fanów", która docenia ten produktywny, niedrogi materiał ze względu

---

175 Wzrost cen kauczuku naturalnego na początku XX wieku skłonił do dogłębnych badań nad tymi "żywicami zastępczymi" ([248], 78).

176 Po wprowadzeniu na rynek w 1928 r. pierwszego niemieckiego akrylanu rozpuszczalnego w rozpuszczalnikach, upłynęło kolejne dwadzieścia lat, zanim zaczął on być stosowany jako spoiwo w farbach mieszanych przez samych artystów. Od 1947 r. istniały pierwsze rozpuszczalnikowe farby akrylowe, a od 1955 r. wodorozcieńczalne, dostępne w handlu farby akrylowe. ([242], 17, 33f.; [248], 78).

177 Firma Schmincke & Co. z Düsseldorfu nawiązała już w latach 30. ubiegłego wieku kontakt z Instytutem Doernera w Monachium w celu określenia odpowiedniej powierzchni malarskiej. Po wojnie Schmincke używał tylko dyspersji na bazie polioctanu winylu do malowania podłoża ([242], 16). K. Wehlte propagował stosowanie wodorozcieńczalnych farb dyspersyjnych do samodzielnego drukowania niemytych tkanin, przede wszystkim dlatego, że te syntetyczne bazy żywiczne były bezpieczniejsze i łatwiejsze w produkcji niż samodzielnie nakładane bazy klejowe.

178 W Ameryce farby akrylowe stanowią już 80% produkcji malarskiej artystów, w Europie wynosi ona między 20-45% ([248], 79).

na wiele możliwości jego zastosowania i modyfikacji. Stosunkowo bezwonne[179] i szybko schnące akrylowe media mieszalne z wodą mają również duże znaczenie dla artystów. Niestety, artyści zbyt często używają tańszych, ale mniej trwałych farb do wnętrz i farb do malowania niż znacznie trwalsze farby zewnętrzne i bez ograniczeń mieszają je z innymi dostępnymi farbami i dodatkami artystycznymi (akrylowymi). Udział obrazów akrylowych we współczesnym malarstwie szacuje się obecnie na 75% szkód, z którymi mają do czynienia restauratorzy ([248], 94). Niestety, po zakończeniu procesu malowania artyści zbyt rzadko nakładają na powierzchnię powłokę żywicy cykloheksanonowej[180] lub akrylowej[181] lub mieszaniny tych dwóch żywic rozpuszczalnych w terpentynie. Środek ten, od dawna zalecany przez producentów farb akrylowych i który nie jest całkowicie niekontrowersyjny, zapewniłby delikatniejsze czyszczenie powierzchni, ale w[182]niektórych przypadkach może znacząco zmienić wygląd matowych powierzchni akrylowych.
W przypadku czyszczenia nielakierowanych powierzchni, właściciele takich dzieł sztuki znajdą się w niekorzystnej sytuacji: Farby akrylowe nigdy nie mogą być czyszczone bez uszkodzenia. Dylemat, którego restaurator nie jest w stanie oszacować: przy każdej interwencji uszkadza powierzchnię i teoretycznie może zostać pociągnięty do odpowiedzialności za szkody za pomocą nowych metod badania powierzchni. Dlatego też można podejmować jedynie próby ograniczenia szkód wyrządzonych przez restauratorów z wyprzedzeniem.

**Farby dyspersyjne akrylowe**[183]

W 1843 r. po raz pierwszy wyprodukowano kwas akrylowy w sposób syntetyczny. W 1901 r. Röhm napisał rozprawę doktorską na temat właściwości i łatwości polimeryzacji kwasu akrylowego. W 1915 r. Röhm uzyskał patent na "substytut olejów do suszenia jako środków wiążących do farb, lakierów i środków impregnujących". Pierwszy niemiecki akrylan rozpuszczalny w rozpuszczalnikach został wprowadzony na rynek w 1928 roku. W 1930 r. Röhm i Haas złożyli wniosek o patent na polimeryzację emulsyjną [242, 248]. Dopiero po około dwudziestu latach

---

[179] Od 2000 roku firma Schoenfeld Lukas, Düsseldorf, opracowała bezzapachową, mieszalną z wodą (!) farbę olejną (Lukas Berlin), również w celu odzyskania segmentu rynku utraconego na farby olejne.

[180] Lukas Künstlerfarbenfabrik, Düsseldorf, zaleca żywicę Cykloheksanon (numer artykułu 2319), która rozpuszcza się w białym spirytusie. W tym miejscu należy zauważyć, że spirytus biały nie jest idealnym rozpuszczalnikiem ze względu na jego zanieczyszczenie.

[181] Schmincke Künstlerfarbenfabrik, Düsseldorf, zaleca żywicę akrylową błyszczącą (numer artykułu 50585), która jest bardziej miękka niż polimetakrylan metylu Paraloid B 72. Prawdopodobnie dotyczy to Paraloidu B 82 (Tg 35°C), który może być rozpuszczony również w mieszaninach wody z alkoholem etylowym, 90:10. Dostępne są również aerozole (błyszczące, średnie, matowe). Benzyna lakiernicza nie jest idealnym rozpuszczalnikiem, ale lakiery rozpuszczone w toluenie, ksylenie, acetonie, alkoholu diacetonowym lub ketonie metylowo-etylowym nie nadają się do powlekania powierzchni akrylowych, ponieważ rozpuszczają one powierzchnię i pieką się z nią. P. Boissonnas proponuje rozpuszczalny w benzynie wariant metakrylanu butylu, który podobnie jak żywica cykloheksanonowa powinien pozostać rozpuszczalny w benzynie lakierniczej.

[182] Warstwa lakieru stanowiłaby wówczas idealnie "warstwę ofiarną" obiektu.

[183] Rozproszenie oznacza zazwyczaj dystrybucję substancji w cieczy. Ogólny termin "dyspersja" obejmuje emulsję (substancja płynna w płynie) i zawiesinę (substancja stała w płynie). Plastikowa dyspersja opisuje rozkład żywicy syntetycznej (polimeru) w płynie.

można się tego spodziewać w kolorach dotykanych przez samych artystów. Pierwszymi rozpuszczalnikowymi farbami artystycznymi związanymi z żywicą akrylową były "Magna Plastic Artists Colours" Leonharda Bocour Artist Colours, Inc., Nowy Jork, z 1947 roku; pierwsze wodorozcieńczalne farby artystyczne związane z żywicą akrylową zostały wydane w 1955 roku przez Henry Levison, Permanent Pigments, Inc., Ohio, pod nazwą "Liquitex". 1962 Na rynku europejskim pojawia się "Kolor akrylowy artystów krila" firmy Rowney & Co. z Londynu, 1964 r. "Lukascryl". (por. rys. 116) Lukas Künstlerfarbenfabrik Schoenfeld, Primacryl (Primacrylic) (por. rys. 117) autorstwa Schmincke & Co, zarówno w Düsseldorfie, jak i "Lascaux Acryl Künstlerfarben" autorstwa Alois K. Diethelm AG, Brüttisellen, Szwajcaria oraz "Rembrandt Akrylfarbe" autorstwa Talens, Holandia. 1970 następuje po "Winsor & Newton Artists' Acrylic Colour" w Londynie [242, 248].
Farby akrylowe na bazie rozpuszczalnika, produkowane początkowo[184] (np. "Magna Plastic Artists Colours") są niewątpliwie bezpieczniejsze i łatwiejsze do czyszczenia niż wodne farby akrylowe, które prawie całkowicie zastąpiły farby akrylowe na bazie rozpuszczalnika i są obecnie stosowane prawie we wszystkich przypadkach. W obrabianych tu farbach wodorozcieńczalnych spotykamy, oprócz spoiwa alkalicznego oraz pigmentu lub mieszanki pigmentowej, dużą liczbę materiałów, które są nadal obecne w suchej farbie i wpływają na jej właściwości [100]. Jednak zanim kolor zostanie sformułowany, spoiwo musi zostać wyprodukowane. Naturalnie, spoiwo akrylowe zawiera dużą liczbę składników, które są już określone przez proces produkcyjny.

**Skład farb akrylowych**

W wodorozcieńczalnych farbach akrylowych (nazywanych również plastikową farbą lateksową, farbą wiążącą, farbą polimerową, farbą dyspersyjną, farbą barwiącą, farbą pełnotonową, farbą plastikową), które są tu obrabiane i są powszechnie stosowane obecnie, kopolimer bardziej miękkiego akrylanu etylu i twardszego metakrylanu metylu jest powszechnie stosowany jako podstawowy akryl dla farb artystycznych [248]. W dyspersjach żywicy akrylowej, stosowanych jako spoiwa pigmentowe, znajdujemy wiele innych komponentów oprócz wody, jak np:

- Inicjatory (nadsiarczany niezbędne w procesie polimeryzacji)
- Środki wspomagające polimeryzację (np. dodecylmercaptan) w celu zapewnienia określonej masy cząsteczkowej podczas procesu polimeryzacji.
- Bufor: kwasy, zasady (np. amon) w celu utrzymania wartości pH dyspersji na stałym poziomie między pH 8 a 10.)
- hydrofilowe środki powierzchniowo czynne (emulgatory: niejonowe - np. alkilofenol oksyetylenowane; anionowe - np. laurylosiarczan sodu [SLS], sulfonian dodecylobenzenu) do utrzymywania polimerów w zawiesinie w cieczy

[184] W tych dyspersjach (plastizole, organosole, płyny organiczne NAD [dyspersje niewodne] służą jako faza zewnętrzna ([242], 11).

- koloidy ochronne (alkohol poliwinylowy, poliwinylopirolidony, hydroksyetyloceluloza, alginiany, skrobia, roztwory kazeiny, sole alkaliczne kwasu polimetakrylowego) w celu stabilizacji dyspersji
- Środki konserwujące (metylo-benzyzotiazolina, chlorometylizotiazolina, metaboran baru, formaldehyd)
- Emulgatory (środki powierzchniowo czynne) są dodawane tylko wtedy, gdy koloidy ochronne nie były dodawane podczas polimeryzacji. Zapewniają one dystrybucję polimerów w cieczy.
- Monomery akrylowe (pozostałości niepełnej polimeryzacji) [124, 242, 248].

Można jeszcze zauważyć, że nie wszystko na czym stoi akryl jest również akrylowe. Ponieważ czyste farby dyspersyjne akrylowe są bardzo drogie, farby akrylowe zawierają nie tylko wyżej wymieniony akrylan etylu i metakrylan metylu, ale także większe proporcje tańszych i silniejszych polioctanów winylu (PVAC) oraz polistyrenów i polipropionianów [242]. W większości przypadków, tańszy, głównie kruchy homopolimer PVAC jest dodawany, mniej kosztowny, łagodniejszy kopolimer PVAC [185]. Akrylowe farby zewnętrzne zazwyczaj zawierają najbardziej odporne polioctany winylu, które należą do najdroższych i najbardziej odpornych terpolimerów PVAC. Można założyć, że w szczególności tanie farby drukarskie produkowane są na bazie kopolimerów. Liczne warianty mieszania i zmiany wprowadzone przez producentów sprawiają, że konserwatorowi równie trudno jest rozpoznać, z czym mają do czynienia. Ta okoliczność sprawia, że pożądane czyszczenie jest trudne: prawie bez wyjątku alkaliczne media akrylowe są w dużej mierze odporne na działanie zasad, podczas gdy mieszaniny polioctanu winylu nie są. W związku z tym należy odrzucić środki czyszczące o pH 6 lub 8.

Aby jednak uzyskać kolor, oprócz dyspersji akrylowej i w większości odpornej na alkalia, w niektórych przypadkach kwasoodpornej (jeśli dodawane są środki wiążące PVAC), organiczne i nieorganiczne pigmenty, które są już dodawane w rosnącym tempie, potrzeba jeszcze więcej. Producenci farb dodają jeszcze więcej do tych dwóch komponentów:

- Środki zwilżające (np. oksyetylenowany alkilofenol, acetylenodiol, alkilarylsulfonian, sulfosukcionian) do zwilżenia pigmentów i środków dyspergujących (np. oligofosforan, polikarboksylan, sole potasowe lub wapniowe), aby zapobiec osadzaniu się cząstek pigmentu, a farba tworzy później film na powierzchni przeznaczonej do malowania.
- Środki wspomagające formowanie błony (np. ester alkoholowy, ester benzoesanowy, eter glikolowy, ester eter glikolowy, n-metylo-2-pirolidon). Plastyfikatory te umożliwiają pracę z farbą w niższych temperaturach.
- Defoamery (np. olej mineralny, olej silikonowy, alkohole wyższe, glikole, woski).

---

[185] Spoiwo Caparol "Capaplex", często nazywane czystym akrylem, składa się naprzemiennie z kopolimeru octanu winylu i maleinianu dibutylu oraz dyspersji poliakrylowej ([242], 32).

- Zagęszczacze (np. hydroksyetyloceluloza, metyloceluloza, karboksymetyloceluloza, polisacharydy, etoksylaturetan, attapulgit, filokrzemiany [bentonit = krzemian glinu, hectoryt = krzemian magnezu], agit surowy [kwas akrylowy])
- wypełniacze (węglan wapnia [kalcyt, kreda], dolomit [węglan wapniowo-magnezowy], kaolin [krzemian glinu], kwarc [dwutlenek krzemu], talk [krzemian magnezu], mika [krzemian glinowo-potasowy], ziemia okrzemkowa [ziemia okrzemkowa], baryt [siarczan baru], wypełniacze polimerów organicznych [akrylan styrenu])
- Płyn przeciw zamarzaniu (np. etylen, glikol propylenowy) zapobiegający krystalizacji wody w dyspersji podczas suszenia [124].
- Mikrobiocydy, środki grzybobójcze (fenole chlorowane, formaldehyd, związki rtęci, związki cyny)
- antystatyka
- Rozpuszczalniki, plastyfikatory. Wpływają one na czas schnięcia, właściwości płynięcia, połysk, mrozoodporność farby drukarskiej (patrz środki pomocnicze do formowania folii).
- przeciwutleniacze
- Amoniak [124, 242, 248]

W sumie gotowa do użycia farba akrylowa zawiera około 50% wody o idealnym stosunku pigmentu do spoiwa wynoszącym 1:1 do 1:1.7[186].
W przypadku farb akrylowych mamy do czynienia z dużo bardziej złożoną mieszanką niż w przypadku farb olejnych [18770, 125, 117, 118, 119], która również różni się w zależności od producenta. W rezultacie w przypadku farb akrylowych nie obserwuje się jednolitego zachowania związanego ze starzeniem się. Obecnie zaleca się stosowanie 150 luksów światła przez 10 godzin dziennie w celu ochrony kolorów przed blaknięciem i żółknięciem [168]. Dzieje się tak pomimo faktu, że stosowany w większości przypadków akrylan bazowy jest znany jako nieżółknący. Biorąc pod uwagę wiele złożonych czynników, nie jest zaskakujące, że sumienni restauratorzy są bardziej zainteresowani powierzchniami farb akrylowych niż powierzchniami farb olejnych [144]. Ponadto zaobserwowana wśród wielu artystów "mania modyfikacji" ma bardzo problematyczny skutek: Aby uzyskać inne właściwości powierzchni, dodaje się zagęszczacze, które nadają kolorystyce bardziej pastowaty wygląd. Generatory połysku są dodawane w celu skorygowania matowego wyglądu farb akrylowych w porównaniu z farbami olejnymi. Nawet mieszanie farb olejnych i akrylowych nie jest rzadkością.

Farby akrylowe wysychają fizycznie przez odparowanie zawartości wody. Ponieważ polimer nie jest obecny w rozpuszczonym, ale w stanie rozproszonym w farbie,

[186] Ze względu na niski współczynnik mieszania, farby olejne są również droższe, ponieważ wymagają do trzech razy więcej pigmentu ([248], 85).
[187] Farby olejne są dodawane przez artystów do farb akrylowych jako "opóźniacze schnięcia", nie biorąc jednak pod uwagę późniejszego starzenia się takich "mieszanin" ([125]; Mayer cytowany po [248], 80f.).

powstają wodoodporne folie. Ponieważ zawartość wody wynosi około 30%, tusz znacznie się kurczy, co z kolei prowadzi do naprężeń w folii. Błędy suszenia spowodowane zbyt wysoką lub zbyt niską temperaturą obróbki, przeciągami, niekorzystnymi domieszkami, rozcieńczeniami itp. mają znaczący wpływ na późniejsze zabiegi.

Rys. 116: Farba akrylowa ultramaryna ciemna (4337), malowana na płycie szklanej. Lewa lakierowana żywicą cykloheksanonową w białym spirytusie, prawa nielakierowana (fot. autor).

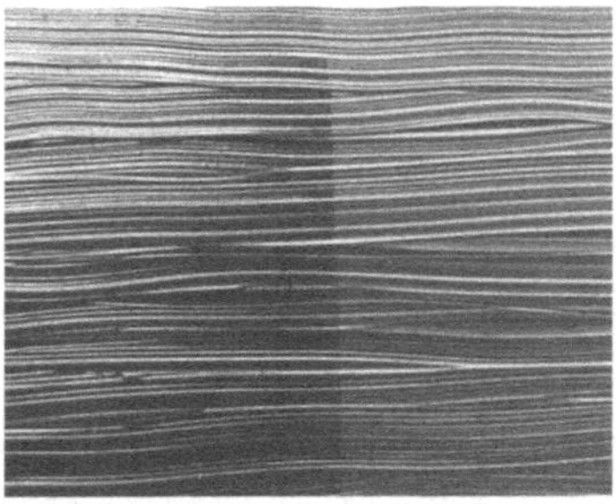

Rys. 117: Makijaż Primacryl madder dark (324) farba akrylowa, malowana na płycie szklanej. Lewa lakierowana żywicą cykloheksanonową w białym spirytusie, prawa nielakierowana (fot. autor).

**Uszkodzenie powierzchni farb akrylowych**

Farby akrylowe mają tendencję do gromadzenia się zanieczyszczeń w temperaturze pokojowej od samego początku z przyczyn technicznych. Miękkość żywic akrylowych używanych do produkcji farb i ich dodatków jest między innymi odpowiedzialna za to. Powierzchnie farb akrylowych są również ładowane elektrycznie. Ładowanie elektrostatyczne może być spowodowane tarciem kontaktu (zwłaszcza podczas czyszczenia na sucho), ale także przepływem powietrza. Przeciwnie naładowane cząsteczki brudu z powietrza są w ten sposób przyciągane. Substancje powierzchniowo czynne dyspersji akrylowej w szczególności osadzają się na powierzchni podczas suszenia, a także pochłaniają zanieczyszczenia z powietrza.
Porowatość farb akrylowych (większa powierzchnia) sprzyja przyleganiu cząsteczek brudu, które są wbudowane w powierzchnię podczas czyszczenia. Szczególnie podatne na to są szczególnie hamowane warstwy farby i farby nakładane pistoletem natryskowym. Wyżej wymieniona lepkość powłoki tuszu z temperatury pokojowej powyżej 20°C robi resztę: farby są elastyczne, gdy temperatura wzrasta i dostosowują się do zmian wymiarowych podłoża bez pęknięć, ale gromadzące się cząsteczki brudu są dosłownie zintegrowane z folią tuszu. Temperatura poniżej 15°C wydaje się sprzyjać trzaskom: Farby akrylowe są wrażliwe na zimno. W przypadku zastosowania nacisku na zimną farbę akrylową, łatwo się łamie. Rozpryski wody szybko prowadzą do powstawania krawędzi wody, które czasami są trudne do usunięcia. Ponieważ właściciele sztuki i odwiedzający muzeum są stosunkowo nieostrożni w stosunku do nowoczesnego materiału, w warstwie malarskiej znajdują się tłuste odciski palców, rozpryski śliny i wiele zadrapań, które zazwyczaj mogą być naprawiane jedynie przez samonaprawiających się artystów poprzez malowanie nadmierne [248].

## Środki naprawcze na powierzchniach farb akrylowych

### fortyfikacja

Jeśli farba akrylowa jest nakładana z powodów zbyt chudych lub zbyt tłustych, lub jeśli nie jest nakładana prawidłowo i w warstwach zbyt grubych, warstwy mogą zostać rozdzielone. Te warstwy farby powinny być wzmocnione podłożem akrylowym (np. Plextol B 500) przed czyszczeniem, a nie, jak w niektórych miejscach, modnymi obecnie klejami dla zwierząt, takimi jak klej jesiotrowy, klej do pęcherzyków powietrza w domu, klej do ryb itp. Kleje te nadają się na ogół bardzo dobrze do konsolidacji starych obrazów olejnych i podkładów olejno-klejkowo-kredowych; jednakże w celu konsolidacji warstw farb akrylowych ze sobą lub warstw farb akrylowych na podkładach akrylowych, te materiały konsolidacyjne nie mają wystarczającej siły klejenia i trwałości. Ponadto ich zachowanie w warunkach zmian wilgotności nie odpowiada zachowaniu farb akrylowych.

### oczyszczanie

Chociaż badanie analityczne powierzchni farb akrylowych jest bardzo sensowne, to dziś będzie można je sfinansować tylko w kilku przypadkach. Ale już przy użyciu szkła powiększającego - lub lepiej: stereomikroskopu - można z względną pewnością stwierdzić, czy farba była rozpuszczalnikową farbą akrylową przed wyschnięciem, czy wodorozcieńczalną farbą akrylową, jeśli nie została zmodyfikowana przez artystę. Rozpuszczalnikowe farby akrylowe mają połysk powierzchni bardziej zbliżony do połysku farb olejnych i wyglądają na gładsze i bardziej zwarte. Wodorozcieńczalne farby akrylowe są normalnym przypadkiem i, z drugiej strony, pojawiają się raczej matowe i mają tendencję, również w zależności od podłoża, na którym zostały zastosowane, do czasami silnego tworzenia się pęcherzyków, które również pozostają po wyschnięciu jako małe kratery na powierzchni.
Jeżeli farby akrylowe muszą być czyszczone, należy je czyścić na sucho tylko wtedy, gdy zostały dokładnie wysuszone[188]. W tym miejscu należy wyraźnie ostrzec przed lekko przeprowadzanym czyszczeniem na mokro farb akrylowych lub farb z kompleksem spoiwa PVAC z roztworami środków powierzchniowo czynnych i pastami powierzchniowo czynnymi[189]. Wilgotne czyszczenie jest zawsze ultima ratio. Farby akrylowe lub farby z kompleksem spoiw PVAC zawierają emulgatory, które utrzymują spoiwa i pigmenty w roztworze lub uniemożliwiają ich zatonięcie, choćby z przyczyn technicznych związanych z produkcją. Dodatkowo do tych kolorów dodawane są kolejne środki powierzchniowo czynne, które wpływają na przepływ i zachowanie koloru [59]. Podczas suszenia i po jego zakończeniu środki powierzchniowo czynne osadzają się na powierzchni [46]. Z wiekiem farby akrylowe tracą większą część kompleksu środków powierzchniowo czynnych [147]. W przypadku czyszczenia na mokro pozostałe środki powierzchniowo czynne są lekko

---

188 Ze względu na ładowanie elektrostatyczne, wysoką wrażliwość na rozpuszczalniki i lepkość powierzchni farby akrylowej zaleca się jedynie zasysanie powierzchni ([117], 232).
189 Hoppe niedokładnie wspomina o czyszczeniu wodnym łagodnymi (które?) środkami powierzchniowo czynnymi ([117], 233).

wypłukiwane [102]. Utrata tych wodoaktywnych składników, tj. samych substancji powierzchniowo czynnych, prowadzi do kruchości warstwy malarskiej [191, 242, 248]. Jeżeli farby akrylowe lub farby na bazie PVAC muszą być czyszczone wilgotną ściereczką, młode farby akrylowe są mniej narażone na ryzyko niż farby starsze. W przypadku pękniętych powierzchni akrylowych, przy czyszczeniu wilgotną szmatką należy również uwzględnić kapilarność użytej wody. Im drobniejsze pęknięcia, tym silniejsza i szybsza penetracja warstwy farby [194]. W związku z tym należy pilnie zapewnić możliwie najkrótsze czasy kontaktu, takie jak to możliwe przy użyciu tylko lekko wilgotnych gąbek mikroporowatych. Ponieważ istnieje niebezpieczeństwo szybkiego przenikania struktury warstwy malarskiej do podłoża innymi metodami, co może spowodować pęcznienie podkładu i kurczenie się podłoża w obrazach na płótnie, co z kolei może prowadzić do rozregulowania i podniesienia warstwy malarskiej, i tak zaleca się stosowanie mikroporowatych gąbek. Przed użyciem wacików należy wyraźnie ostrzec, ponieważ zwiększają one powierzchnię poprzez szorstkowanie i tym samym sprzyjają szybszemu zabrudzeniu powierzchni [242][190]. Jeżeli powierzchnia musi być czyszczona wilgocią, należy używać tylko odpowiedniej wody z mikroporowatymi gąbkami. Zasadniczo nie wolno używać wody zdemineralizowanej, ponieważ jej brakujące jony powodują, że jest ona bardziej szkodliwa dla powierzchni niż niektóre silne środki powierzchniowo czynne, a brakujące jony z brudu i powierzchni są całkowicie nieokreślone. Efekty żrące i erozyjne oraz inne możliwe upośledzenia spowodowane przez wodę zdemineralizowaną były już kilkakrotnie wymieniane w literaturze specjalistycznej [27, 29, 70, 77, 108, 165, 263]. Stosowanie past z eteru celulozowego można uzasadnić jedynie selektywnie, np. w przypadku silnego zanieczyszczenia miejscowego (np. rozpryski, odchody much).

**Jak dotąd zwykłe pranie na sucho**

Do czyszczenia na sucho stosuje się najpierw sprężone powietrze. Jeśli nie przyniesie to zadowalającego efektu, od lat 70. ubiegłego wieku (np. "wishab") stosuje się miękkie gąbki gumkowe, które zostały już opisane. W zasadzie są one odpowiednie, z ograniczeniami, tylko do luźno leżących zabrudzeń. Funkcja gąbki "akapad" polega na tym, że wiąże ona część zabrudzenia powierzchni z powierzchnią roboczą, która kruszy się, gdy powierzchnia, na którą została nałożona, zostaje przetarta. Jednak w miękkich kolorach okruchy przylegają do powierzchni (por. Rys. 119).

Nie należy stosować [191] gąbki "wallmaster" firmy Alois Diethelm AG Lascaux Farbenfabrik[192], ponieważ nie tworzy ona okruchów i tym samym wytwarza większe siły tarcia.

Właściwości termoplastyczne farb akrylowych mają tu negatywny wpływ. Niestety, ściereczki twarde są również używane do czyszczenia farb akrylowych, ale brudzą powierzchnię i zagęszczają ją. Istnieje wyraźne ostrzeżenie przed "plastikowymi"

---

[190] Dr. B. Ormsby w szkole z internatem. Konferencja VDR, Düsseldorf, 2.10.2003 r.

[191] Znana również jako "gąbka chemiczna wallmastera" ([243], 35).

[192] Alois Diethelm AG Lascaux Farbenfabrik, CH-Brüttisellen. Adres dostawy dla GB: Prochem, Chessington, Surrey.

ściereczkami z branży papierniczej zawierającymi plastyfikatory i materiały ścierne. Te "plastikowe gumki" składają się z PVC, kredy, która działa jak materiał ścierny, i około 30 procent ftalanu dwuoktylu (DOP), przy czym plastyfikator DOP pełni rolę kleju, środka nawilżającego i rozpuszczalnika[193]. Metoda ta również wywiera zbyt duży nacisk na powierzchnię.

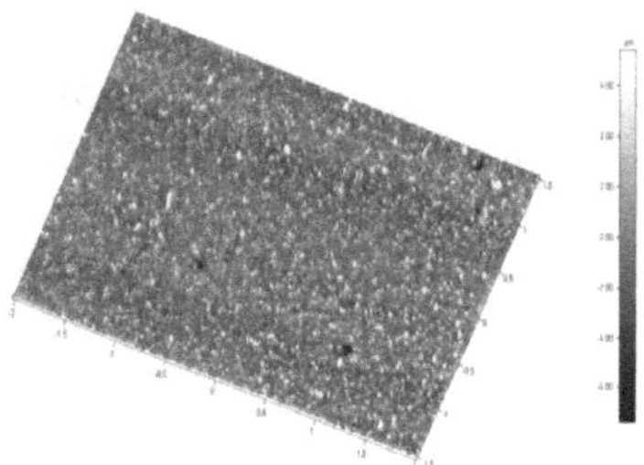

Rys. 118: Schmincke, nieprzetworzone (fot. GFM, Berlin).

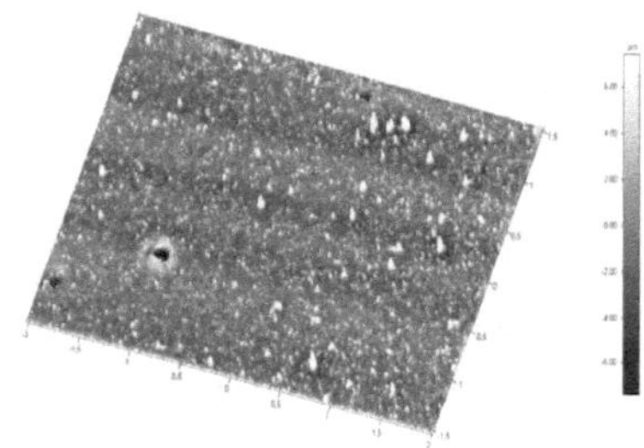

Rys. 119: Makijaż, oczyszczony "wishab", z pozostałościami użytej gąbki czyszczącej. (Zdjęcie: GFM, Berlin).

Twarde gąbki "akapad" i "wallmaster" oraz "plastikowe gumki" nie powinny być stosowane na powierzchniach akrylowych.
Hackney proponuje połączenie gumki i wody w celu złagodzenia skutków wymazywania na wrażliwych powierzchniach [101]. Należy jednak przed tym ostrzec w zasadzie [242], ponieważ metoda ta działa zbyt długo na wilgotną powierzchnię. Szczególnie w monochromatycznych, lekkich miejscach występuje nieestetyczna mieszanka brudu, pozostałości po gumce i rozmazanych elementów lakieru na powierzchni.
Seuffert sugeruje nanoszenie na powierzchnię miękkiej, zagniatanej gumki "Pelikan GE 20". Produkt ten, składający się z równych części kauczuku naturalnego i syntetycznego (Buna), zawierający kredę i olej mineralny, nie pozostawia żadnych śladów nawet na papierze absorpcyjnym [242]. Do tego celu nadaje się również "pałeczka pana młodego" z renowacji papierowej. Gumka czyszcząca" na bazie miękkiego PCW, opracowana przez Uniwersytet Nauk Stosowanych w Kolonii, Wydział Piśmiennictwa, nadaje się również do nanoszenia farby na powierzchnię. Klocki silikonowe należy wyrzucić ze względu na zawartość oleju silikonowego.
Bardzo bezpieczną metodą jest rozprowadzanie Plextolu D 360[194] na miękkich kawałkach tkaniny, które są cięte po wyschnięciu i owinięte wokół kulek z wełny bawełnianej. Następnie powierzchnię można za jej pomocą nanieść na podłoże.
W zasadzie należy zwrócić uwagę na "dabbing", że w ten sposób do 100% czyszczenia nie jest zapewnione, niemniej jednak ten wariant czyszczenia jest najbardziej ostrożny dla powierzchni farb akrylowych. Należy również zauważyć, że

[193] Gumka plastikowa" badana w Anglii to plastikowa gumka Staedtler Mars ([101], 36; [16], 26).
[194] Plextol D 360, ok. 49-51%, jest wysoce elastyczną, lekko przylepną, lekko schnącą czystą dyspersją akrylową z minimalną temperaturą formowania folii wynoszącą ok. 0°C. (Adres dostawy: Dr. G. Kremer, Farbmühle, D-Aichstetten). ([304], 264; [242], 47).

słabo związane cząsteczki pigmentu mogą być wyrwane z powierzchni. Materiały szablaste mogą również pozostawiać resztki, które mogą prowadzić do dalszego zabrudzenia.

**Do tej pory zwykłe, wilgotne czyszczenie śliny.**

Skuteczność śliny wynika głównie z faktu, że początkowo jest jeszcze ciepła na bawełnianym waciku. Śliny nie należy stosować ze względu na jej działanie enzymatyczne, które atakuje warstwy farby akrylowej [248] [195] i degraduje jej poszczególne składniki. Bawełniane waciki mają również efekt ścierny [70, 242]. Po oczyszczeniu śliny muchy są przyciągane, co prowadzi do ponownego skażenia. Ponadto przygotowuje się lepsze podłoże pod mikroorganizmy [179], a na powierzchnię nakłada się grzyby i bakterie [200]. Nie należy również stosować sztucznej, bezsmakowej, aromatyzowanej śliny [139], ponieważ preparaty te - oprócz dużej ilości niepożądanych i niepotrzebnych substancji - zanieczyszczają powierzchnie obiektu solami higroskopijnymi.

**Do tej pory zwykłe czyszczenie na mokro wodą i dodatkami.**

W dzisiejszych wilgotnych, wodnych środkach czyszczących, wodzie zdemineralizowanej z lub bez amoniaku, cytrynian triammonium [196] , dodatki powierzchniowo czynne (Orvus WA Paste [285] (= SDS), Triton X-100) [124], ale także Pril, woda dojrzewająca lub woda z mydłem, jest[197] najczęściej stosowana. W przekonaniu, że sadza, tłuszcz i złogi nikotyny, ale także ślady po wodzie [14] czynią to koniecznym w niektórych przypadkach, nadal stosuje się wiele różnych, ale w większości nieodpowiednich środków powierzchniowo czynnych. Należy wyraźnie stwierdzić, że wymienione dodatki nie powinny być stosowane ani do farb olejnych [251], ani do powierzchni akrylowych [74]. Praktyka czyszczenia na mokro prowadzi, ze względu na zawartość środka powierzchniowo czynnego w farbie [róg przytoczony po 248 róg], do powierzchniowego pęcznienia farby, które jest tym silniejsze, im dłużej wilgoć działa (dlatego nie należy stosować już stosowanych past). Pęcznienie z kolei powoduje naprężenia w warstwie barwnej, ponieważ warstwy znajdujące się pod powierzchnią nie pęcznieją [124]. Niebieski kobalt jest szczególnie wrażliwy na czyszczenie wodne [124, 174]. Erodowana powierzchnia może być przyjęta po oczyszczeniu.

---

195 Np. metyloceluloza ([242], 54).

196 W badaniach Seufferta cytrynian tri-amonowy zapewnia dobre wyniki czyszczenia, szczególnie w usuwaniu plam nikotynowych. Przypisuje się to temu, że ten środek kompleksujący nie wypłukuje środków powierzchniowo czynnych z warstwy malarskiej (Seuffert ([242]) 53, 64; [30], 44-48). Możliwe, że 2,5-10% roztwory cytrynianu di- i tri-amonu mogą powodować mniejsze uszkodzenia farb akrylowych niż farb olejnych, ale należy pamiętać, że te anionowe alkaliczne czynniki kompleksujące, które mają zdolność rozpuszczania pigmentów (np. żelaza, miedzi i manganu) i mogą atakować nawet pigmenty tak stabilne jak biel ołowiu, nie mogą być łączone z materiałami podstawowymi (tj. wartości pH brudu i farby muszą być określone wcześniej). Należy wziąć pod uwagę ich wysoką koncentrację aplikacji, a przede wszystkim ich bardzo niekorzystną higroskopijność i uczynić niezbędne czyszczenie wtórne, co z kolei oznacza znaczne uszkodzenie powierzchni farby ([70], 50f.).

197 Do tej pory producenci farb nie widzieli z tym problemu ([242], 51). K. Wehlte ([289]).

W swoich podstawowych badaniach, Seuffert czyni zaskakujące spostrzeżenie, że nieleczone i wilgotno czyszczone powierzchnie są stosunkowo podobne. Wynika to z faktu, że powierzchnie silnie pęcznieją podczas czyszczenia na mokro, uwalniają składniki i brud, ale także wiążą się ze sobą, tworzą się ponownie po wyschnięciu i mają optycznie jednorodną powierzchnię, nawet jeśli uległa ona zmianie w porównaniu z poprzednim stanem, ale nie uległa widocznej zmianie. Nawet jeśli przebarwione materiały czyszczące wyraźnie pokazały, że doszło do zniszczenia powierzchni, ich obrazy makro i SEM nie wykazały żadnych zmian. Świadczy to o tym, że przerażająco łatwo można błędnie interpretować obrazy [242].

**Do tej pory zwykłe czyszczenie na mokro rozpuszczalnikami.**

Czyszczenie na mokro rozpuszczalnikami organicznymi i żelami rozpuszczalnikowymi powoduje natychmiastowe i znacznie większe zmiany powierzchni niż czyszczenie środkami wodnymi. Powierzchnia pęcznieje i rozpuszcza się przy znacznych zmianach powierzchni i przynajmniej jej połysku. Zaobserwowano również krwawienie pigmentów organicznych oraz usuwanie wypełniaczy i dodatków. Rozpuszczalniki zostały już wyraźnie ostrzeżone[198]i nie powinny być stosowane na powierzchniach akrylowych. Ostatnie badania metodą projekcji paskowej 3D w londyńskiej Tate Gallery potwierdzają te obserwacje [191]. Tam zmierzono nieprzetworzone i poddane obróbce powłoki tytanowo-białkowo-akrylowe. Zastosowano wodę zdemineralizowaną, cytrynian tri-amonowy199 i ksylen, które stosowano za pomocą wacików. Tam jednak te same obszary prób nigdy nie były badane przed i po leczeniu. Jednak zmiany można było już dostrzec gołym okiem po zastosowaniu silnych rozpuszczalników. Pomiary obszarów o wymiarach 2,57 x 2,76 $mm^2$, które zostały poddane działaniu mniej silnego rozpuszczalnika ksylenowego, wykazały silne zmiany w warstwie farby tytanowo-białoakrylowej, która została teraz rozpuszczona na powierzchni i rozmazana. Powierzchnie często cofały się po zabiegu i wykazywały optycznie jednorodną powierzchnię.

[198] Seuffert ostrzega przed wszystkimi rozpuszczalnikami organicznymi, zwłaszcza toluenem, acetonem, izopropanolem, a nawet benzyną lakierami cykloheksanonowymi. Tylko Izooktan i Shellsol T nie są rozpuszczalnikami, ale nie mają znaczącego efektu czyszczącego ([242], 50).
[199] Wiadomość od Dr. B. Ormsby, Tate Gallery, GB-London.

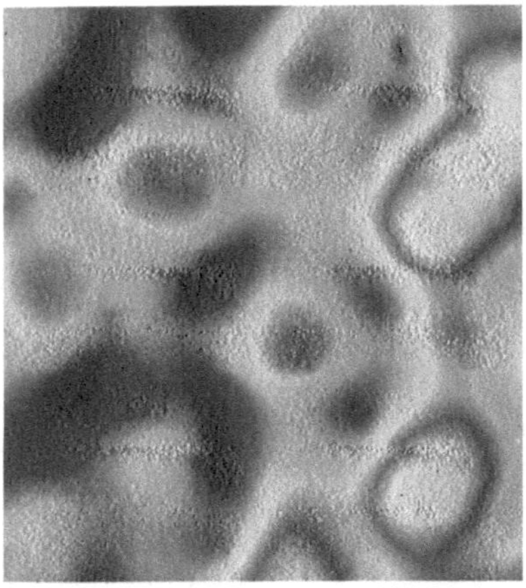

Rys. 120: Pomiar 3D tytanowo - białej farby akrylowej, niepoddanej obróbce. Wymiary pola pomiarowego: 2,57 x 2,76 mm². (nagranie: Tate Gallery, Londyn)

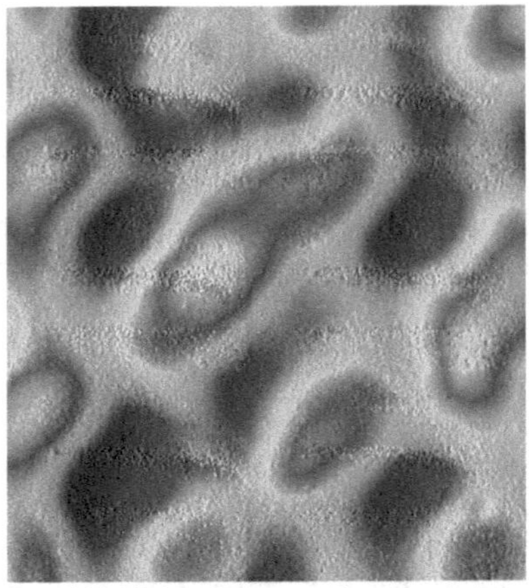

Rys. 121: Farba akrylowa malowana wodą zdemineralizowaną. Wymiary pola pomiarowego: 2,57 x 2,76 mm². (nagranie: Tate Gallery, Londyn)

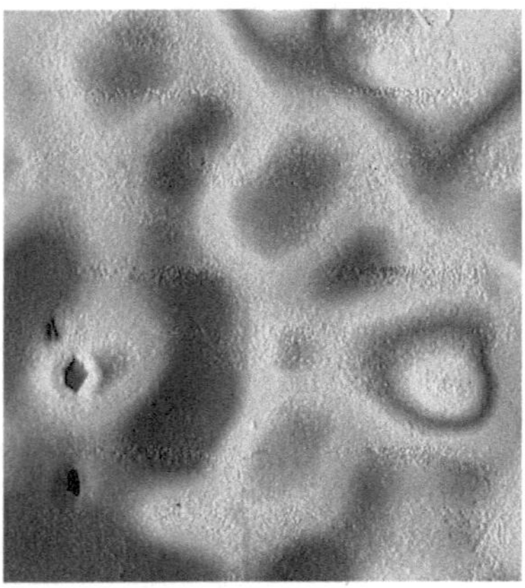

Rys. 122: Farba akrylowa malowana cytrynianem triammonium. Wymiary pola pomiarowego: 2,57 x 2,76 mm². (nagranie: Tate Gallery, Londyn)

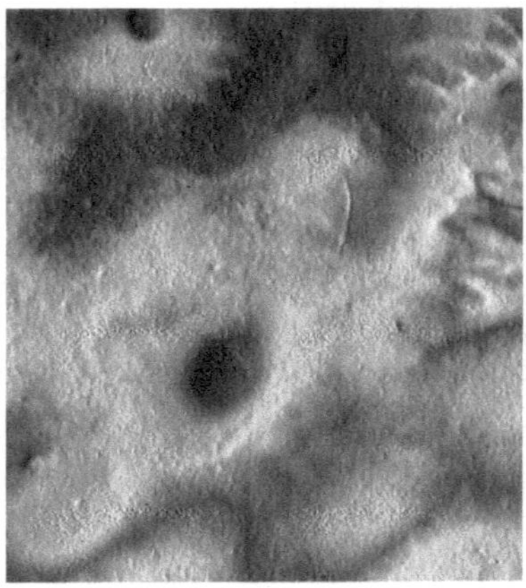

Rys. 123: Farba akrylowa pokryta ksylenem. Wymiary pola pomiarowego: 2,57 x 2,76 mm². (nagranie: Tate Gallery, Londyn)

Czyszczenie powierzchni farbami akrylowymi za pomocą urządzeń laserowych jest obecnie w powijakach. Ponieważ młode farby akrylowe reagują znacznie bardziej czule niż już bardzo wrażliwe, przede wszystkim młodsze, tj. farby olejne sprzed mniej niż 100 lat, trzeba będzie jeszcze wykonać wiele prac badawczych, zanim będzie można uruchomić laserowy system czyszczenia tych farb. Największym problemem jest tu prawdopodobnie ocieplenie, które towarzyszy czyszczeniu laserowemu i ma wpływ na zmianę koloru. Powierzchnie farb akrylowych reagują głównie na czas trwania impulsu, częstotliwość impulsów i ilość energii, tj. im krótszy impuls, tym zimniejsza ablacja [148, 150, 268]. W chwili obecnej wydaje się, że ani lasery Nd:YAG [33, 202] ani Er:YAG nie nadają się do farb akrylowych, ale w najlepszym razie hybrydy[200]plazmowe/Nd:YAG, które w przyszłości będą pracować w niskich temperaturach.

**główny wniosek**

Wszystkie znane metody czyszczenia, a w szczególności metody czyszczenia na mokro, powodują znaczne uszkodzenia nielakierowanych powierzchni akrylowych201. Uszkodzenia te nie są reprezentowane jednak quasi, nawet jeśli kolor obiektu rozpuścił się obiektywnie i środek czyszczący przebarwił się, ponieważ powierzchnia spuchnięta i rozpuszczona w wyniku czyszczenia ponownie się cofnęła, a powierzchnia optycznie odpowiada niemal wyglądowi poprzedniego stanu[202].

Jeśli stosowanie wilgotnych mediów jest niezbędne, należy najpierw określić odpowiednią ilość wody. Nieodpowiednia woda z kranu lub woda powierzchniowa może prowadzić do zanieczyszczenia powierzchni niepożądanymi solami higroskopijnymi oraz do zabrudzenia.

Jeżeli na powierzchni występuje zanieczyszczenie o niskiej wartości pH, w zależności od wartości pH danego zanieczyszczenia powierzchniowego, należy zastosować wodę stołową zawierającą węglany (również: wodę stojącą), która jest również bogata w jony wapnia i magnezu [203], lub wodę kwaśną w celu zneutralizowania wartości pH powierzchni już podczas procesu czyszczenia. Głębokie wody zawierające zbyt dużo węglanów tworzą plamy na powierzchni. Jeśli "idealna woda" butelkowana w butelkach nie jest dostępna, w wielu przypadkach sensowne jest korzystanie z wody z kranu na miejscu.

Doświadczenie zdobyte podczas czyszczenia powierzchni farb olejnych wskazuje na wyraźną tendencję do oczekiwania wyższej wydajności czyszczenia wodą namagnesowaną oraz do redukcji dodatków powierzchniowo czynnych i czasu kontaktu. Jednak wyciąganie wniosków na temat wysokiej wydajności namagnesowanej wody na powierzchniach akrylowych wydaje się niebezpieczne. Ze względu na integrację pigmentów w akrylowej folii żywicznej, erozja powierzchni musi być w znacznym stopniu obawiana. Pigmenty są obecnie za to odpowiedzialne[204]. Farby na bazie żywicy akrylowej zawierają mniej prawdziwych pigmentów niż barwniki produkowane na bazie petrochemicznej. Są one również mniej mocno związane z materiałami wiążącymi i reagują silniej na namagnesowaną wodę. Po oczyszczeniu można zatem przyjąć, że powierzchnie uległy erozji, dlatego też wody te nie powinny być wykorzystywane.

---

[200] Pani C. Pflugfelder i pan N. Mainusch w szkole z internatem. Konferencja "Lacona VII", Madryt, 19.9.2007.

[201] Autor w szkole z internatem. Posiedzenie WCC, 11.11.2006 r., Wiedeń ([74], 94-108).

[202] Autor w szkole z internatem. Konferencja "Lacona VII", Madryt, 20.9.2007.

[203] Woda źródlana zawierająca węglan wodoru z zawartością powyżej 3000 mg/l HCO3- ([13]) nadaje się do usuwania lekko kwaśnych zanieczyszczeń.

[204] Ogłoszenie dr Dipl.-Chem. E. Ringwald, D-Bonndorf.

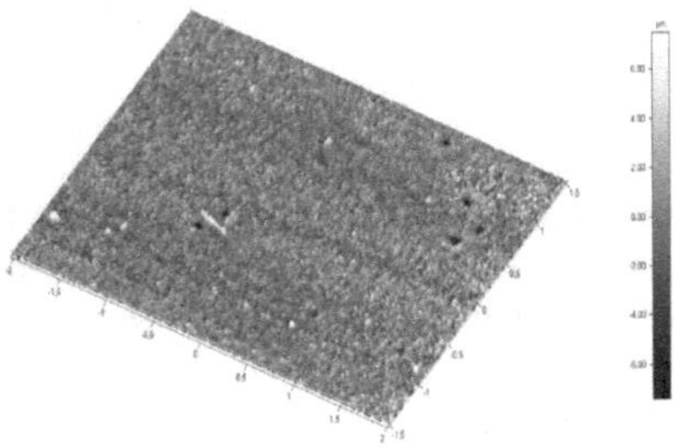

Rys. 124: Łukasz, nieleczony (Zdjęcie: GFM, Berlin).

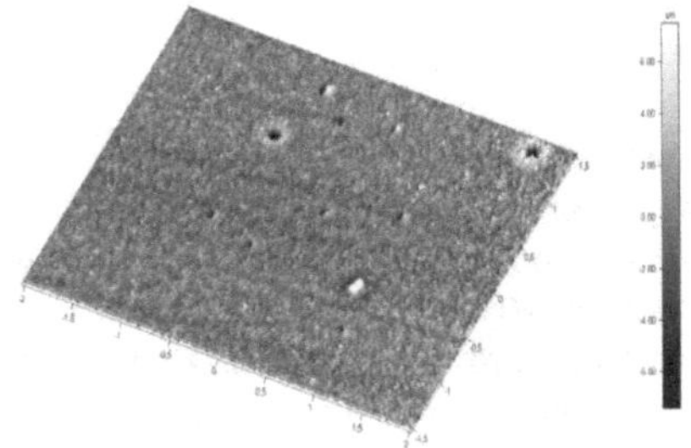

Rys. 125: Lukas oczyścić odkamienioną i namagnesowaną wodą z kranu (zdjęcie: GFM, Berlin).

**Czyszczenie powierzchni wodą i dodatkiem środka powierzchniowo czynnego**

W większości przypadków wystarczający rezultat można osiągnąć dzięki czyszczeniu powierzchni farby akrylowej wodą, ponieważ z powierzchni farby pobierana jest pewna ilość środka powierzchniowo czynnego. W zasadzie należy ostrzec przed dodatkami powierzchniowo czynnymi, jak to już zostało zrobione [242, 251]. Niemniej jednak wiadomo, że w niektórych przypadkach czyszczenie bez dodatku środków powierzchniowo czynnych nie może prowadzić do pożądanego sukcesu. Dlatego ważne jest, aby określić środek powierzchniowo czynny, który jest jak najbardziej delikatny. Marlipala®1618/25 w proszku, 0,2%) należy dodać do odpowiedniej wody, ponieważ nigdy nie wiadomo, czy niejonowe lub anionowe środki powierzchniowo czynne są obecne w kolorze i może dojść do powstania słabo rozpuszczalnych soli, gdy zbiegają się nieodpowiednie klasy środków powierzchniowo czynnych. Z proszkiem Marlipal®1618/25, bardzo delikatny środek powierzchniowo czynny z czyszczenia powierzchni farb olejnych został przystosowany do czyszczenia powierzchni farb akrylowych, co już udowodniło jego wysoką przydatność do celów renowacyjnych w obszernych seriach testowych [70].

Jeżeli niezbędne jest czyszczenie na mokro, zaleca się następującą procedurę:

**Procedura czyszczenia powierzchni farb akrylowych**

Możliwości czyszczenia są od samego początku bardzo ograniczone ze względu na materiał. W dalszej części przedstawione jest czyszczenie nielakierowanej, wcześniej mieszalnej z wodą powierzchni farby akrylowej, co jest regułą. Jeśli na powierzchniach z farbami akrylowymi znajdują się powłoki, mamy do czynienia ze znacznie bardziej wytrzymałymi powierzchniami, na których pokazane środki czyszczące są prawie bezproblemowe i praktycznie nie lub tylko nieznacznie uszkadzają.

Krok, który następuje w punkcie "Workflow" powinien być przeprowadzony tylko wtedy, gdy wcześniej nie osiągnięto zadowalającego rezultatu. Poszczególne etapy należy oczywiście najpierw wykonać tylko na powierzchniach testowych (np. na krawędziach obrazu w obszarze wrębu ramy dekoracyjnej), aby zaoszczędzić na obiekcie kilka zabiegów. Nie należy nigdy używać wacików z bawełny.

**przepływ pracy**

**1.** sprawdzenie kolorów pod kątem wystarczającej ilości wiązań w środkach wiążących. Sprawdzić, czy warstwa(-y) farby akrylowej nie ma wystarczającej przyczepności do podkładu lub materiału podkładowego. Jeśli nie ma gwarancji przyczepności, należy wzmocnić akrylanami (np. czystą dyspersją akrylową Plextol B 500[205]).

**2)206** odpylanie powierzchni bezdotykowo, w razie potrzeby przy użyciu lekkiego sprężonego powietrza (zwłaszcza świeżej sadzy) i jednoczesne odsysanie pyłu. Czyszczenie należy przeprowadzać również na plecach, stojąc, bezkontaktowo ze sprężonym powietrzem lub szczotką (nie umieszczać obrazu na twardej powierzchni podczas czyszczenia pleców). Jeśli zostanie osiągnięty zadowalający wynik: Koniec czyszczenia.

**2a** Pylenie powierzchni za pomocą szczotek włosowych wiewiórki i jednoczesne odsysanie pyłu, przy czym istnieje już tutaj niebezpieczeństwo wcierania cząsteczek brudu w powierzchnię. Jeśli zostanie osiągnięty zadowalający wynik: Koniec czyszczenia.

**2b** Dab powierzchnię z prefabrykowanych płatów tkaniny Plextol D 360 owiniętych wokół kul bawełnianych; można również rozważyć użycie gumki "Pelikan GE 20", "Groom Stick" lub kawałka miękkiego PCW. Istnieje ryzyko, że cząsteczki brudu zostaną wciśnięte w powierzchnię. Jest to najłagodniejsza opcja czyszczenia powierzchni farb akrylowych. Jeśli zostanie osiągnięty zadowalający wynik: Koniec czyszczenia.

**3.** używaj suchej, miękkiej gumki w proszku (np. akapad powder) i/lub gumki w proszku tylko wtedy, gdy warstwa tuszu nie jest miękka i/lub lepka. Obrazy na płótnie muszą być podtrzymywane od tyłu, aby uniknąć rozciągania nośnika tekstylnego z powodu wywierania nacisku. Przy zastosowaniu tego środka należy się spodziewać wnikania cząsteczek brudu do powierzchni. Szczególnie w przypadku obrazów na płótnie, nie można zapomnieć o odwrotnej stronie (należy ją jednak czyścić suchą gąbką do czyszczenia, a nie proszkiem), ponieważ często istnieją warunki do formowania się formy. Ponadto, w przypadku późniejszego czyszczenia na mokro, cząsteczki brudu mogą przedostać się do przodu urządzenia. Wydmuchiwanie lub zamiatanie okruchów może być problematyczne ze względu na ładowanie elektrostatyczne powierzchni. W razie potrzeby należy je przepracować za pomocą

---

[205] Plextol B 500, ok. 49-50%, z minimalną temperaturą formowania folii ok. 7°C, jest produkowany przez Röhm, Frankfurt (źródło: Dr. G. Kremer, Farbmühle, D-Aichstetten).

[206] Jeżeli nie można przeprowadzić czyszczenia na stojąco, zaleca się przykrycie stołów roboczych ściereczkami molletonowymi lub filcem wełnianym o grubości 3 mm i przykrycie tej warstwy folią hostaphan, folią Mylar lub papierem silikonowym.

miękkiej szczotki do włosów wiewiórki lub kozy albo miękkiej, niestrzępiącej się szmatki. Jeżeli osiągnięto zadowalający wynik: Koniec czyszczenia.

**3a** Używaj suchych, miękkich gąbek gumkowych (np. akapad) tylko wtedy, gdy warstwa tuszu nie jest miękka i/lub lepka. Ponieważ większy nacisk wywierany jest tutaj na powierzchnię, obrazy na płótnie muszą być podtrzymywane od tyłu, aby uniknąć rozciągania nośnika tekstylnego poprzez zastosowanie nacisku. W ten sposób nie można wykluczyć przedostawania się cząsteczek brudu do powierzchni. Wydmuchiwanie lub zamiatanie okruchów może być problematyczne ze względu na ładowanie elektrostatyczne powierzchni; w razie potrzeby należy je ponownie obrobić szmatką. Jeżeli osiągnięto zadowalający wynik: Koniec czyszczenia.

**4.** sprawdzanie rozpuszczalności w wodzie nielakierowanych powierzchni malarskich. Sprawdzenie kolorów pod kątem stabilności w kompleksie spoiwa oraz tendencji kolorów do "spadania". Sprawdzić poziom pH zanieczyszczeń na powierzchni za pomocą nie krwawiących pasków wskaźnikowych (np. pasków wskaźnikowych Merck pH) w celu doboru lub regulacji odpowiedniej ilości wody. W okresie poprzedzającym czyszczenie na mokro, klient powinien być szczegółowo poinformowany o związanych z tym zagrożeniach dla obiektu.

**5.** tylko wtedy, gdy czyszczenie na sucho nie doprowadziło do znaczącego skutku i tylko po dokładnym rozważeniu, czy czystsza powierzchnia usprawiedliwia intensywne użytkowanie i osłabienie powierzchni farby: Stosowanie wilgotnych mediów.
Woda w normalnej temperaturze pokojowej powinna być używana tylko z lekko zwilżonymi gąbkami mikroporowatymi. W przypadku zanieczyszczenia powierzchni wodą o niskim pH, zamiast wody zdemineralizowanej należy użyć wody stołowej zawierającej węglan (najlepiej wody głębokiej) lub wody kwaśnej (maks. pH 6 lub pH 8), w zależności od wartości pH zanieczyszczeń na powierzchni, w celu zneutralizowania wartości pH powierzchni już podczas procesu czyszczenia. Należy ostrzec przed wodą o wysokiej zawartości węglanów, ponieważ może to prowadzić do powstawania plam. Nie należy używać wody namagnesowanej. Kierunek czyszczenia musi być oparty na skoku pędzla, w przypadku dużych przedmiotów powinien on odbywać się w częściowych obszarach. Spośród środków czyszczących na mokro, ten wariant czyszczenia jest najłagodniejszy dla powierzchni farb akrylowych. Jeśli zostanie osiągnięty zadowalający wynik: Koniec czyszczenia.
Jeżeli samo zużycie wody nie prowadzi do skutecznego czyszczenia, należy wziąć pod uwagę następujące możliwości poprawy:

**5aWoda** z dodatkiem niejonowego środka powierzchniowo czynnego (np. 0,2% Marlipal®1618/25) przy użyciu mikroporowatych gąbek, które nie są zbyt wilgotne. Po pobraniu próbek i sprawdzonej przydatności, powierzchnię należy podzielić na obszary, które są zorientowane na malownicze granice (np. liście, kwiaty, drzewa, twarze, ramiona, chmury itp.) i które nie wystają ponad powierzchnię jak wyimaginowany wzór szachownicy. W malarstwie pastelowym obszary są oczywiście mniejsze niż w malarstwie gładkim. W miarę możliwości obszary poddane działaniu środka nie powinny się na siebie nakładać. Zaleca się rozpoczęcie od jednej strony, a następnie stopniowe przesuwanie frontu czyszczącego na cały obiekt. Lepiej nie suszyć po zakończeniu suszenia, ponieważ wiąże się to z ponownym tarciem. Jeśli ma to być zrobione, powinno być zorientowane na obszary czyszczące. Jeśli zostanie osiągnięty zadowalający wynik: Koniec czyszczenia.

**5bOnly** local, for very heavy soiling: Woda z dodatkiem metylocelulozy aż do uzyskania pasty (2%) i dodatku środka powierzchniowo czynnego (Marlipal®1618/25, 0,2%)[207]. Aplikacja odbywa się za pomocą pędzla, usuwanie za pomocą gąbek mikroporowatych. Czas naświetlania nie powinien przekraczać jednej minuty, ponieważ farby akrylowe szybko i wymiernie magazynują wilgoć. Aby usunąć wszelkie pozostałości bogatej w naprężenia suszącej metylocelulozy, nie należy z zasady rezygnować z czyszczenia po użyciu odpowiedniej wody pomimo dużego obciążenia powierzchni (nawet po czyszczeniu należy przyjąć, że pozostałości metylocelulozy pozostają w porowatej warstwie malarskiej). W przypadku występowania bardzo wrażliwych warstw barwnych, pastę można również nałożyć na japoński papier lub warstwę pośrednią z włókniny, którą można usunąć po pewnym czasie naświetlania (w przypadku warstw pośrednich z włókniny czasy naświetlania są dłuższe). Jeśli zostanie osiągnięty zadowalający wynik: Koniec czyszczenia.

**5c Jeżeli** wynik czyszczenia jest niezadowalający, zalecany jest wzrost temperatury do maks. 25°C. Wymieniona powyżej pasta musi być nakładana grubiej, ponieważ wraz ze wzrostem temperatury staje się cieńsza.

Jeśli sukces czyszczenia jest nadal niezadowalający, możliwości czyszczenia są wyczerpane[208].
Dłuższe czasy ekspozycji należy przed tym ostrzec. Oprócz podwyższenia temperatury, należy ostrzec przed dalszym wzrostem lub spadkiem wartości pH do maks. pH 6 lub pH 8, w zależności od rodzaju zabrudzenia. Nie wolno również dodawać rozpuszczalników. Wykonywanie silniejszego nacisku jest zabronione. Stosowanie środka powierzchniowo czynnego o silniejszym działaniu jest niedozwolone. W kilku artykułach badano na przykład wpływ SDS na polichlorek winylu (PVC) [273], polistyren [15], kopolimer akrylanowo-styrenowy [31], polimetakrylan metylu, metakrylan akrylonitrylu i akrylonitryl styren [190]. Udowodniono, że wysoce skuteczny niejonowy środek powierzchniowo czynny SDS stanowi zagrożenie dla powłok farby akrylowej.

---

[207] Praktyczna praca pokazała, że bardziej sensowne jest rozpuszczenie środka powierzchniowo czynnego w wodzie, a następnie zagęszczenie płynu celulozami. MC i jednocześnie dodawać je do określonej ilości wody przy ciągłym mieszaniu.

[208] Czyszczenie powierzchni akrylowych za pomocą lasera nie będzie w tej chwili uwzględnione, ponieważ nie są jeszcze dostępne żadne wyniki badań.

Późniejsze czyszczenie w celu usunięcia pozostałości środków powierzchniowo czynnych i/lub celulozy można przeprowadzić wyłącznie przy użyciu odkamienionej wody z mikroporowatymi gąbkami. Często lepsze wyniki czyszczenia można osiągnąć, jeśli podczas czyszczenia wtórnego zostaną zastosowane nieznacznie podwyższone temperatury (maks. 25°C).
Mechaniczne, częściowe czyszczenie wtórne, jeśli nie można było wcześniej usunąć lokalnych drobnych zabrudzeń (np. starszych zabrudzeń muchowych), można przeprowadzić za pomocą skalpela lub, jeśli to konieczne, za pomocą cienkiego pióra z włókna szklanego. Zakończyć sprzątanie.
Dla najbardziej nielakierowanych obiektów do tej pory: Rozważenie, czy nakładać powłoki takie jak cykloheksanon, żywice akrylowe czy też powłokę z wosku mikrokrystalicznego. Po odpowiednim czasie schnięcia po czyszczeniu: Wykonanie próbek.
Po wyschnięciu, nawet bez użycia celulozowych ściereczek, które zwykle mocno filcują się pod wpływem niejonowych środków powierzchniowo czynnych, należy zasadniczo odrzucić.
Przedmioty przed zabrudzeniem chronić farbami akrylowymi (np. poprzez założenie zabezpieczenia pleców [65], lekko nachylone zawieszenie, montaż podkładek powietrznych itp.
W przypadku dzieł sztuki w przestrzeniach publicznych: Ponieważ nie można usunąć efektu natrysku barwnego na warstwy farb akrylowych, należy rozważyć oszklenie[209] z odpowiednią odległością między szkłem a powierzchnią lub przynajmniej pokrycie [74] powierzchni kolorowej.
Farby akrylowe należy czyścić w chłodniejszych porach roku lub w chłodniejszych pomieszczeniach (około 18°C, +/- 1°C), ponieważ wtedy farby nie są tak miękkie. Zapobiega to tak łatwemu przedostawaniu się cząsteczek brudu na powierzchnię.
Każde oczyszczenie powierzchni farby akrylowej zmienia jej wygląd. Dlatego też zaleca się, aby w miarę możliwości unikać czyszczenia, zwłaszcza czyszczenia na mokro.
Należy wyraźnie ostrzec o stosowaniu wody zdemineralizowanej [74].
Użycie wacików prowadzi do zarysowania, uszkodzenia powierzchni. Zasadniczo czyszczenie należy przeprowadzać wyłącznie za pomocą mikroporowatych gąbek w kierunku ruchu pędzla.
W przypadku stosowania środków powierzchniowo czynnych należy stosować wyłącznie niejonowe środki powierzchniowo czynne.
Po czyszczeniu na mokro: nie suszyć, lecz lecz leczyć lekko zwilżonymi gąbkami mikroporowatymi.
Na koniec ponownie zwraca się uwagę na szczególne zagrożenie powierzchni farb akrylowych spowodowane czyszczeniem na mokro [173, 174]. Opisana procedura naraża powierzchnie, które mają być poddane obróbce, na znacznie mniejsze ryzyko niż w przypadku poprzednich procedur, ale mimo to stanowi "ostatnią proporcję",

---

[209] Jeśli obiekty nie znajdują się w ramach dekoracyjnych, a przeszklenie pleksiglasowe nie jest wykonywane przez szybę utrzymywaną w odpowiedniej odległości, może dojść do gromadzenia się zanieczyszczeń: Warstwa farby akrylowej i pleksiglasu wytwarzają silny ładunek elektrostatyczny ([248], 90).

która musi być dokładnie przemyślana i uzgodniona z klientem. Środki, które należy podjąć, powinny być potwierdzone na piśmie przez klienta w celu ochrony wykonawcy uszkadzającego powierzchnię przed ewentualnymi roszczeniami regresowymi.

## 6. Bibliografia


1] Adair, N. & Carlyle, L.: Zastosowanie chemii laserowej w konserwacji, raport z wstępnych badań. Ósma doroczna konferencja Kongresu IIC. Streszczenia. Quebec, 20-24 czerwca 1982, 19-20.

2] Ashani, Y. & Catravas, G. N.: Wysoce reaktywne zanieczyszczenia w Triton X-100 i Brij 35: częściowa charakteryzacja i usuwanie. W środku: Analizę. Biochem. (109), 1980, 55-62.

Asmus, J. F.: Lekkie czyszczenie: Technologia laserowa do przygotowywania powierzchni w sztuce. W środku: Technology and Conservation (3), 1978, 14-18.

[4] Asmus, J. F.: Więcej światła dla ochrony sztuki. W środku: Obwody i magazyn urządzeń (2), 1986, 6-15.

5] Baatz, W.: Zanieczyszczenia i obszary przygraniczne. W: Brud - dokument o czasie lub uszkodzonym zdjęciu? Austriackie Stowarzyszenie Konserwatorów (red.), Wiedeń, 2000, 11-18.

Badwan, A.A., Cham, T.M., James, K.C. & Pugh, W.J...: Związek między pianką a wartością H.L.B. W środku: International Journal of Cosmetic Science (2), 1980, 45-51.

7] Basch-Bordone, J.: Handbuch der Konservierung und Restaurierung alter Gemälde. 1921, 1-118.

8] Bayerisches Landesamt für Denkmalpflege: Pozdrowienie w języku angielskim od Veit Stoss do St. Księga robocza 16, 1983, 1-209.

Becker, U. & Eipper, P.-B..: Echa Wielkiego: Duża wystawa w Grazu "Bohaterowie i święci". W: Museum aktuell (135), 2007, 25-29.

Beilstein, F. K.: Podręcznik chemii organicznej. Berlin, 1973.

[11] Beyer, H. & Walter, W.: Podręcznik chemii organicznej. Stuttgart, wydanie dwudzieste, 1984, 1-954.

Bischoff, G.: Rękopis De Mayerne'a. Receptury materiałów, techniki malarskie i renowacja malarstwa. 2002, 1-327.

13] Biewald D.: wody lecznicze i mineralne. Instrukcje i tabele użytkowania. self-published, Berlin, 1998, o.S..

Bjarnhof, M...: Usuwanie wilgotnych plam za pomocą stołu niskociśnieniowego. W środku: ICOM Preprinty, Kopenhaga, 1984, 84.2.10 - 84.2.11.

15] Bonner, F. J.: Emulgatory i lateksy charakteryzujące się objętością właściwą częściową - SDS i polistyren. W środku: Powłoki organiczne Chemia tworzyw sztucznych (42), 1980, 181-185.

Booth, P...: Ochrona obrazów przed zabrudzeniem. W środku: Brud i zdjęcia oddzielone. Hackney, S., Townsend, J. & Eastaugh, N. (Hrsg.), London, The U.K. Institute for Conservation, 1990, 24-26.

17] Botré, C., Crescenzi, V. L. & Mele, A.: Badanie formacji Micellego. W środku: Elektrolityczne roztwory koloidalne. Journal of Pyhsical Chemistry (63), 1959, 647-653.

Brachert, T.: Opieka nad obrazami. 1955, 1-103.

19] Brammer, H.: Malowanie powierzchni uszkodzonych w wyniku renowacji, dwa przykłady z Galerii Obrazów Kassel. W: Zeitschrift für Kunsttechnologie und Konservierung (1), Worms, 1987, 95-101.

20] Bretz, S.: Restaurierung-Reinigungsversuche, 89-102. W: Althöfer, H. (Ed.) Restaurierung moderner Malerei. Monachium, 1985, 1-167.

Brimblecombe, P...: Materiał cząsteczkowy w powietrzu galerii sztuki. W środku: Brud i zdjęcia oddzielone. Hackney, S., Townsend, J. & Eastaugh, N. (Hrsg.), London, The U.K. Institute for Conservation, 1990, 7-10.

22] Brokerhof, A. W., Groot, S. de., Pedersoli, J. L. jr., Keulen, H. van, Reissland, B. & Ligterink, F.: pralnia chemiczna. Efekty działania specjalnej gąbki i specjalnego proszku Wishaba na papier. W: Paper Restoration, Communications of the IADA, Vol. 3, (2), 2002, 13-19.

[23] Burmester, A. & Müller, M.: The Registration of Transport Damage using Digital Image Processing. W: Zeitschrift für Kunsttechnologie und Konservierung (2), Worms, 1992, 335-345.

[24] Burns, M.E. & Nicol, C.H.: Pranie kompozycji. Procter & Gamble Co., USA (Hrsg.), 1976.

25] Burnstock, A.: Uwagi warsztatowe. W środku: Conservation News (41), 1990, 7.

26] Burnstock, A. & White, R.: The Effects of Selected Solvents and Soaps on a Simulated Canvas Painting. W środku: Streszczenia plakatów IIC na Kongresie w Brukseli. Czyszczenie, retuszowanie i powlekanie. Brüssel, 1990, 111-118.

27] Burnstock, A. & White, R.: Żele czyszczące: dalsze badania. W środku: Conservation Science w Wielkiej Brytanii. Wydruki ze spotkania, które odbyło się w Glasgow, 1993 r. Tennent, N. (Hrsg.). Londyn, 1993, 36-39.

[28] Burnstock, A.: Recenzja książki: R. Wolbers: Czyszczenie powierzchni malowanych. W środku: Badania konserwatorskie (46), 2001, 221.

[29] Camuffo, D.: Mikroklimat dla dziedzictwa kulturowego. Rozwój w dziedzinie nauk o atmosferze 23, Amsterdam, 1998, 235-237.

Carlyle, L., Townsend, J. H. & Hackney, S.: Triammonium Citrate: Zbadanie jego zastosowania do czyszczenia powierzchni. W środku: Hackney, S., Townsend, J. H. & Eastaugh, N. (Hrsg.): Brud i zdjęcia oddzielone. The U.K. Institute for Conservation, Londyn, 1990, 44-48.

31] Cansell, F., Grabielle-Madelmont, C. & Ollivon, M.: Charakterystyka fazy wodnej i interfejsu woda-polimer w zawiesinach lateksowych za pomocą skaningowej kalorymetrii różnicowej. W środku: Journal of Colloid Interface Science (144), 1991, 1-17.

Cennini, C.: Księga sztuki. - Traktat malarstwa. Przedruk wydania z 1871 r., Osnabrück, 1970 r.

33] Chappé, M., Hildenhagen, J., Dickmann, K. & Bredo, M.: Pigmenty pod napromieniowaniem laserowym. W: Restauro (1), 2003, 27-31.

Clarle, C.D...: Zdjęcia, ich konserwacja i restauracja. Maryland, 1959.

Conrads, A.: Na temat interakcji SDS z białkami w ludzkiej warstwie rogowej. Dysertacja, TH Aachen, 1986.

Cooper, M...: Czyszczenie laserowe w konserwacji. Londyn, 1998, 1-98.

37] Courchene, W. L.: Micellar Properties from Hydrodynamic Data. W środku: Journal of Physical Chemistry (68), 1964, 1868-1875.

38] Cröker, J. M.: Der wohlanführende Mahler, 1719 r. Przedruk wydania z 1736 r., Schießl, U. (red.), 1982.

39] Cua, A. B., Wilhelm, K. P. & Maibach, H. I.: Potencjał działania drażniącego na skórę SDS: wiek i zmienność regionalna. W środku: British Journal of Dermatol. (123), 1990, 607-613.

[40] Czihak, G., Langer, H. & Ziegler, H. (Ed.): Biologia. Berlin, 1976.

41] De Cruz, A., Hauger, S. & Wolbarsht, M.: Rola laserów. W środku: Wiadomości z dziedziny optyki i fotoniki, 1999, 37-40.

42] Deguchi, K., Mino, J. & Tsuji, K.: Środek zapobiegający gromadzeniu się złóż o działaniu stałym. Kao Soap Co. Ltd. (Hrsg.), 1978.

43] Farmakopea niemiecka. 9. wydanie, kolekcja luzem, Stuttgart, 1986.

[44] Devaney, E., Betschart, B. & Rudin, W.: Analiza antygenu 30 kDa Brugia pahangi i jego interakcji z otoczką. Krótka recenzja. Acta Tropica (47), 1990, 365-372.

45] Diderot, D. & d'Alembert, J. L.: Encyclopédie ou Dictionnaire des Sciences, 1751-80, 17 tomów tekstu i 11 tomów płyt.

[46] Digney-Peer, Burnstock, Learner, Khanjian, Hoogland & Boon: Migracja środków powierzchniowo czynnych w powłokach farb akrylowych. Vortrag auf dem IIC Congress "Modern Art, New Museums", Bilbao, 2004.

47] Dillan, K. W.: Effects of the ethylene oxide distribution on nonionic surfactant properties. W środku: JAOCS: czasopismo Amerykańskiego Towarzystwa Chemików Naftowych 62 (7), 1985, 1144-1151.

48] Doerner, M.: Materiał malarski i jego zastosowanie w malarstwie. Wydanie pierwsze, 1921, 1-320.

49] Doerner, M.: Materiał malarski i jego zastosowanie w malarstwie. Roth, T. (Ed.), wydanie 9, 1949, 1-463.

50] Doerner, M.: Materiał malarski i jego zastosowanie w malarstwie. Roth, T. & Jacob, R. (Ed.), wydanie 11, 1960, 1-490.

51] Doerner, M.: Materiał malarski i jego zastosowanie w malarstwie. Müller, H. G. (Ed.), wydanie 15, 1980, 1-282.

Döll, M.: Metylocelulozy i klejenie drewna. W: Restauro (5), 1997, 332-336.

Drenker-Nagels, K.: August Deusser - Life and Work. Kolonia, 1995, 1-324.

Dreyer, D.: O odświeżaniu zdjęć. W: Zeitschrift für Kunsttechnologie und Konservierung (2), Worms, 2004, 293-310.

55] Eastaugh, N.: Niektóre eksperymenty porównujące działanie detergentów opartych na anionowych i niejonowych środkach powierzchniowo czynnych w warunkach związanych ze stosowaniem konserwatorskim. W środku: 8. posiedzenie Komitetu ds. Ochrony Zabytków ICOM-u odbywające się co trzy lata: Sydney, Australia, 6-11 września 1987 r.: wstępne wydruki. Grimstad, Kirsten (Hrsg.). Getty Conservation Institute, 1987, 357-364.

56] Efsen, J., Handsen, H. N., Christiansen, S. & Keiding, J.: Profilometria laserowa. W środku: Serup, J. & Jemec, G. B. E. (Hrsg.): Podręcznik metod nieinwazyjnych i skóry. Londyn, Tokio, 1995, 97-105.

Eipper, P.-B...: Sprawozdania z restauracji dotyczące czyszczenia powierzchni nielakierowanych obrazów: WRM 1982 A. Deusser: "Cuirassiere", 1990, 1-55; ML 10047 E. W. Nay: "Arrival of the fishermen", 1991, 1-40, niepublikowane.

Eipper, P.-B...: Środek zwilżający w odbudowie. Praca dyplomowa Chemia WS 1991/92, Uniwersytet Nauk Stosowanych w Kolonii, Wydział Restauracji i Ochrony Sztuki i Dóbr Kultury, 1991, 1-82, niepublikowana.

Eipper, P.-B...: Czyszczenie powierzchni malarskich środkami powierzchniowo czynnymi. Zastosowanie modyfikowanych octanów poliwinylu do konserwacji nośników obrazów tekstylnych. Bern, 1993, 1-134.

60] Eipper, P.-B. & Reiss, G.: Eksperymenty porównawcze z czyszczeniem powierzchni malarskich środkami powierzchniowo czynnymi. W: Biuletyn informacyjny (49). Museum Association of Lower Saxony and Bremen e.V., Hanover, 1995, 51-60.

Eipper, P.-B...: Technika i materiały malarskie autorstwa Augusta Deussera. Kolonia, 1995, 1-24.

[62] Eipper, P.-B. & Reiss, G.: Porównanie środków czyszczących stosowanych na powierzchnie obrazów. W środku: The Picture Restorer (10), Kew, Surrey, 1996, 5-10.

63] Eipper, P.-B. & Welzel, J.: Kontrola powierzchni farb olejnych oczyszczonych środkami powierzchniowo czynnymi za pomocą komputerowej profilometrii laserowej. W: Biuletyn informacyjny (54). Museum Association of Lower Saxony and Bremen e.V., Hanover, 1997, 69-80.

64] Eipper, P.-B. & Welzel, J.: Studies Towards an Examination of Surfactant-cleaned Oil Paint Surfaces by Computer-aided Laser Profilometry. W środku: The Picture Restorer (15), Kew, Surrey, 1999, 5-13.

Eipper, P.-B...: Czterech producentów farb i materiałów malarskich artystów w latach 1900-1970. Czyszczenie powierzchni malarskich systemami wodnymi. Bern, 1997, 1-115.

Eipper, P.-B...: Do standaryzacji działań renowacyjnych. W: bdr-Nachrichten 2, Kolonia, 1998, 22-24.

Eipper, P.-B...: Gąbki lateksowe do suchego czyszczenia powierzchni farb olejnych. W: Arkusze pracy dla konserwatorów (2), 1998, 41-43.

Eipper, P.-B...: Suche gąbki do czyszczenia powierzchni. W: Museum aktuell (91), Monachium, 2003, 3898-3902.

Eipper, P.-B...: Czyszczenie powierzchni środkami powierzchniowo czynnymi. W: Museum aktuell (93), Monachium, 2003, 4012-4019.

70] Eipper, P.-B., Frankowski, G., Opielka, H. & Welzel, J.: Czyszczenie powierzchni farb olejnych i ich kontrola przez skaningowy mikroskop elektronowy, niskociśnieniowy skaningowy mikroskop elektronowy, laserowa profilometria i pomiar 3D w projekcji pasków. Monachium, 2004, 1-152.

71] Eipper, P.-B. & Frankowski, G.: Badanie oczyszczonych powierzchni farb olejnych za pomocą technologii pomiaru 3D. W środku: The Picture Restorer (26), Kew, Surrey, Wielka Brytania, 2004, 5-13.

Eipper, P.-B...: Olbrzymie ślady ścierniwa ze skrzypu. W: Restauro (4), Monachium, 2006, 244-248.

Eipper, P.-B...: Mikroporowate gąbki czyszczące do czyszczenia powierzchni na mokro: Wyniki współpracy między Landesmuseum Joanneum i Bundesdenkmalamt. - W: Museum aktuell (126), Monachium, 2006, 58-60.

Eipper, P.-B...: Badanie wodnych oczyszczonych powierzchni farb akrylowych metodą projekcji 3D striptizu. W: Wasser - Beiträge zur 20. Tagung des Österreichischen Restauratorenverbandes (ÖRV, Ed.), Wiedeń, 2007, 94-108.

75] Eipper, P.-B. & Frankowski, G.: Cleaning of Painted Surface and Examination of Cleaning by 3D-Measurement Technology at the August Deusser Museum, Zurzach. W środku: Lasery w konserwacji. Lacona VI Proceedings, Wiedeń, Austria, 21-25 września 2005 r. (Nimmrichter, J., Kautek, W. & Schreiner, M. (Hrsg.) Berlin, Heidelberg, Nowy Jork, 2007, 473-486.

Erhardt, D...: Farby na bazie mediów suchych i olejnych. W środku: Malowane drewno: historia i konserwacja. Sympozjum zorganizowane przez Grupę Amerykańskiego Instytutu Ochrony Dzieł Historycznych i Artystycznych. Williamsburg, Virginia, listopad 1994. The Getty Conservation Institute (Hrsg.), Los Angeles, 1998, 1-539.

Erhardt, D. & Bischoff, J. J. J...: Żywiczne składniki mydła. W środku: Todd, V. et al...: Przedruki do restauracji ˊ92 Konserwacja. Szkolenia, materiały i techniki: Latest Developments, held at the RAI International Exhibition and Congress Centre, Amsterdam, 20-22 October, 1992, UK Institute of Conservation, London, 1992, 77-79.

78] Erhardt, D., Tumosa, C. S. & Mecklenburg, M. F.: Naturalne i przyspieszone termiczne starzenie się powłok farby olejnej. W środku: Kongres Tradycji i Innowacji IIC Melbourne, 10-14 października 2000 r., 65-69.

79] Fairbrass, S.A. & Williams, D.R.: Profilometria powierzchni laserowej: Nowa technika badania powierzchni polimerowych. Prace Amerykańskiego Towarzystwa Chemicznego, 1998, tom: 216, U201 - U201.

80] Fairbrass, S.A. & Williams, D.R.: Profilometria powierzchni laserowej: Nowa technika badania powierzchni polimerowych. W środku: Historyczne wyroby włókiennicze, papiernicze i polimery w muzeach (Hrsg.), 2000, 1-240.

[81] Fisher, R. P., Lisowsky, T., Breen, G. A. & Clayton, D. A.: Szybka, skuteczna metoda oczyszczania białek wiążących DNA. W środku: Journal of Biological Chemistry, 266, 1991, 9153-9160.

[82] Flockhart, B. D.: The CMC of SDS in Ethanol-Water-Mixtures. W środku: Journal of Colloid Science (12), 1957, 557-5.

[83] Flockhart, B. D.: The Effect of Temperature on the CMC of some Paraffin-Chain Salts. W środku: Journal of Colloid Science (16), 1961, 484-492.

84] Ford, B. & Byrne, A.: Potencjał usuwania lipidów z żywicznych żeli mydlanych używanych do czyszczenia obrazów olejnych. Australian Institute for the Conservation of Cultural Materials Bulletin 17, 1991, 51-60.

85] Fotakis, C.: promieniowanie UV czyści powierzchnie obrazów. W: Zeitschrift für Laser und Optoelektronik (3), Stuttgart, 1992, 10.

Fotakis, C...: Lasery dla sztuki! W środku: Optics & Fotonics News, maj 1995, 30-35.

Francis, K.: Tapestry Cleaning: Charakterystyka i usuwanie gleb. W środku: Wzmocnienie więzi: preprinty naukowe i tekstylne: North American Textile Conservation Conference 2002, 5.-6. 4. 2002 , 47-53.

88] Frankowski, G.: Optyczne pomiary 3D obiektów muzealnych z wykorzystaniem technik mikro- i makroskopowej projekcji brzegów. Wykład na międzynarodowej konferencji "Elektroniczne przetwarzanie obrazu i sztuka, kultura, historia". EVA '96, Berlin.

89] Freeland, G. N., Guise, G. & Russell, I. M.: Sorpcja i analiza niektórych nonylofenolowych środków powierzchniowo czynnych na wełnie. W środku: Włókiennicze czasopismo badawcze (55/6), 1985, 358-363.

90] Piątek, G.: Badania nad patofizjologią podrażniającego zapalenia skóry wywołanego czynnikami odstraszającymi: porównanie pojedynczego z powtórnym zastosowaniem. Dysertacja, Uniwersytet Medyczny w Lubece, 1993, 1-70.

Frøysaker, T.: Obrazy Edvarda Muncha w auli Uniwersytetu w Oslo. W środku: Restauro (4), 2007, 246-257.

92] Gattringer, C.: Investigation of the Use of Triammonium Citrate for Surface Cleaning of Paper and Conservation - Restoration of Contemporary Documents (1945-55), found in the former Soviet Central Command in Vienna (Palais Eppstein, I. Dr. Karl Renner Ring). Praca dyplomowa, Wiedeń, 2005 r.

Gerlach, D.: Mikroskop świetlny. Stuttgart, 1985, 1-320.

94] Gilsa, B. v.: Czyszczenie farby enzymami, mydłem żywicznym i emulsjami. W: Zeitschrift für Kunsttechnologie und Konservierung (1), Worms, 1991, 48-58.

[95] Gilsa, B. v.: Mydła żywiczne do usuwania lakieru. W: Zeitschrift für Kunsttechnologie und Konservierung (1), Worms, 1993, 184-218.

[96] Girling, J.: Użycie ludzkiej śliny w ochronie. Praca magisterska. Instytut Archeologii. University College, Londyn, 1992.

Dobrze, A. H.: Środek do oczyszczania skóry twarzy zdolny do zmiękczania i usuwania płytki łojowej. USA, 1985.

98] Göttsberger, K.: Skin sensitivity to irritation with SDS and UVB in atopic eczema. Dysertacja, Univ. Monachium, 1991.

99] Großmann, H.: Definicja, systematyka, terminologia. W: Falbe, J., Hasserodt, U. (Ed.): Katalizatory, środki powierzchniowo czynne i dodatki do olejów mineralnych. Stuttgart, 1978, 123-151.

Gutoff, E.B.: Suszenie powłok wodorozcieńczalnych. W środku: Technology for Waterborne Coatings, American Chemical Society (Glass, J. E., Hrsg.) Washington, DC, 1997, 245-264.

Hackney, S.: Usuwanie brudu z nielakierowanych szkiców olejowych Turnersów. W środku: Brud i zdjęcia oddzielone. Hackney, S., Townsend, J. & Eastaugh, N. (Hrsg.), London, The U.K. Institute for Conservation, 1990, 35-39.

Hagan, Ploeger, Shurwell & Murray: Folie z emulsją akrylową i ich właściwości przed i po wystawieniu na działanie wody: przegląd najnowszych osiągnięć. Vortrag auf dem IIC Congress "Modern Art, New Museums", Bilbao, 2004.

Hager, C.-D...: Wykorzystanie środków powierzchniowo czynnych opartych na zasobach odnawialnych w detergentach i środkach czyszczących stosowanych w gospodarstwach domowych. CONDEA, Green-Tech, 2000, 1-12.

104] Haller, U.: Produkcja i stosowanie żeli rozpuszczalnikowych, past i kompresów w renowacji. Institute for Museum Studies at the Staatliche Akademie der Bildenden Künste Stuttgart (Ed.), 1995, 1-105.

Hampel, J. C. G.: Odnowienie starych obrazów, które stały się wadliwe. Weimar, 1846, 1-142.

106] Harewood, K. & Wolff, J. S.: Szybka elektroforetyczna procedura wykrywania uwalnianego z SDS Oncoma-Viral RNA z użyciem żeli poliakryloamidowo-garose. W środku: Biochemia analityczna, Nowy Jork, 1973.

[107] Podnoszenie żelaza, M.: mydła żywiczne. Alternatywa dla rozpuszczalników organicznych? Krytyczne spojrzenie na ich zastosowanie w renowacji obrazów. W: Restauro (1) , 1991, 18-25.

[108] Hedley, G.; Odlyha, M.; Burnstock, A.; Tillinghast, J. & Husband, C..: Badanie właściwości mechanicznych i powierzchniowych powłok farb olejnych pokrytych rozpuszczalnikami organicznymi i wodą. W środku: IIC Summaries of the Posters at the Brussels Congress, 3-7 September 1990, Cleaning, Retouching and Coatings, 1990, 98-105.

[109] Leczenie w, K.: Powłoki na wrażliwych warstwach farby. Badania na ablacji za pomocą różnych urządzeń laserowych. W: Restauro (6), 1998, 410-415.

Henning, K. & Merkenich, K.: Detergenty i środki czyszczące. W: Falbe, J. & Hasserodt, U. (Ed.): Katalizatory, środki powierzchniowo czynne i dodatki do olejów mineralnych. Stuttgart, 1978, 152-172.

Herakliusz: Z kolorów i sztuki Rzymian. Przedruk wydania z 1871 r., Osnabrück, 1970 r.

Hess, D., Hußman, I. & Musner, H.: Restorations of Angelika Kauffmann pictures. Vorarlberg State Museum, (Ed.), Bregenz, 1991, 1-15.

Hill, A.E., Fourrier, T., Anderson, J., Athanassiou, A. & Whitehead, C..: Pomiar długości pochłaniania światła impulsowego światła laserowego 380 nm w sztucznie starzonych lakierach. W: 12. posiedzenie trzyletnie, Lyon, 29 sierpnia - 3 września 1999 r.: preprinty (ICOM Committee for Conservation), Bridgeland, J. (Ed.), 299-303.

114] Hofenk de Graaf, J. H.: Konstytucja detergentów w powiązaniu z czyszczeniem starożytnych tekstyliów. W środku: Studia konserwatorskie (13), 1968, 122-141.

115] Hons, S., Stockhausen, J. v. & Zumbühl, S.: Procesy migracji wolnych kwasów tłuszczowych w powłokach malarskich. W: Journal of Art Technology and Conservation (1), 2005, 32-38.

[116] Hontzopoulos, E.; Fotakis, C. & Doulgeridis, M.: Excimer laser w renowacji sztuki. W środku: Postępowanie SPIE (International Society for Optical Engineering), Bellingham, WA 98225 USA, 1810, 1993, 748-751.

Hoppe, T.: Obraz akrylowy. Ravensburg, wydanie pierwsze, 2000, 1-254.

Hoppe, T.: Obraz akrylowy. Stuttgart, wydanie drugie 2002, 1-256.

Hoppe, T.: Obraz akrylowy. Lipsk, wydanie trzecie, 2006, 1- 234.

120] Hoppmann, A.: Niektóre wyrafinowane instrumenty i procedury renowacji obrazów. W: Zeitschrift für Kunsttechnologie und Konservierung (1), Worms, 1992, 159-166.

Horn, M.B...: Żywice akrylowe. Nowy Jork, 1960, 1-173.

[122] Hutchinson, E., Manchester, K. E. & Winslow, L.: Ciepło z roztworu niektórych alkilosiarczanów w wodzie. W środku: Journal of Physical Chemistry (58), 1954, 1121-1126.

[123] Imhoff, H.-C. v.: FINGaRtPRINT - Tracing Your Treasures. W: Restauro (4), 2007, 222ff.

124] Jablonski, E., Learner, T., Hayes, J. & Golden, M.: Conservation Concerns for acrylic emulsion paint. W środku: Recenzje w dziedzinie konserwacji (4), 2003, 3-12.

Jensen, L.N.: Synthetic Painting Media. Nowy Jork, 1963.

Jones, S. R.: Techniczny wkład w problem usuwania lakieru. W: Straub, R. E. (Ed.): W sprawie konserwacji obrazów i rzeźb. Zurych, Stuttgart, 1963, 1-170.

127] Jülich, T., Miller, M. & Fiegenbaum, L.: Zastosowanie tandemowej mikroskopii skaningowej sprzężonej 3D do opracowania, testowania i standaryzacji metody klasyfikacji czasowej obiektów sztuki na podstawie śladów powierzchniowych przetwarzania materiałów typowych dla danego okresu. W: Zeitschrift für Kunsttechnologie und Konservierung (2), Worms, 1997, 249-275.

Jungbluth, E. D...: Czyszczenie laserowe odnawia obiekty sztuki. W środku: Laser Focus World, wrzesień 1992.

Kaplan, E.: Zwilżalne kompozycje przeciwutleniające do stabilizacji lateksów gumowych. American Cyanamid Co., 1971.

[130] Karsa, D.R., Goode, J.M. & Donelly, P.J.: Katalog zastosowań środków powierzchniowo czynnych. Blackie & Son Ltd., Londyn, 1991, 1-399.

131] Kahre, J.: Poliglikozydy alkilowe - wielofunkcyjne surowce dla przemysłu kosmetycznego. Forum Pielęgnacji Skóry (12), 1995, 2-3.

132] Keller, K.: Renowacja złamanej rzeźby mariańskiej z wapienia z Lotaryngii. 121-126. W: Hellwig, F. O radzeniu sobie z oryginałem. Kolonia - wkład w restaurację i ochronę dóbr kultury i sztuki. Księgarnia Siegl, Monachium 1998, 1-155.

Klein, G.: Gotyckie ornaty z Friesach w Karyntii. W: Restorer sheets (12), Klosterneuburg, 1991, 47-56.

Koch, C.: "Great Painter's Handbook". Nordhausen, 1936, 1-1202.

Koch, C.: "Great Painter's Handbook". Rupflin, K. (Ed.) wydanie 12, 1962, 1- 922.

136] Köhler, S.: Dołączane dodatki do drewna. W: Restauro (2), 2002, 124-129.

137] Koller, J.: Czyszczenie XIX-wiecznego malarstwa mydłem dezoksyczolanowym: Mechanizm i badania pozostałości. W środku: IIC Streszczenia plakatów Kongresu Brukselskiego. Czyszczenie, retuszowanie i powlekanie. Brüssel, 1990, 106-110.

Kosswig, K.: Środki powierzchniowo czynne. Stuttgart, 1974.

139] Kräckel-Hansum, T., Lausmann, M. & Möller, F.: Silnie zniszczony panel staje się stabilny. W: Restauro (5), 2002, 332-338.

140] Krarup, T. & Nimmrichter, J.: Belki laserowe na powierzchniach z kamienia polichromii. W: Restauro (6), 1998, 404-409.

141] Kühn, H.: Erhaltung und Pflege von Kunstwerken, wydanie drugie, 1981, tom I., 1-518.

142] Kühn, H.: Conservation and Care of Art Works of Art, wydanie trzecie, 2001, 1-607.

143] Kunieda, H. & Ohyama, K.: Zachowanie trójfazowe i liczba HLB soli żółci i lecytyny w układzie wodnym. W środku: Journal of Colloid Interface Science (136), 1990, 432-439.

Lamb, C...: Akryl: nowy materiał, nowe problemy. W środku: Konserwacja współczesnych obrazów: Uwagi wprowadzające na temat papierów do prezentacji, United Kingdom Institute for Conservation (UKIC) i Tate Gallery, Londyn, 1982, 4-6.

[145] Larson, J.: Aktualne osiągnięcia w zakresie zastosowania technologii laserowej do obróbki i rejestracji dzieł sztuki. W środku: Conservation News (53), marzec 1994, 13-14.

146] Larson, J., Cooper, M. & Sportun, S.: Rozwój zastosowań technologii laserowej na rzecz ochrony środowiska. W środku: Kongres Tradycji i Innowacji IIC Melbourne, 10-14 października 2000 r., 107-110.

146] Latscha, H. P. & Klein, H. A.: Chemia podstawowa. 1994, 1-499, 1-661, 1-538.

[147] Learner, T. , Chiantore, & Scalarone, D..: Badania starzenia się farb emulsyjnych akrylowych. W środku: Komitet ICOM ds. ochrony zasobów 13. posiedzenie trzyletnie: Rio de Janeiro, 22-27 września 2002 r. Vontobel, R. (Hrsg.), 2002, 911-919

[148] Lehmann, R. R. R.: Ekologia jamy ustnej. Stuttgart, 1991, 1-120.

149] Lehmann, R. R. R.: Ekologiczna równowaga w jamie ustnej. W: Dental Magazine (1), Stuttgart, 1992, 102-106.

150] Leißner, J., Drewello, R. & Weißmann, R.: Obróbka obrazów na szkle laserem excimerowym? W: Restauro (5), 1998, 324-329.

Lin, I. J. & Somasudaran, P...: Swobodne zmiany energii przy przenoszeniu środków powierzchniowo czynnych pomiędzy różnymi stanami koloidalnymi i międzyfazowymi. W środku: Journal of Colloid Interface Science (37), 1971, 731-743.

152] Lin, I. J. & Marszall, L.: CMC, HLB oraz efektywna długość łańcucha substancji powierzchniowo czynnych anionowych i kationowych zawierających grupy oksyetylenowe. W środku: Journal of Colloid Interface Science (57), 1976, 85-93.

153] Lloyd, H., Lithgow, K., Brimblecombe, P., Young, H. Y., Frame, K. & Knight, B.: Wpływ aktywności zwiedzających na pył w kolekcjach historycznych. W środku: Konserwator (26), 2002, 72-84.

154] Lucanus, F.: Instrukcja odnawiania starych obrazów olejnych. Lipsk, 1828, 1828, 1-62.

155] Lüttgen, C.: Technology of Adhesives (1), Berlin, 1959, 1-281.

Mancusi-Ungaro, C...: Kaplica Rothko: Leczenie tryptyków w czarnej formie. W środku: Streszczenia plakatów IIC na Kongresie w Brukseli. Czyszczenie, retuszowanie i powlekanie. Brüssel, 1990, 134-137.

Mansmann, K.: Czyszczenie powierzchni cytrynianami amonu. W: Zeitschrift für Kunsttechnologie und Konservierung (2), Worms, 1998, 220-237.

158] Makes, F.: Enzymatyczne badanie autentyczności obrazu przypisywanego Rembrandterowi. Enzymy kryla jako narzędzie diagnostyczne do identyfikacji "Skruszonego Magdaleny". Göteborg Studies in Conservation (2), 1992, 1-66.

[159] Makes, F.: Badanie, restauracja i konserwacja portretów Matthaeusa Meriana. Göteborg Studies in Conservation (3), 1996, 1-87.

160] Podręcznik malarza mnicha Dionizyosa z góry Athos [1840]. Przedruk, Instytut Słowiański (red.), Monachium, 1983, 1-211.

Matteini, M. & Moles, A.: Naukowe metody badania. Monachium, 1990, 1-195.

162] Mayer, R.: The Artists' Handbook of Materials and Techniques. Londyn, 1973.

McIntosh, M. & Birek, P...: Chemioterapeutyczne płukanki ustne. W środku: University of Toronto Dental Journal (4/2), 1991, 11-16.

164] Meinhold, P. S.: Ilościowe oznaczanie wydalania białka u pacjentów poddawanych kardiochirurgii z wykorzystaniem elektroforezy poliakryloamidu SDS. Dysertacja, Univ. Saarbrücken, 1987.

Michalski, S.: Fizyczny model usuwania lakieru z farby olejnej. W środku: Czyszczenie, retuszowanie i powlekanie. Międzynarodowy Instytut Ochrony Dzieł Historycznych i Artystycznych. Londyn, 1990, 85-92.

166] Michel, F., Geiger, T., Reichlin, A. & Teoh-Sapkota, G.: Funori, japoński utrwalacz obrazu matowego. W: Zeitschrift für Kunsttechnologie und Konservierung (2), Worms, 2002, 257-275.

[167] Mittal, K. L. & Bothorel, P. (Hrsg.): Środki powierzchniowo czynne w roztworze: Obrady dwóch międzynarodowych sympozjów na temat środków powierzchniowo czynnych w roztworze. 27.7. 1982 i 9.-13.7.1984. Plenum Publishing Corporation, 1986, 1-2.

168] Morris, H. R., Whitmore, P. M. & Colaluca, V. G.: Zapobieganie przebarwieniom w filmach artystów akrylowych poprzez ekspozycję na światło otoczenia. W środku: Badania konserwatorskie (48), 2003, 95-102.

Müller, U...: Chropowatość (mierzona za pomocą profilometrii: mechanicznej, optycznej i laserowej). W środku: Berardesca, E., Elsner, P. & Wilhelm, K. P. & Maibach, H.I. (Hrsg.): Bioinżynieria skóry: Metody i przyrządy. Londyn, Tokio, 1995, 41-51.

170] Mürer, K.: Surfynol 61 - Właściwości rozpuszczalnikowe środka powierzchniowo czynnego. W: Czyszczenie powierzchni - Materiały i metody. VDR (Ed.), 2006, 101-112.

171] Mukerjee, P., Mysels, K. J. & Kapauan, P..: Kontrproporcjonalna specyficzność w tworzeniu miceli jonowych - wielkość, uwodnienie i hydrofobowe efekty wiązania. W środku: Journal of Physical Chemistry (71), 1961, 4166-4173.

[172] Murata et al. : Interakcja pomiędzy detergentami jonowymi a białkiem. W środku: Mittal & Bothorel, 1986, 861-872.

173] Murray, A., De Berenfeld, C.C. , Chang, S.Y.S., Jablonski, E., Klein, T., Riggs, M.C., Robertson, E.C. & Tse, W.M.A.: Stan i czyszczenie obrazów emulsji akrylowej. W środku: Posiedzenie jesiennego stowarzyszenia badań materiałowych, zagadnienia materiałowe w sztuce i archeologii VI (P. B. Vandiver, M. Goodway, Mass, J. L., Hrsg.) Materials Research Society, Warrendale, PA (2001) 111.4.1-8.

[174] Murray, A. et al. : Stan i czyszczenie obrazów emulsji akrylowej. W środku: Materials issues in art and archeology VI, Boston (Vandiver, P. et al. Hrsg. ) Materials Research Society, 2002, 83-90.

175] Muzeum für Kunst und Gewerbe Hamburg: przywracanie sztuki. 1983, 1-252.

[176] Nägele, E.W.: Rozproszone materiały budowlane. Kolonia, 1989, 1-130.

Neuburger, A.: Prawdziwy czy fałszywy? Lipsk, 1924, 1-207.

178] Neugebauer, H.: Gobelin Restauracja: Adalbero Gobelin z opactwa Lambach. W: Restorer sheets (12), Klosterneuburg, 1991, 67-72.

Nicolaus, K.: Handbook of Painting Restoration. Kolonia, 1998, 1-427.

Niedener, R. & Ziegenmeyer, J.: Dermatika. Stuttgart, 1992, 1-679.

[181] Nielsen, T. B. & Reynolds, J. A.: Pomiary ciężarów cząsteczkowych metodą elektroforezy żelowej. W środku: Metody w enzymologii (48), 1978, 4-12.

182] Nimmrichter, J.: Doświadczenia z technologią laserową w konserwacji rzeźb kamiennych i kolorystyki. W: Restorer sheets (18), Klosterneuburg, 1998, 107-118.

183] N. N.: Urządzenia laserowe do delikatnego czyszczenia rzeźb i pomników oraz do użytku przemysłowego. Soliton Laser- und Messtechnik (Ed.), Gilching, n.o.J., n.o.S.

[184] Nobukazu, O., Kamohara, H. & Futami, S.: Kompozycje dentystyczne gipsowe w postaci proszku. W środku: Brit. WIELKA BRYTANIA. Appl., 1987, 7-9.

Norman, E. C...: Kompozycja tuszu spienionego. W środku: Eur. Pat. Appl., USA, 1983, 37-40.

186] Oellermann, E.: Powłoka ochronna na rzeźbach - błogosławieństwo czy świętokradztwo? W: Restauratorenblätter (15), Wiedeń, 1995, 1-208.

187] Olaineck, C., Bachmann, F., Dickmann, K. & Börger, R.: Czyszczenie powierzchni szklanych dóbr kultury i historii za pomocą promieniowania laserowego excimer. W: Laser Magazine (6), 1994, 10-14.

188] Olaineck, C. & Dickmann, K.: Czyszczenie historycznych okien kościelnych laserem excimerowym. W: Restauro (2), 1997, 108-111.

Olin, C. H. & Riddleberger, A.: The Special Problems and Treatment of a Painting executed in hot Glue Medium, "The Public Garden" by Edouard Vuillard. W środku: Preprinty referatów przedstawionych na 11. dorocznym spotkaniu, Baltimore, Maryland, 25-29 maja 1983 r., 97-103.

190] Ono, H., Jidai, E. & Fujii, A.: Stabilność lateksów polimerowych przygotowanych przy użyciu mieszanin anionowych i niejonowych środków powierzchniowo czynnych. W środku: Journal of Physical Chemistry 79 (19), 1975, 2020-2024.

191] Ormsby, B.: The Effects of Surface Cleaning on Acrylic Emulsion Paintings - A Preliminary Investigation. W środku: Oberflächenreinigung-Material und Methoden. Bonn, 2006, 135-149.

192] Payer, C., Corbeil, M.-C., Harvey, C. & Moffatt, E.: The Interior Decor of the Ursuline Chapel in Quebec City, 1994, 301-317. W środku: Malowane drewno: historia i konserwacja. Sympozjum zorganizowane przez Grupę Amerykańskiego Instytutu Ochrony Dzieł Historycznych i Artystycznych. Williamsburg, Virginia, listopad 1994. The Getty Conservation Institute (Hrsg.), Los Angeles, 1998, 1-539.

Pelludat, I. & Axer, P.: Sztuka i antyki. Regensburg, 2004, 1-109.

194] Pender, R. J.: Zachowanie się wody w porowatych materiałach i strukturach budowlanych. W środku: Recenzje w dziedzinie konserwacji (5), 2004, 49-62.

195] Perry, R.: Problemy z gromadzeniem się brudu i usuwaniem go z nielakierowanych obrazów. Praktyczny przegląd. W środku: Brud i zdjęcia oddzielone. Hackney, S., Townsend, J. & Eastaugh, N. (Ed.), The U.K. Institute for Conservation, London, 1990, 3-6.

196] Pfister, P.: Zbliżając się do malarskiej powierzchni nowoczesnego malarstwa. W: Restauro (5), 1993, 338-341.

Lista substancji farmaceutycznych. ABDATA Pharma Data Service. (Ed.), wydanie siódme, kolekcja luzem, Eschborn/Taunus, 1991.

198] Phenix, A. & Burnstock, A.: The deposition of dirt: a review of the literature, with scanning electron microscope studies of dirt on selected paintings. W środku: Brud i zdjęcia oddzielone. Hackney, S., Townsend, J. & Eastaugh, N. (Ed.), The United Kingdom Institute for Conservation, London, 1990, 11-18.

199] Phenix, A. & Sutherland, K.: The cleaning of paintings: effects of organic solvents on oil paint films. W środku: Recenzje w Conservation (2), Londyn, 2001, 47-60.

[200] Pietsch, A.: Rozpuszczalniki. Seria VDR o odbudowie. Stowarzyszenie Restorers e.V. (Ed.), Bonn, 2002, 1-196.

Prezbiter, Theophilus: Diversarium Artium Schedula. Technika sztuki i rzemiosła w XII wieku. Przedruk oryginalnego wydania z 1933 r. Osnabrück, 1970.

[202] Püschner, K. : Akceptacja lakieru na drewnie z otwartymi porami. W: Restauro (1), 2003, 40-45.

203] Queille-Roussel, C. & Duteil, L.: Zapalenia spowodowane przez zdrową skórę u mężczyzn. W: Ann. Dermatol. Wenerol. (118), 1991, 329-337.

204] Quensel, P., Vetterli, W. A. (Ed.): Wprowadzenie do chemii środków powierzchniowo czynnych. W: Ciba-Geigy Rundschau, Bazylea, 1972, 1-38.

[205] Rajagopalan, K. S.: Czyszczenie stali zanieczyszczonej olejem w kąpieli olejowej. W środku: Metale i stopy żelaza (55/6), 1978.

206] Ramsay-O´ Hoski, B.: Badanie składu i właściwości śliny w odniesieniu do czyszczenia powierzchni obrazów olejnych. Galeria Narodowa Kanady, Ottawa, 1976.

Ranacher, M.: Zapobieganie powstawaniu pyłu i kondensatu. W: Brud - dokument o czasie lub uszkodzonym zdjęciu? Austriackie Stowarzyszenie Restauracji (red.), Wiedeń, 2000, 85-112.

208] Randolph, J.: Eaton, L.; Wolbers, R. C. & Carlson, J.: Zastosowanie pluronowych środków powierzchniowo czynnych do konserwacji tkanin. American Institute for Conservation. Coroczne spotkanie (9), Indianapolis Museum of Art, Indiana, USA, 2001, 37-42.

[209] Reeve, A.: Sprzątanie i restauracja. W środku: Leighton, J., Reeve, A., Roy, A. & White, R.: Vincent Van Goghs "A Cornfield, with Cypresses". W środku: National Gallery Technical Bulletin, Vol. 11, London, 1987, 42-59.

[210] Reiss-Hussan, F. & Luzzati, V.: Struktura roztworów micelarnych niektórych kompuond amfifilowych w czystej wodzie określona przez absolutne techniki rozpraszania pod małym kątem-X-Ray. W środku: Journal of Pysical Chemistry (68), 1964, 3504-3510.

[211] Reschke, S.: Plastikowa konstrukcja powierzchni skazy cementowej. W: Zeitschrift für Kunsttechnologie und Konservierung (2), Worms, 1992, 275-297.

212] Odnowione obrazy. Muzeum Historii Kultury, Wiedeń, 1996, 1-211.

213] Odrestaurowano skarby sztuki z muzeów w Dreźnie. Drezdeńskie Państwowe Kolekcje Sztuki (Ed.), Drezno, 1990, 1-304.

[214] Rhee, H. & Ballard, M. W.: Chemiczne oddziaływanie środków powierzchniowo czynnych z włóknami, zwłaszcza jedwabiem. W środku: Grupa Specjalistyczna ds. Tekstyliów po wydrukach papierów dostarczonych na sesję Podgrupy Tekstylnej: American Institute for Conservation. Posiedzenie roczne 3, 2003, 28-37.

Riesenberg, L.: John Asmus: Artystyczny celownik lasera. W: Zapytanie 55 (3), 1982, 22-24.

216] Rinuy, A. & Gros, L.: Liants dans les peintures anciennes, methodses d'identification etude du vieillissement. W: Zeitschrift für Kunsttechnologie und Konservierung (1), Worms, 1989, 9-39.

217] Dachy, W. G. T., Groot, S., Hofenk de Graaf, J. H.: Efekt sproszkowanej gumki, plasteliny i gumki na papierze. W: IADA Preprinty, Kopenhaga, 1999, 131-135.

[218] Słownik chemii Römppa. Falbe, J. & Regnitz, M. (red.), 6 tomów, Stuttgart, 1995.

Rohr, M. & Schrader, K.: Chropowatość skóry wywołana środkami powierzchniowo czynnymi. Ilościowa analiza struktury skóry poprzez zautomatyzowane, bezdotykowe skanowanie laserowe. W środku: Euro Cosmetics, 1994, 24-28.

220] Rohr, M. & Schrader, K.: Badania fizjologiczne skóry in vivo różnych środków powierzchniowo czynnych. Forum Pielęgnacji Skóry (12), 1995, 12-16.

221] Romao, P. M. S., Alarcao, A. M., Viana C. A. N.: Ślina ludzka jako środek czyszczący dla substancji brudnych. W środku: Badania konserwatorskie (35), 1990, 153-155.

222] Rozlucka, Z., Roznerska, M. & Arszyńska, J.: Możliwości zastosowania mikroskopii fluorescencyjnej i markerów fluorescencyjnych w badaniu dzieł sztuki i procesie ich konserwacji. 114-134. w: Microskopia fluorescencyjna. Zastosowanie w badaniu budowy u procesów konserwacji malarstwa sztalugowego. Toruń, 2000.

223] Rubingh, D. N.: Związek właściwości fazowych niejonowych środków powierzchniowo czynnych z usuwaniem gleby oleistej. W środku: Międzynarodowe Sympozjum Barwienia AATCC: trendy w barwieniu i wykańczaniu: spojrzenie globalne. American Association of Textile Chemists and Colorists, 1986, 1-6.

Ruhemann, H.: The Cleaning of Pictures. Londyn, 1968, 1968, 1-508.

[225] Sankowsky, L. & Döll, M.: Ołtarz Emmaus Carla Müllera. 91 - 108 In: Ołtarz zmarłych Nazareńczyków w kościele św. Robaki, 2002.

226] Sato, H., Kawasaki, M., Kasatani, K., Nakashima, N. & Yoshihara, K.: Interakcja barwnika kationowego i detergentu anionowego powyżej i poniżej CMC ujawniona przez charakterystykę fluorescencyjną. W środku: The Chemical Society of Japan (12), 1983, 3584-3588.

227] Saur, R., Schramm, U., Steinhoff, R. & Wolff, H. H.: Analiza strukturalna powierzchni skóry za pomocą wspomaganej komputerowo profilometrii laserowej. W: Dermatolog. Berlin, Heidelberg, 1991, 499-506.

228] Saur, R.: Profilometria laserowa wspomagana komputerowo - opracowanie nowej procedury dermatologicznej do obiektywizowania struktury chropowatości skóry. Med. Diss. Lubeka, 1993.

Schäfer, S.: Podstawy oczyszczania wody przez Richarda Wolbersa. W: Zeitschrift für Kunsttechnologie und Konservierung (1), Worms, 1995, 139-153.

230] Schaible, V.: Panorama bitwy pod Murten (1476) malarza Louisa Brauna z 1893/94 r. Odtworzenie w ramach Szwajcarskiej Wystawy Narodowej EXPO.02. W: Zeitschrift für Kunsttechnologie und Konservierung (1), 2002, 158-179.

[231] Schaich, M.: Od skanowania 3D do fotorealistycznej dokumentacji 3D. W: Restauro-Extra, kwiecień 2005, 16-20.

232] Scheller, H.: Znaczenie równowagi hydrofilowo-lipofilnej dla produkcji emulsji. W: Perfumeria i kosmetyki (41/3), 1960, 85-92.

233] Schießl, U.: Przegląd niektórych historycznych metod konserwacji drewna polichromii. 1983, 48-80. W: Problemy z drewnem nośnika obrazu. Wydany przez Kunstgewerbeschule Bern, 1983, 1-140.

[234] Schießl, U.: " Apage satanas! Apage Copaiva! "O modach materialnych w historii odbudowy. W: Zeitschrift für Kunsttechnologie und Konservierung (1), 1987, 165-175.

Schmitt, S.: Proces regeneracji Pettenkofera. W: Zeitschrift für Kunsttechnologie und Konservierung (1), 1987, 30-76.

236] Brud - dokument czasowy czy zdjęcie uszkodzenia? Austriackie Stowarzyszenie Odbudowy (red.), Wiedeń, 2000, 1-123.

237] Schorta, R.: Środki konserwacji tekstyliów na trzech małych płóciennych obrazach, 174-177 r. W: Malowidła na płótnie w Zittau i Riggisberg. Abbegg Foundation Riggisberg (Ed.), 1996, 1-184.

[238] Schröter, W., Lautenschläger, K.-H. & Bibrack, H.: Chemia. Książka referencyjna dla przedmiotów podstawowych. 17. wydanie, Lipsk, 1986, 1-676.

239] Schwaerzel, P.: Ołtarz gotycki w kościele Felsenkirche w Oberstein. W: Zeitschrift für Kunsttechnologie und Konservierung (2), Worms, 2000, 351-377.

240] Schwen, G.: O napięciu międzyfazowym w ogóle, a w szczególności w dziedzinie tekstyliów. W: Melliand Textile Reports (42/2), 1961, 216-221.

241] Schwen, G.: Tworzenie miceli i innych typowych zjawisk substancji powierzchniowo czynnych. W: Melliand Textile Reports (47/9), 1966, 1009-1014.

242] Seuffert, C.: Badania zachowania się warstw farby akrylowej podczas czyszczenia powierzchni. Praca dyplomowa, FH Cologne, 1994, 1-118.

243] Sgoff, R.: Dzieło sztuki w kontekście: ogólny wygląd różnych powierzchni w zespole. W: Brud - dokument o czasie lub uszkodzonym zdjęciu? Austriackie Stowarzyszenie Restorerów (red.), Wiedeń, 2000, 33-36.

Shekede, L.: Laser do czyszczenia i eksponowania obrazów ściennych. W: Restauro (3), 1997, 172-177.

245] Sheridian, J. C., Lau, E. P. K. & Senkowski, B. Z..: Oznaczanie niejonowych środków powierzchniowo czynnych za pomocą spektrofotometrii absorpcji atomowej. W środku: Chemia analityczna (41/2), 1969, 247-250.

246] Shinoda, K., Yamanaka, T. & Kinoshita, W. L.: Właściwości chemiczne powierzchni w wodnych roztworach niejonowych środków powierzchniowo czynnych: eter oktyloglikolowy, eter alfa-oktyloglicerylowy i glukozyd oktylowy. W środku: Journal of Physical Chemistry (63), 1959, 643-52.

247] Siedel, H. & Wiedemann, G. (Ed.): Laserowe czyszczenie wiązki kamienia naturalnego. Stuttgart, 2002, 1-159.

Simmert, D.: Artysta tworzący farby na bazie żywicy akrylowej. Badania nad dwudziestowiecznym materiałem malarskim w: Zeitschrift für Kunsttechnologie und Konservierung (1), Worms, 1995, 78-105.

Sobott, R.: Laser i pigmenty na kamieniu naturalnym. W: Restauro (2), 2003, 110-116.

250] Sonntag, H., Strenge, K. & Strobel, B.: Charakterystyka rozpuszczalnych w wodzie środków powierzchniowo czynnych jako emulgatorów. W: Tenside (4/11), 1967, 349-352.

Detergenty, mydła, środki powierzchniowo czynne. W środku: Brud i zdjęcia oddzielone. Hackney, S., Townsend, J. & Eastaugh, N. (Hrsg.), The U.K. Institute for Conservation, London, 1990, 29-34.

252] Spencer, L., Fourrier, T., Anderson, J. & Hill, A. E.: Usuwanie kleju na płótnie przy użyciu lasera ekscymerowego 248 nm. W: 12. posiedzenie trzyletnie, Lyon, 29 sierpnia - 3 września 1999 r: Preprinty (Komitet Konserwacji ICOM), Bridgeland, J. (redaktor), 336-340.

253] Springob, C.: Pasta skrobiowa jako zagęstnik kleju jesiotra do wzmocnienia warstwy malarskiej. W: Zeitschrift für Kunsttechnologie und Konservierung (1), Worms, 2001, 111-132.

254] Stegemann, H.: żel-elktroforeza SDS w poliakryloamidzie, zalety i ograniczenia. W: Metody rozdzielania elektrokinetycznego. Righetti, Oss & Vanderhoff (Ed.), Amsterdam, 1979, 313-336.

255] Stegemann, H. & Pietsch, G.: Metody oznaczania białek nasion zbóż i roślin strączkowych. 1983, 45-75. W środku: Białka nasion, biochemia, genetyka, wartość odżywcza. 1983, 1-532. Reihe: Postępy w biotechnologii rolniczej; Gottschalk & Müller (Hrsg.), Den Haag, 1983.

Stiros, P...: Płynny środek powierzchniowo czynny oczyszcza skórę za pomocą piankowych boosterów. Procter & Gamble Co., USA (Hrsg.), o.O., 1982.

Stout, G.L.: The Care of Pictures. Nowy Jork, 1975, 1-122.

Rękopis ze Strasburga: Podręcznik dla malarzy średniowiecza [początek XIV lub początek XV wieku]. W: Wkład w historię rozwoju techniki malarskiej. Berger, E. (Ed.), Monachium, 1912, Tom 3, 148-176.

259] Straub, E.: W sprawie zachowania obrazów i rzeźb. Zurych, 1963, 1-176.

260] Tam, A. C. , Leung, W. P. , Zapka, W. & Ziemlich, W.: Techniki laserowego czyszczenia powierzchni cząstek stałych. W środku: The American Institute of Physics, Journal of Appl. Phys. , Vol. 71, No. 7, 1992, 3515-3523.

[261] TEGEWA, (red.): Połączenia przemysłowe. Interesujące fakty na temat środków powierzchniowo czynnych. Verband der Textilhilfsmittel-, Lederhilfsmittel-, Gerbstoff- und Waschrohstoff-Industrie e.V., Frankfurt am Main, 1996, 1-51.

262] Tham, S.: Wpływ wodnych roztworów amoniaku na warstwy farby olejnej. W: Czyszczenie powierzchni - Materiały i metody. VDR (Ed.), 2006, 150-160.

263] Tímár-Balászy, A.: Czyszczenie na mokro historycznych tekstyliów: środków powierzchniowo czynnych i innych dodatków do kąpieli. W środku: Recenzje w dziedzinie konserwacji (1), 2000, 46-64.

Timm, I: St. Basil i St. Anastazjasz. Dwa modelli autorstwa Petera Paula Rubensa, które zaobserwowano podczas restauracji. W: VDR Beiträge zur Erhaltung von Kunst und Kulturgut, Bonn, 2005, 21-28.

[265] Timm, I.: Powierzchnia jako wyzwanie. W: Czyszczenie powierzchni - Materiały i metody. VDR (Ed.), Bonn, 2006, 59-66.

266] Tinkham, R.: Usuwanie gleby i ponowne nakładanie na bawełnę, nylon i poliester czyszczone na mokro anionowymi i niejonowymi środkami powierzchniowo czynnymi. Rozprawa. Uniwersytet w Albercie. Department of Human Ecology, Edmonton, Alberta, Kanada, 2001, 1-152.

267] Tinkham, R. & Kerr, N.: Skuteczność usuwania gleby przez dwa nowe niejonowe środki powierzchniowo czynne, Orvus WA Paste i mieszanki środków powierzchniowo czynnych. W środku: Grupa Specjalistów ds. Tekstyliów po wydrukach papierów dostarczonych na sesję podgrupy ds. tekstyliów: American Institute for Conservation. Posiedzenie roczne 11, 2002, 47-57.

268] Truyen, A.: Usuwanie nadmiaru farb przy użyciu wiązek laserowych. W: Medelingenblad, IIC Nederland (2), 1995, 11-15.

[269] Tse, S.: Water Quality for Treatment of Paper and Textiles. Canadian Conservation Institute, 2001, 1-12.

270] Tümmers, C.: Studies on the toxicological characterization of lidocaine, human choronic gonadotropin and SDS. Rozprawa, Westf. Univ. Münster, 1987.

271] Turowety, I., Maggen, M. & Lewis, A.: Czyszczenie dagerotypów laserem Excimer. W środku: Badania konserwatorskie (43), 1998, 89-100.

272] Encyklopedia chemii przemysłowej Ullmanna, Vol. A25, Weinheim, 1994.

273] Underdal, L., Lange, S., Palmgren, O. & Thorsgau, N. P..: Reologia pasty PVC i właściwości polimerów w procesie PCW. W środku: Int. Conf. Papier nr C4, Plast. Rubber Inst., Londyn, 1978, 6-8.

274] Vasari, G.: Życie najwybitniejszych malarzy, rzeźbiarzy i budowniczych Cimabue do 1567 r. Przedruk wydania niemieckiego. Robaki, 1983, 6 tomów.

275] Vigl, M.: Urządzenie do wykrywania odkształceń powierzchni paneli drewnianych na przykładzie obrazu autorstwa Bartholomäus Spranger. W: Arkusze restauracyjne (19), obrazy na drewnie i metalu. Klosterneuburg, 89-94.

276] Vitruvius, P. M.: Dziesięć książek o architekturze (25-23 p.n.e.). Fensterbusch, C. (Ed.), Darmstadt, 1981.

Pełna, K.: O przywracaniu zdjęć. W: Altana ogrodowa, 1909, 794-798.

Od Claude'a Lorrain'a do Giovanniego Segantini. Powierzchnia i efekt malowania. Kunsthaus Zurich, 1997, 1-122.

279] Wächter, O.: Restauracja i konserwacja książek, archiwów i druków. Wiedeń, 1977, 1-281.

280a] Wagner, E. F.: Zachowanie sorpcyjne pigmentów na bawełnie w środowisku wodnym. W: Textil-Rundschau (18), 1963, 1, 17-23.

280b] Wagner, E. F.: Zachowanie sorpcyjne pigmentów na bawełnie w środowisku wodnym. W: Textil-Rundschau (18), 1963, 6, 295-300.

Wahn, K. & Zapf, K.: Na temat działania jonaktywnych środków zwilżających na bakterie. Elektronowe badania mikroskopowe nad wpływem SDS na Mycobacterium smegmatis. W: Arkusz centralny Bakteriol. Org. (216/3), 1971, 370-397.

Walker, D.E.: Środki powierzchniowo czynne w konserwacji tkanin. W środku: Ewer, P. & McLaughlin, B. (Ed.): Preprinty AIC-Textile Speciality Group, AIC, 1995, 29-34.

283] Watin, J. F.: The Staffier paintinter, Leipzig, 1774. przedruk Kremer Farbmühle Aichstetten, b.d.

284] Watherston, M. M. M.: Problemy przedstawiane przez kolorowe obrazy terenowe. Czyszczenie kolorowych obrazów poligraficznych. IIC American Group, Oberlin, Ohio, 1971, 831-845.

285] Watherston, M. M. M.: Problemy przedstawiane przez kolorowe obrazy terenowe. Przedruk materiałów do IIC Lisbon Congress, IIC London, 1972.

Watherston, M. M. M.: Czyszczenie obrazów kolorowych. Wielka dekada amerykańskiej abstrakcyjnej sztuki modernistycznej 1960-1970. Katalog. Muzeum Sztuk Pięknych, Houston, Texas, 1976.

Zmiana, B.: Kontrowersje związane z czyszczeniem. O dyskusji na temat czyszczenia malarstwa w Anglii w latach 1946-1963 - In: Zeitschrift für Kunsttechnologie und Konservierung (2), 1987, 89-120.

[288] Wehlte, K.: Materiały i techniki malowania. Ravensburg, wydanie drugie, 1967, 1-8.

[289] Wehlte, K.: Materiały i techniki malarskie. Wydanie piąte, Düchting, H. (Ed.), 1985, 1-538.

290] Wehlte, K.: Środek do czyszczenia na sucho do malowania i pielęgnacji obrazów. W: Maltechnik (1), 1971, 10-13; dostępny również jako wydanie specjalne aka-chemie, Weilheim/Teck.

Weichenberger, M.: SDS w teście epicutaneous - z detergentem na szlaku "Angry Back Syndrome". Dysertacja, Univ. Monachium, 1990.

[292] Welsch, F.: Instrukcja konserwacji obrazów. Quedlinburg, Lipsk 1834, 1-111.

Welzel, J. & Wolff, H. H. H.: Profilometria laserowa. W środku: Wilhelm, K.P., Elsner, P., Berardesca, E. & Maibach, H.I. Podręczniki bioinżynierii skóry. Vol 3. Obrazowanie i analiza powierzchni skóry. Rozdz. 1, 1997, 123-128.

294] Wilhelm, K. P., Freitag, G. & Wolff, H. H.: Środek powierzchniowo czynny wywołał podrażnienia skóry i jej naprawę. Ocena modelu ostrego podrażnienia człowieka za pomocą nieinwazyjnych technik. Journal of the American Academy of Dermatology (30/6), 1994, 944-949.

295] Wilhelm, K. P., Freitag, G. & Wolff, H. H.: Środek powierzchniowo czynny powodował podrażnienia skóry i jej naprawę. Ocena modelu łącznego działania drażniącego u ludzi przy użyciu technik nieinwazyjnych. Journal of the American Academy of Dermatology (31/6), 1994, 981-987.

[296] Williams, D. & Fairbrass, S.: Laserowa profilometria powierzchni w konserwacji materiałów. Imperial College of Science, Technology and Medicine. Wydział Inżynierii Chemicznej i Technologii Chemicznej. W: 11. posiedzenie trzyletnie, Edynburg, Szkocja, 1-6 września 1996 r., przeddruki, Komitet ds. ochrony ICOM, Bridgland, J. (Ed.), 1996 r., 978-980.

Winkelmann, U.: Pył w muzeum. W: Museum aktuell (97), 2003, 4180-4185.

Zima, R.: Metody chemii biofizycznej. Marburg, 1998.

Wolbers, R. C...: Slajdy do warsztatów na temat nowych metod czyszczenia obrazów. Ćwiczenia laboratoryjne. Uniwersytet w Delaware, Newark, DE, USA, o.J., o.S..

Wolbers, R. C...: Uwagi do warsztatu na temat nowych metod czyszczenia obrazów. Getty Conservation Institute, Los Angeles, 1988, o.S..

Wolbers, R. C...: Uwagi do warsztatu na temat nowych metod czyszczenia obrazów. Getty Conservation Institute, Los Angeles, 1990, 1-158.

Wolbers, R. C...: Test izotopowy radiowy do bezpośredniego pomiaru pozostałości środków czyszczących na warstwie farby. W środku: Czyszczenie, retuszowanie i powlekanie: technologia i praktyka malarstwa sztalugowego i rzeźby polichromii: wstępne wydruki wystąpień na Kongres Brukselski, 3-7 września 1990 r. Mills, J. S. & Smith, P. (Ed.), International Institute for Conservation of Historic and Artistic Works, Londyn, 1990, 119-125.

Wolbers, R. C...: Czyszczenie powierzchni malowanych. Metody wodne. Londyn, 2000, 1-198.

304] Worch, M. T.: Restauracja wczesnochrześcijańskiego grobowca w St. Maximin zu Trier. In Restauro (4), 1989, 259-266.

305] Wuerbach, G., Schiller, F. & Keller, R.: Wykrywanie działania przetłuszczającego oczyszczonych preparatów na podstawie ich oleju hydrofilowego. W środku: Dermatologische Monatsschrift (164/6), 1978, 411-415.

306] Wunderlich, C.-H., Hilfrich, U. & Weser, U.: Delikatne usuwanie starych lakierów lnianych. W: Restauro (1), 2003, 46-54.

[307] Zafiropulos, V. & Fotakis, C..: Lasery w konserwacji dzieł sztuki malowanej. 79-90. W środku: Cooper, M...: Czyszczenie laserowe w konserwacji. Londyn, 1998, 1-98.

308] Zahejsky, J., Vasku, V. & Rovensky, J.: Wkład w obiektywizację wpływu SDS na powierzchnię skóry w dzieciństwie. Derm. Zawód. Środowisko. (35/4), 1987.

309] Zwierzykowski, W. & Ledochowska, E.: Wpływ struktury kwasów tłuszczowych na ich zwilżanie wodnymi roztworami środków powierzchniowo czynnych i frakcja kwasów tłuszczowych. W środku: Zestzyty Problemowe Postepów Nauk Rolniczych, Gdańsk, 1981, 279-292.

# 7. Wykaz danych liczbowych

Rys. 1: August Deusser (1870-1942): "Pauker", 1918-1919, olej na płótnie, 215 x 164 cm, Inv. nr DBZ 44/WVD 337, August Deusser Museum, Bad Zurzach. Znakowanie strzałek: punkty poboru próbek warstwy malarskiej na górnej okładce obrazu (zdjęcie: Muzeum Augusta Deussera, Bad Zurzach, Szwajcaria).

Rys. 2: Próbka warstwy malarskiej (przegląd) z obrazu "Pauker" Augusta Deussera. Makrostruktura powierzchni spowodowana techniką malarską (pociągnięcie pędzlem) z elewacjami (E) i depresjami (V). Krawędź tnąca (S). Bar = 250 µm (SDS z czyszczeniem końcowym). Dzięki zastosowaniu wacików, wydajność czyszczenia na wysokościach pastosities jest najbardziej zaawansowana (zdjęcie REM: MH Hannover) (od [70], 62).

Rys. 3: Włókna wełny bawełnianej. Bar = 10 µm (zdjęcie: MPI, Stuttgart) (z "Faseratlas", Lehmann, 1997, 10 przedruk za zgodą autora).

Rys. 4: Powierzchnia farby olejnej porysowana włóknami bawełny. Bar = 10 µm (obraz SEM: MH Hannover) (od [70], 63).

Rys. 5: "wishab" lub "akapad" gąbka. Kryształy są osadzone w miękkiej powierzchni. Bar = 50 µm (zdjęcie REM: Bundesdenkmalamt Vienna, laboratorium, 2006).

Rys. 6: Gąbka "wallmaster". Kryształy są osadzone w miękkiej powierzchni. Bar = 200 µm (obraz EREM: Uniwersytet w Grazu, Instytut Nauk o Roślinach, Fizjologia Roślin, Graz, 2006).

Rys. 7: Struktura powierzchni "Blitzfix" jest miękka. Bar = 100 µm (zdjęcie REM: Bundesdenkmalamt Vienna, laboratorium, 2006) (od [73], 59).

Rys. 8: Powierzchnia "Blitzfix". Wyższe powiększenie wyraźnie pokazuje, że z tej powierzchni nie może wydzielać się efekt ścierny. Bar = 100 µm (zdjęcie REM: Bundesdenkmalamt Vienna, laboratorium, 2006) (od [73], 59).

Rys. 9: Dla porównania: "Meister Właściwa gąbka czyszcząca" o ostrych krawędziach, które świadczą o jej działaniu ściernym. Bar = 100 µm (zdjęcie REM: Bundesdenkmalamt Vienna, laboratorium, 2006) (od [73], 59).

Rys. 10: Podstawowe metody technologii triangulacyjnej (Grafika: GFM, Berlin) (od [70], 99).

Rys. 11: Pozyskiwanie 3D struktur powierzchniowych w technologii trianangulacji (Grafika: GFM, Berlin) (od [70], 99).

Rys. 12: Zasada działania triangulacji liniowej lub obszarowej (Grafika: GFM, Berlin) (od [70], 100).

Rys. 29: Obraz z kamery przedstawiający powłokę farby akrylowej na farbie olejnej (po prawej) (zdjęcie: GFM, Berlin).

Rys. 30: Fotorealistyczne przedstawienie brudnej powierzchni (zdjęcie: GFM, Berlin).

Rys. 31: Obraz wysokości z narysowaną linią pomiarową (zdjęcie: GFM, Berlin).

Rys. 32: Sekcja poprzez strukturę kolorystyczną (zdjęcie: GFM, Berlin).

**Skanowanie obrazów pod mikroskopem elektronowym historycznych farb olejnych.**

Rys. 33: Próbka historyczna, nieprzetworzona, z ładunkiem cząstek stałych. Bar = 50 µm (obraz: MH Hannover) (od [62], 7).

Rys. 34: Czyszczenie SDS. Bawełniane waciki pozostawiają zadrapania na powierzchni. Bar = 50 µm (obraz: MH Hannover) (od [70], 63).

Rys. 35: Czyszczenie śliny. Cząsteczki brudu wydają się "rozmazane" na powierzchni. Bar = 50 µm (obraz: MH Hannover) (od [62], 7).

Rys. 36: Czyszczenie Marlipal®1618/25 z czyszczeniem końcowym. Czysta powierzchnia. Bar = 50 µm (obraz: MH Hannover) (od [62], 7).

Rys. 37: Mikropęknięcia na oczyszczonych na mokro historycznych powierzchniach farb olejnych. Bar = 5 µm (obraz: MH Hannover) (od [60], 32).

**Niskociśnieniowe skaningowe mikroskopy elektronowe obrazów historycznych farb olejnych**

Rys. 38: Próbka historyczna, niepoddana obróbce przy powiększeniu 200x. Powstawanie ciężkich cząsteczek zostało usunięte poprzez oczyszczanie jonowe, a niezanieczyszczona powierzchnia jest łatwa do odczytania. Bar = 100 µm (od [70], 86) (zdjęcie: MPI, Stuttgart).

Rys. 39: Próbka historyczna, niepoddana obróbce przy powiększeniu 10 000x. Ciężki ładunek cząstek został usunięty przez oczyszczanie jonowe, niezanieczyszczona powierzchnia jest zachowana bez mikropęknięć. Bar = 1 µm (od [70], 86) (zdjęcie: MPI, Stuttgart).

Rys. 40: Czyszczenie na sucho z użyciem akapadu przy powiększeniu 200x. Powierzchnia wygląda na mniej zabrudzoną niż nieprzetworzona próbka. Przy tym powiększeniu, wykrywanie mikropęknięć nie jest możliwe. Bar = 10 µm (od [70], 86) (zdjęcie: MPI, Stuttgart).

Rys. 41: Czyszczenie na sucho z "akapadem" przy powiększeniu 10 000x. Powierzchnia nadal wykazuje dużo brudu rozpuszczalnego w wodzie, ale jest zachowana bez mikropęknięć. Bar = 1 µm (od [70], 86) (zdjęcie: MPI, Stuttgart).

Rys. 42: Czyszczenie gąbki wodą zdemineralizowaną przy powiększeniu 200x. Na szczytach pastosities oczyszczanie jest najbardziej zaawansowane. Bar = 100 µm (od [70], 87) (zdjęcie: MPI, Stuttgart).

Rys. 43: Czyszczenie gąbki wodą demineralizowaną przy powiększeniu 10.000x. Erodowana powierzchnia z mikropęknięciami. Bar = 1 µm (od [70], 87) (zdjęcie: MPI, Stuttgart).

Rys. 44: Czyszczenie gąbki siarczanem dodecylu sodu (SDS) w metylocelulozie po oczyszczeniu wodą zdemineralizowaną przy powiększeniu 200x. Jednorodna powierzchnia z ładunkiem cząsteczkowym. Bar = 1 µm (od [70], 90) (zdjęcie: MPI, Stuttgart).

Rys. 45: Czyszczenie gąbki siarczanem dodecylu sodu (SDS) w metylocelulozie po oczyszczeniu wodą zdemineralizowaną przy powiększeniu 10 000x. Erodowana powierzchnia z mikropęknięciami. Bar = 1 µm (od [70], 90) (zdjęcie: MPI, Stuttgart).

Rys. 46: Farba olejna Lukasa, nieprzetworzona, przy powiększeniu 1000x (zdjęcie: MPI, Stuttgart).

Rys. 47: Farba olejna Lukasa, czyszczenie gąbki wodą demineralizowaną przy powiększeniu 1000x. Znacznie zredukowane obciążenie cząsteczkami (zdjęcie: MPI, Stuttgart).

Rys. 48: Czyszczenie gąbki za pomocą Marlipala®1618/25 w metylocelulozie bez czyszczenia wtórnego przy powiększeniu 500x. Pozostałości pasty czyszczącej na powierzchni (zdjęcie: MPI, Stuttgart).

Rys. 49: Czyszczenie gąbki siarczanem dodecylu sodu (SDS) w metylocelulozie po oczyszczeniu wodą zdemineralizowaną przy powiększeniu 500x. Pozostałości pasty czyszczącej na powierzchni (zdjęcie: MPI, Stuttgart).

Rys. 50: Farba olejno-żywiczna Schmincke, nieprzetworzona przy powiększeniu 200x (zdjęcie: MPI, Stuttgart).

Rys. 51: Czyszczenie gąbki metylocelulozą przy powiększeniu 1000x. Pozostałości pasty czyszczącej (zdjęcie: MPI, Stuttgart).

Rys. 52: Czyszczenie gąbki za pomocą Marlipala®1618/25 w metylocelulozie bez czyszczenia wtórnego przy powiększeniu 500x. Minimalne pozostałości pasty czyszczącej na powierzchni (zdjęcie: MPI, Stuttgart).

Rys. 53: Czyszczenie gąbki siarczanem dodecylu sodu (SDS) w metylocelulozie bez późniejszego czyszczenia przy powiększeniu 500x. Pozostałości pasty czyszczącej na powierzchni (zdjęcie: MPI, Stuttgart).

**Profile laserowe historycznych naturalnie starzonych farb olejnych**

Rys. 54: Próbka historyczna, niepoddana obróbce. Profil niefiltrowany. Silny ładunek cząstek został odparowany, nieskażona powierzchnia jest zachowana bez mikropęknięć (profil: Uniwersytet Lubecki) (od [70], 92).

Rys. 55: Czyszczenie gąbki za pomocą Marlipala® 1618/25 w metylocelulozie po oczyszczeniu wodą zdemineralizowaną. Profil niefiltrowany. Bardzo jednorodna powierzchnia o niskim obciążeniu cząsteczkowym (profil: Uniwersytet w Lubece) (od [70], 94).

Rys. 56: Próbka historyczna, niepoddana obróbce. Profil niefiltrowany. Brud i cząstki zostały odparowane przed pomiarem z 1000 punktów na milimetr. Powierzchnia jest wyjątkowo jednorodna i nie zawiera żadnych cząsteczek. Nie ma mikropęknięć (profil: Uniwersytet Lubecki) (od [70], 95).

Rys. 57: Czyszczenie gąbki siarczanem dodecylu sodu (SDS) w metylocelulozie po oczyszczeniu wodą zdemineralizowaną. Profil niefiltrowany. Badanie przeprowadzono z użyciem 1000 punktów na milimetr. Bardzo jednorodna powierzchnia z bardzo niewielkim obciążeniem cząsteczkowym. Na podstawie tego profilu (profil: Uniwersytet Lubecki) (od [70], 95) nie można jednak z całą pewnością stwierdzić istnienia mikropęknięć.

**Profile laserowe współczesnych naturalnie starzonych farb olejnych**

Rys. 58: Schoenfeld Lukas (błękit paryski) nieleczony. Niefiltrowany profil laserowy. Nieregularne obciążenie cząstkami wykazuje nieregularne, wysokie struktury (jasne, białe plamy) na powierzchni (profil: Uniwersytet Lubecki) (od [65], 44).

Rys. 59: Schoenfeld Lukas (błękit paryski) leczony MC. Filtrowany profil laserowy. Powierzchnia wygląda bardzo jednorodnie. Minimalne taśmy poprzeczne wynikające z czyszczenia powierzchni za pomocą wacików są łatwe do wykrycia. Obecne są drobne resztki środka czyszczącego (profil: Uniwersytet Lubecki) (od [65], 49).

Rys. 60: Makijaż Mussiniego (ftaloblue) nieprzetworzony. Niefiltrowany profil laserowy. Nieregularne obciążenie cząstkami jest widoczne na większych powierzchniach (jasne, białe plamy) na powierzchni (profil: Uniwersytet Lubecki) (od [65], 57).

Rys. 61: Schmincke Mussini (ftaloblue) poddany działaniu siarczanu dodecylu sodu (SDS), po oczyszczeniu. Niefiltrowany profil laserowy. Profil laserowy pokazuje wyraźnie zaatakowaną powierzchnię. Wyraźnie widoczne są również ślady szlifowania (profil: Uniwersytet Lubecki) (aus [65], 65).

**Wysokie obrazy historycznych farb olejnych w naturalnym wieku** (projekcje 3D w paski, GFM MikroCAD)

Rys. 62: Próbka historyczna, niepoddana obróbce. Wysoka zawartość cząsteczek została wcześniej odparowana (zdjęcie: GFM, Berlin) (od [70], 120).

Rys. 63: Czyszczenie na sucho z użyciem akapadu. W przeciwieństwie do poprzedniej próbki, powierzchnia wydaje się czystsza, chociaż nadal występuje jednorodne zanieczyszczenie (zdjęcie: GFM, Berlin) (od [70], 120).

Rys. 64: Czyszczenie gąbki wodą zdemineralizowaną. W przeciwieństwie do poprzedniej próbki oczyszczonej na sucho, powierzchnia wydaje się czystsza, chociaż nadal występuje jednorodne zanieczyszczenie (zdjęcie: GFM, Berlin) (od [70], 120).

Rys. 65: Czyszczenie gąbki za pomocą Marlipala® 1618/25 w metylocelulozie po oczyszczeniu wodą zdemineralizowaną. W przeciwieństwie do próbki, która nie została oczyszczona, powierzchnia ta wydaje się nieco bardziej zaatakowana (zdjęcie: GFM, Berlin) (od [70], 121).

**Fotorealistyczne przedstawienia historycznych farb olejnych w naturalnym wieku** (projekcje 3D w paski, GFM-MikroCAD, wyższa rozdzielczość).

Rys. 66: Próbka historyczna, niepoddana obróbce. Ciężka zawartość cząsteczek została wcześniej odparowana i daje wyraźny obraz nieprzetworzonej powierzchni. Craquelé jest widoczny (zdjęcie: GFM, Berlin) (od [70], 124).

Rys. 67: Czyszczenie na sucho z użyciem akapadu. W przeciwieństwie do poprzedniej próbki, powierzchnia wydaje się czystsza, chociaż nadal występuje jednorodne zanieczyszczenie. Craquelé jest widoczny (zdjęcie: GFM, Berlin) (od [70], 124).

Rys. 68: Czyszczenie gąbki wodą zdemineralizowaną. W przeciwieństwie do poprzedniej próbki, powierzchnia wydaje się bardziej zaatakowana. Jednolite skażenie jest nadal obecne. Krakquelé jest wyraźnie rozszerzony (zdjęcie: GFM, Berlin) (od [70], 125).

Rys. 69: Czyszczenie gąbki siarczanem dodecylu sodu (SDS) w metylocelulozie po oczyszczeniu wodą zdemineralizowaną. W przeciwieństwie do wszystkich poprzednich próbek, które również zostały oczyszczone, powierzchnia ta jest najbardziej zaatakowana (zdjęcie: GFM, Berlin) (od [70], 128).

**Wysokie obrazy stanu przed- i poeksploatacyjnego historycznej, naturalnie starzejącej się farby olejnej** (projekcje 3D w paski, GFM MikroCAD, wyższa rozdzielczość)

Rys. 70: Próbka historyczna, niepoddana obróbce (zdjęcie: GFM, Berlin) (z [71], 10).

Rys. 71: Tak jak w przypadku poprzedniej próbki, ale oczyszczone na sucho za pomocą "akapadu" (dawniej "wishab"). W przeciwieństwie do poprzedniej próbki, powierzchnia wydaje się czystsza, chociaż nadal występuje jednorodne zanieczyszczenie. Cykl jest prawie niezmieniony (zdjęcie: GFM, Berlin) (z [71], 10).

Rys. 72: Szeroki pomiar szczeliny przed zabiegiem (zdjęcie: GFM, Berlin).

Rys. 73: Dalekosiężny pomiar szczeliny po zabiegu (fot. GFM, Berlin).

Rys. 74: Próbka historyczna, niepoddana obróbce (zdjęcie: GFM, Berlin) (z [71], 11).

Rys. 75: Tak samo jak w przypadku poprzedniej próbki, ale czyszczenie wacika za pomocą śliny. W przeciwieństwie do poprzedniej próbki, powierzchnia wydaje się czystsza, chociaż nadal występuje jednorodne zanieczyszczenie. Krakquelé jest wyraźnie rozszerzony (zdjęcie: GFM, Berlin) (od [71], 11).

Rys. 76: Szeroki pomiar szczeliny przed zabiegiem (zdjęcie: GFM, Berlin).

Rys. 77: Dalekosiężny pomiar szczeliny po zabiegu (fot. GFM, Berlin).

Rys. 78: Próbka historyczna, niepoddana obróbce (zdjęcie: GFM, Berlin) (z [71], 11).

Rys. 79: Tak jak w przypadku poprzedniej próbki, ale czyszczenie gąbki wodą z kranu. W przeciwieństwie do poprzedniej próbki, powierzchnia wydaje się bardziej zaatakowana. Jednolite skażenie jest nadal obecne. W przeciwieństwie do czyszczenia wodą zdemineralizowaną, craquelé jest tylko nieznacznie rozcieńczony (fot. GFM, Berlin) (od [71], 11).

Rys. 80: Szeroki pomiar szczeliny przed zabiegiem (zdjęcie: GFM, Berlin).

Rys. 81: Dalekosiężny pomiar szczeliny po zabiegu (zdjęcie: GFM, Berlin).

Rys. 82: Próbka historyczna, niepoddana obróbce (zdjęcie: GFM, Berlin) (z [71], 11).

Rys. 83: Tak jak w przypadku poprzedniej próbki, ale czyszczenie gąbki wodą zdemineralizowaną. W przeciwieństwie do poprzedniej próbki, powierzchnia wydaje się bardziej zaatakowana. Jednolite skażenie jest nadal obecne. Krakquelé jest wyraźnie rozszerzony (zdjęcie: GFM, Berlin) (od [71], 11).

Rys. 84: Szeroki pomiar szczeliny przed zabiegiem (zdjęcie: GFM, Berlin).

Rys. 85: Pomiar szerokości szczeliny po obróbce (zdjęcie: GFM, Berlin).

Rys. 86: Próbka historyczna, niepoddana obróbce (zdjęcie: GFM, Berlin) (z [71], 12).

Rys. 87: Tak jak w przypadku poprzedniej próbki, ale czyszczenie gąbką z użyciem metylocelulozy. W przeciwieństwie do poprzedniej próbki, powierzchnia tej próbki wydaje się czystsza. Krakquelé jest wyraźnie rozszerzony (zdjęcie: GFM, Berlin) (od [71], 12).

Rys. 88: Szeroki pomiar szczeliny przed zabiegiem (fot. GFM, Berlin).

Rys. 89: Pomiar szerokości szczeliny po zabiegu (zdjęcie: GFM, Berlin).

Rys. 90: Próbka historyczna, niepoddana obróbce (zdjęcie: GFM, Berlin) (z [71], 12).

Rys. 91: Tak jak w przypadku poprzedniej próbki, ale czyszczenie gąbką z użyciem karboksymetylocelulozy. W przeciwieństwie do poprzedniej próbki, powierzchnia tej próbki wydaje się czystsza. Craquelé jest znacznie mniej rozcieńczony niż w przypadku stosowania metylocelulozy (zdjęcie: GFM, Berlin) (od [71], 12).

Rys. 92: Szeroki pomiar szczeliny przed zabiegiem (zdjęcie: GFM, Berlin)

Rys. 93: Szeroki pomiar szczelin po obróbce (zdjęcie: GFM, Berlin)

Rys. 94: Próbka historyczna, niepoddana obróbce (zdjęcie: GFM, Berlin) (z [71], 12).

Rys. 95: Tak jak w przypadku poprzedniej próbki, ale czyszczenie gąbką za pomocą Marlipala®1618/25. Ta projekcja paska pokazuje czystą i jednorodną powierzchnię. Cracquelé jest tylko minimalnie rozcieńczony (zapis: GFM, Berlin) (od [71], 12).

Rys. 96: Szeroki pomiar szczeliny przed zabiegiem (fot. GFM, Berlin).

Rys. 97: Daleki pomiar szczeliny po zabiegu (fot. GFM, Berlin).

Rys. 98: Próbka historyczna, niepoddana obróbce (zdjęcie: GFM, Berlin) (z [71], 13).

Rys. 99: Podobnie jak w przypadku poprzedniej próbki, ale czyszczenie gąbką za pomocą Marlipala®1618/25 w metylocelulozie z późniejszym czyszczeniem za pomocą wody zdemineralizowanej. W przeciwieństwie do próbki, która nie została oczyszczona, powierzchnia ta wydaje się nieco bardziej zaatakowana. Krakquelé jest tylko nieznacznie rozszerzony (zdjęcie: GFM, Berlin) (od [71], 13).

Rys. 100: Szeroki pomiar szczeliny przed zabiegiem (zdjęcie: GFM, Berlin).

Rys. 101: Szeroki pomiar szczelin po obróbce (zdjęcie: GFM, Berlin)

Rys. 102: Próbka historyczna, niepoddana obróbce (zdjęcie: GFM, Berlin) (z [71], 13).

Rys. 103: Tak jak w przypadku poprzedniej próbki, ale czyszczenie gąbką za pomocą siarczanu dodecylu sodu (SDS). Ta projekcja paska pokazuje czystą i jednorodną powierzchnię. Krakquelé jest silnie rozszerzony (zdjęcie: GFM, Berlin) (od [71], 13).

Rys. 104: Szeroki pomiar szczeliny przed zabiegiem (zdjęcie: GFM, Berlin)

Rys. 105: Dalekosiężny pomiar szczeliny po zabiegu (fot. GFM, Berlin).

Rys. 106: Próbka historyczna, niepoddana obróbce (zdjęcie: GFM, Berlin) (z [71], 13).

Rys. 107: Podobnie jak w poprzedniej próbce, ale czyszczenie gąbką siarczanem dodecylu sodu (SDS) w metylocelulozie po oczyszczeniu wodą zdemineralizowaną. W przeciwieństwie do wszystkich poprzednich próbek, które również zostały oczyszczone, powierzchnia ta jest najbardziej zaatakowana. Krakquelé jest bardzo silnie rozszerzony (zdjęcie: GFM, Berlin) (od [71], 13).

Rys. 108: Szeroki pomiar szczeliny przed zabiegiem (zdjęcie: GFM, Berlin).

Rys. 109: Dalekosiężny pomiar szczeliny po zabiegu (fot. GFM, Berlin).

**Wysokie obrazy współczesnych farb olejnych** (projekcje 3D w paski, GFM MikroCAD)

Rys. 110: Schoenfeld Lukas (błękit paryski). Czyszczenie gąbki wodą zdemineralizowaną. Czysty wygląd (strzał: GFM, Berlin) (od [70], 114).

Rys. 111: Schoenfeld Lukas (błękit paryski) traktowany "akapad". Dzięki tym farbom olejnym o wysokiej zawartości oleju, nadmiar oleju jest łatwo widoczny na powierzchni. Czysty wygląd z okruchami. Powierzchnia wydaje się nie mniej czysta niż powierzchnia próbek czyszczonych na mokro (zdjęcie: GFM, Berlin) (od [70], 116).

Rys. 112: Współczesna farba olejna Lukasa malowana wodą namagnesowaną (zdjęcie: GFM, Berlin).

Rys. 113: Współczesna farba olejna Lukasa malowana wodą z kranu. Osady kamienia na powierzchni (zdjęcie: GFM, Berlin).

**Wysokie obrazy współczesnych kolorów oleju/żywicy** (projekcje 3D w paski, GFM MikroCAD)

Rys. 114: Makijaż Mussiniego (ftaloblue). Czyszczenie gąbki wodą zdemineralizowaną. Bardzo czysty wygląd (strzał: GFM, Berlin) (od [70], 116).

Rys. 115: Schmincke Mussini (ftaloblue) poddane działaniu "akapadu". Bardzo czysty wygląd. Powierzchnia wydaje się nie mniej czysta niż powierzchnia próbek czyszczonych na mokro (zdjęcie: GFM, Berlin) (od [70], 118).

**Obrazy z czyszczenia farbami akrylowymi**

Rys. 116: Farba akrylowa ultramaryna ciemna (4337), malowana na płycie szklanej. Lewa lakierowana żywicą cykloheksanonową w białym spirytusie, prawa nielakierowana (fot. autor).

Rys. 117: Makijaż Primacryl madder dark (324) farba akrylowa, malowana na płycie szklanej. Po lewej stronie lakierowane żywicą cykloheksanonową w białym spirytusie, dość nielakierowane (fot. autor).

Rys. 118: Schmincke nieprzetworzone (fot. GFM, Berlin).

Rys. 119: Makijaż, oczyszczony "wishab" (zdjęcie: GFM, Berlin).

Rys. 120: Pomiar 3D warstwy farby akrylowej w kolorze białym tytanowym, nieprzetworzone Pole pomiarowe: 2,57 x 2,76 $mm^2$. Wysokości pokazane są w kolorze białym, a najniższe w kolorze czarnym (zdjęcie: Tate Gallery, Londyn).

Rys. 121: Pomiar 3D tytanowo-białej warstwy farby akrylowej pokrytej wodą demineralizowaną i wacikami. Rozmiar pola pomiarowego: 2,57 x 2,76 $mm^2$ (zdjęcie: Tate Gallery, Londyn).

Rys. 122: Pomiar 3D warstwy farby akrylowej w kolorze białym tytanowym, w skali kolorów. Próbkę poddano działaniu cytrynianu triammonium i wacików. Rozmiar pola pomiarowego: 2,57 x 2,76 $mm^2$ (zdjęcie: Tate Gallery, Londyn).

Rys. 123: Pomiar 3D powierzchniowo rozpuszczonej i rozmazanej warstwy tytanowo białej farby akrylowej. Próbkę poddano działaniu wacików z ksylenu i bawełny. Wielkość pola pomiarowego: 2,57 x 2,76 $mm^2$ (zdjęcie: Tate Gallery, Londyn).

Rys. 124: Lukas oczyścić odkamienioną i namagnesowaną wodą z kranu (zdjęcie: GFM, Berlin).

Rys. 125: Luke, uzdatniony wodą z kranu (fot. GFM, Berlin) .

# 8. Wersja skrócona

W oparciu o potrzebę szczegółowego zbadania układów wodnych stosowanych w czyszczeniu powierzchni farb olejnych i ich wpływu na obrabiane nimi powierzchnie przeprowadzono podstawowe badania próbek przy użyciu skaningowego mikroskopu elektronowego, niskociśnieniowego skaningowego mikroskopu elektronowego i profilometrii laserowej. Chociaż ta ostatnia metoda pociągała za sobą długo oczekiwaną kwantyfikowalność spodziewanych szkód, można ją było stosować jedynie do pomiaru powierzchni w sposób czasochłonny, wymagający użycia aparatury i personelu.
Po nakreśleniu dotychczasowych możliwości badań powierzchniowych i wykorzystaniu dotychczasowych wyników badań, metoda projekcji paskowej 3D na zasadzie mikrolustrza, system pomiaru optycznego na najwyższym poziomie technicznym, zostanie zaadaptowany z dziedziny mikroelektroniki i dermatologii do dziedziny konserwacji i renowacji.
Ta młoda metoda, która nie została jeszcze opracowana szczególnie wśród restauratorów, wykazała przewagę nad innymi metodami geodezyjnymi. Celem niniejszych badań było określenie granic i możliwości nowej metody wykonywania uzupełnień protetycznych oraz wykazanie zalet tej metody pomiarowej w porównaniu z profilometrią laserową.

Prace te podsumowują dotychczasowe metody czyszczenia powierzchni i pokazują postęp w badaniach powierzchni. Różne odpowiednie substancje, takie jak historyczne farby olejne, współczesne farby olejne, oleje/żywice i farby akrylowe, są dokumentowane pod względem ich wpływu na obrabiane powierzchnie. Możliwe jest opracowanie procedur przeglądu czasowego i kosztowo-ekonomicznego procesów pracy, metod i materiałów. Odbywa się dyskusja z wynikami czyszczenia powierzchni za pomocą wiązek laserowych. Ze względów technicznych farby akrylowe pokazują granice procesu projekcji pasków 3D. W końcu opracowano delikatny proces czyszczenia powierzchni dla farb olejnych, olejno-żywicznych i akrylowych.

FSC
www.fsc.org
MIX
Papier | Fördert gute Waldnutzung
FSC® C083411

Zeitfracht Medien GmbH
Ferdinand-Jühlke-Straße 7
99095 Erfurt, Deutschland
produktsicherheit@kolibri360.de

Druck:
CPI Druckdienstleistungen GmbH
im Auftrag der
Zeitfracht Medien GmbH
Ein Unternehmen der Zeitfracht - Gruppe
Ferdinand-Jühlke-Str. 7
99095 Erfurt